我想问中医

医说就懂的中医智慧

主编　朱为康　武　悦

上海科学技术出版社

图书在版编目（CIP）数据

医说就懂的中医智慧 ： 我想问中医 / 朱为康, 武悦主编. -- 上海 ： 上海科学技术出版社, 2024.7 (2025.5重印)
ISBN 978-7-5478-6702-0

Ⅰ. R2-49

中国国家版本馆CIP数据核字第2024C4A734号

本书出版得到上海市健康科普引领人才专项(JKKPYL-2023-B06)资助。

医说就懂的中医智慧

主编　朱为康　武　悦

上海世纪出版(集团)有限公司
上 海 科 学 技 术 出 版 社　出版、发行
(上海市闵行区号景路159弄A座9F-10F)
邮政编码201101　www. sstp. cn
江阴金马印刷有限公司印刷
开本 889×1194　1/32　印张 14.375
字数 240千字
2024年7月第1版　2025年5月第4次印刷
ISBN 978-7-5478-6702-0 / R·3052
定价: 68.00元

本书如有缺页、错装或坏损等严重质量问题，请向印刷厂联系调换

内容提要

本书由上海市静安区“朱氏内科疗法”非物质文化遗产项目代表性传承人朱为康主笔撰写，将朱氏内科经验传承与现代中医理论相结合，并就当下的社会现象和老百姓普遍关心的中医问题和误区，用通俗的文字做了详细解答。本书从最不起眼但并非人人懂得的如何煎药，到社会流行的各种养生方法，都以客观依据进行科普，纠正一些看似有益但却是有害的养生方法和生活习惯，以免老百姓求医心切反而得不偿失，为大家如何正确就医养生提供了帮助。

本书可供关注自身健康、希望了解中医科普知识的读者及中医专业相关人士参考阅读。

编委会名单

主　编

朱为康　武　悦

副主编

李文井　张　健　曾　红

顾　问

李　雁　田建辉

编　委

（以姓氏笔画为序）

马致瑶　王　璐　王宇立　王丽丽

方　媛　司徒夏昊　朱笛忻

李　威　李洪霖　何文姬　沈　婷

陆俊骏　陈皖晴　陈　麒　赵沙沙

徐　蓉　徐　静　郭　鹏　郭靖涛

梅　娜　崔　闯　董家欢　薛　亚

序 一

中医药是中华民族的文化瑰宝，历经千年沉淀与传承，已然成为中国传统文化的杰出代表。现代科技日新月异，疾病谱也不断发生变化，但作为传统医学的中医，其预防疾病和简单易行的养生保健治病方法有渐渐没落的危险。但我们欣喜地看到，国家对于中医科普非常重视，制定了若干政策法规，旨在促进中医药的传承、创新和发展，并规范相关的科普活动。《“健康中国 2030”规划纲要》中提到中医药在“健康中国”建设中的重要地位，强调要充分发挥中医药独特优势，提高中医药服务能力，发展中医养生保健与治未病服务，推进中医药继承创新。此外，为了进一步加强科学技术普及工作，国家还印发了《关于新时代进一步加强科学技术普及工作的意见》。可见未来中医的科普工作将会在国家政策的指导下规范地健康发展。

随着人们对自身健康的日益关注，他们对中医科普知识有着很高的需求。中医拥有独特的理论体系和养生治疗方法，对于很多慢性疾病和亚健康状态有着独特的疗效和调养方法。此外，随着科技的发展和社会的进步，人们获取信息的渠道越来越多样化，使得人们可以更加方便地获取中医科普知识。然而，目前中医科普领域仍存在一些问题，例如部分中医科普内容存在不准确、不科学的情况，甚至有一些伪科学和误导性的信息。此外，由于中医理论体系的深奥，一些科普内容可能难以被人们理解和接受。因此，为了满足人们对中医科普的需求，需要加强中医科普工作的规范化和专业化，以通俗易懂的方式揭示中医药学的内涵与价值，显得尤为重要。

朱为康主任医师将其多年来在临床工作中就人们所关心的问题汇总成书，撰写了一本面向广大群众的实用性较强的科普著作。其注重现代科学与传统智慧的结合，坚持科学性第一的原则，资料翔实，证据可靠，对于存在争议的内容，考据求证，论说严谨。同时，本书以多年临床实践为基础，从实际出发，致力于解决临床中最常见的问题，针对大众的疑惑及误区答疑解惑，符合广大群众对中医科普的实际需求。此外，本书语言轻松，通俗易懂，引人入胜，有较强的可读性与趣味性。通过本书的引导，能够让读者跨越文化与科学的鸿沟，更好地理解和接纳中医学。

学习、理解中医并非一蹴而就，需要长期的实践与探索。因此，本书只是中医知识海洋中的一滴水，旨在为读者打开一扇通往中医世界的大门。我们期待读者在阅读本书后，能够对中医产生浓厚的兴趣，为自身健康保驾护航，为中华文化的传承和弘扬贡献自己的力量。同时，也期待广大读者能够喜欢并受益于这本书，共同传承和发扬中医的伟大智慧。

李雁

上海市名中医

享受国务院政府特殊津贴专家

主任医师、二级教授

2024 年 4 月

序　二

作为非中医专业人士，我觉得去医院最怕看个“糊涂病”。“到底生了什么病？不知道，医生就叫我吃这个药，3个月后再去复查。”“医生说了个什么名字的病，哎呀没听懂，反正也要吃药。”“身体没什么不舒服，医生非说我有病，到底谁有病？”这些都是患者的心声，但是很少会被人听到。看医生，最怕看个“一头雾水”，抱着十万个为什么而来，拖着九万九千九百九十九个问题回家，一共只问了一个问题，还听得似懂非懂，以至于回到家捶胸顿足，后悔连连。医生们就像断案的法官，只来得及告诉我们结果，却没有时间说明来龙去脉。

朱为康医生的这本书，收集了患者们来不及问的许多“问题”。有问题就说明有困惑，有困惑就很难全心全意地遵从医嘱，覆杯而愈。这本书中的“答案”有这样几个特点：

够基础　我有个医生朋友，我很怕跟他聊天，因为他常常带着夸张的语气问：“这你都不懂？”额，于是都不敢告诉他，第一次抓中药回家，我根本不懂怎么分药，当时就傻了眼，怎么有很多连在一起的小塑料袋，上面虽然写了药名，但到底一次要吃几袋？再打电话去咨询，十有八九会被反问：“这个你都不懂？”这本书，可以安安心心让我做个小白，零基础友好。

够细致 中医医生会在患者服用某些药物时，建议服药期间尽量不要吃水果，为什么呢？因为“大多数水果是寒性的”。医生们讲了这句话以后，患者们的小脑筋就开始转圈圈，既然医生怕的是“寒性”，那把水果搞热，是不是就可以吃了？或者有的患者会直接吃一些“热性”的水果。结果下次复诊，还是会被医生揶揄：“说了叫你不要吃水果，为什么不遵医嘱？”许多医生觉得自己临床已经讲得够“细致周到”了，可是到了患者那里，执行起来就变成了另一番景象。

够烟火气 居家过日子，我们老百姓有许多的习惯和口口相传的“秘笈”，比如“芋艿可以消结节”。当我们去向医生求证芋艿是否真的可以消结节时，通常会被这样反问：“你听谁说的？”或者会被医生说：“没有根据，不要乱信。”但到底有没有根据呢？大家心里都在狐疑：“说不定医生说我们没有根据这句话，自己也没啥根据。”朱医生的这本书里，详细地列出了他找到的“根据”，古书上写得明明白白，芋艿能不能消结节也明明白白。

够临床 比如：有一次我的胆囊炎发作，医生说要“清淡饮食”，我妈立刻问：“医生，那鸡汤里我们什么都不加了，您看可以吗？”这本书收集了许多临床看诊时医生们碰到的奇奇怪怪的问题，而我们自己可能就是那个奇怪的人。ChatGPT 的出现，让我们忽然发现问对问题很重要，答案都在计算机的内存里，只有“对”的问题，才能够把这些答案调出来。在中医领域，有时问对了问题，可能病都会好一半。

够通俗 中医医书很多都是用古文写就的，对普通人来说，理解起来比较晦涩。朱医生比较擅长用各种形象生动的比喻，让大家理解。比如：为什么有人容易生结节？假如人体是一条马路，本来道路通畅，人们行走自如，但是如果吃进去很多冰冷寒凉的东西，没法消化，堆在马路上，就会变成垃圾，垃圾堆积如山，道路就被堵住了，就可能出现气虚、血瘀、痰凝，中药就像准备上班的清洁工，所以吃中药时不能再乱补啦。

够坦白 听朱医生讲中医中药，有时候会听到一些神奇的方子。比如中药方里有一个非常有趣的治疗须发早白的药方：二至丸，只有两味药组成，分别是采摘自夏至节气的墨旱莲和采摘自冬至节气的女贞子。在二十四节气中，夏至和冬至遥遥相望，墨旱莲和女贞子无缘相见。可在中医学里，两者的邂逅，竟然变成了绝妙的中药方“二至丸”。第一次听到这个方子，我惊呆了，被朱医生秒速圈粉，结果他淡定地敲了敲桌子，告诉我说，这个方子最早出自《医方集解》，在《医方集解》里就可以找到。在这本书里，你同样可以看到一些神奇的方子，朱医生会告诉你，他们都是哪些中医智慧的结晶。如果你是他的患者，也会经常听到他说，这个方子不是我的，其实它最早出自……

够“老”的中医 朱医生的祖父和曾祖父都是中医，这让他在会背诗的年纪就在背药方，童子功很扎实，也让他在中医领域见多识广，博闻强记地装了上千张方子在自己心里。有时候，你会听到许多有趣名字的方子，比如：千里流水汤、三子养亲汤。慢慢看这本书，你会透过朱医生的实践，看到许多血脉赓续带来的中医智慧。

够引路 如果您热爱传统医学，无从入门，这本书将为您打开一扇热爱之门，并且没有门槛。如果您是一位患者，这本书可以解答您在看病服药过程中的许多操作性问题。如果您是一位中医爱好者，这本书可以作为基础入门书，让您从一个问题，联想到更多的问题，“学问”学而问之，问而学之。如果您是一位中医业内人士，这本书亦能对您有所启发，知识是需要积跬步的，书中的每个问题就是一个脚步，让我们时时想到来时的路，时时记得现在站的地方，不是终点。

如果你跟我一样，对中医充满好奇，是个“问题儿童”，同时又想解决生活中碰到的健康问题，那么请你跟我一起，翻开第一页，从怎么分药开始吧。

上海广播电视台《活过 100 岁》节目主持人

2024 年 4 月

前 言

患者是痛苦的，就医是辛苦的，治病的过程是辛劳的，总的来说患者是苦恼的。我们被称为医生，解决这些患者的困扰就是我们的工作，医术被称为仁术，治病救人的心被称为仁心，但现实中的医者“仁心”究竟是什么？我想每个人都会有不同的答案，我自己也有自己的观点。我儿时跟随祖父学医，看他老人家高龄 80 多岁还在一遍一遍不厌其烦地告诉患者怎么煎药，怎么忌口，哪怕已经日落西山但后面还有许多病患，他也不急不躁、耐心讲解，为的只是让患者能获得应有的疗效，因为不正确的煎药方法和错误的忌口都会导致患者疗效不佳。治病救人而非治病开药，把病治好，这是我们朱氏家传的祖训，也是我认为的“仁”，因此在我的职业生涯中我一直将朱氏家传的“仁”贯彻始终。

书是知识的载体，也是“仁术”的载体，将患者的疑惑和问题一一记录下来并用通俗的语言进行解答这是我多年来所做的事情。

我从没有想到一本中医科普书会如此受到大家的喜

爱，这一年来《我想问中医——100个实用中医小知识》获得了“2023年上海市优秀科普图书”“第一届上海市健康科普推优选树活动——健康科普作品图书类优秀奖”以及“第36届华东地区科技出版社优秀科技图书二等奖”等荣誉，这是对我的莫大鼓励。

2023年我成为上海市静安区非物质文化遗产项目“朱氏非遗疗法”的代表性传承人，作为朱氏非遗的传承人，我更有责任和义务将中医文化和家传中医技法以各种形式向社会进行推广宣传。这让本书又赋予了更多的意义，它不单单是一本中医科普书，更是中医文化的传承，是作为中医非遗传承的载体。中医知识和文化的普及及教育对于中医临床的疗效至关重要。我经常会在门诊遇到一些从来没有接触过中医的患者，可以想象，如果对中医一点概念也没有，患者是很难百分百地配合执行医嘱的，如果在中药的煎煮、服用方法、忌口、养生方法上略有偏差，那真的是“失之毫厘，谬以千里”。中医药疗效不尽如人意可能是多因素造成的，但老百姓对中医知识的缺乏常常也是其中之一。

一直以来我都秉承着老师李雁教授的教诲和祖父的叮嘱，尽力在临床为病患进行救治，但多年来我一直有着这样的困扰，社会上流行的养生方法并不一定是正确的，很多流传甚广的说法有着诸多偏颇，但由于患者求医心切而造成的错误观念在患者群体中不断传播，而错误的方法造就了更多的疾病，这为临床工作带来了很多阻力。《我想问中医——100个实用中医小知识》的问世在一定程度上为患者提供了可参考的依据，虽然我的观点并非权威，也并非绝对正确，但至少能让一部分读者少走些弯路。每当有患者拿着我主编的书到我门诊就医时，我就觉得写书是非常有意义的，也必须坚持下去。

“是故圣人不治已病治未病，不治已乱治未乱”，这句名言出自《黄帝内经·四气调神大论》。治未病是中医非常重要的一个组成部分，而中医的科普正是这个部分中被忽视的。若能做到越来越多的人对于中医的知识和养生方法有清晰的认识，患者才不会盲从谬论，疾病才会更少地发生，医生才能减轻工作的负担，患者才会减少病痛的困扰。所以中医的科普是把疾病的发生从源头上“堵住”的重要手段，也是我一直坚持下去的动力，因为医生治疗的不是疾病本身，而是身患疾病的人，当人恢复到健康的生活状态，疾病则无处可生。医生不能永远做人体的“消防员”，而是要做“身体城市”的“规划师”，没有“火灾隐患”，那就能做到中华民族的古老智慧“不战而屈人之兵”，开药治病其实是没有办法的办法。

本书是继《我想问中医——100个实用中医小知识》

的中医科普书，在总结了读者对于上一本书的反馈后，我根据实际情况做了内容上的调整，以求更贴近老百姓的真实需求。同时，因为“朱氏内科疗法”成功被评选为上海市静安区第四批代表性非物质文化遗产项目，这让我作为朱氏非遗的代表性传承人又多了一份责任，为中医文化的传播和发扬做更多的工作。我想依托这本书讲中医的传统文化、临床的实际需求，并对患者心中的疑惑尽力一一解答，当然错漏之处也请读者和同行批评指正。

借着本书的出版，我希望更多的中医同道能走到中医科普的行列中来，为广大群众带来更多正确的中医知识，为中华民族的伟大复兴贡献自己的一分力量。

本书出版受到我的老师上海市名中医李雁主任和上海市中医医院肿瘤临床医学中心田建辉主任的大力支持，在此特别表示感谢！

2024 年 3 月

目 录

第一章

手把手教你煎中药

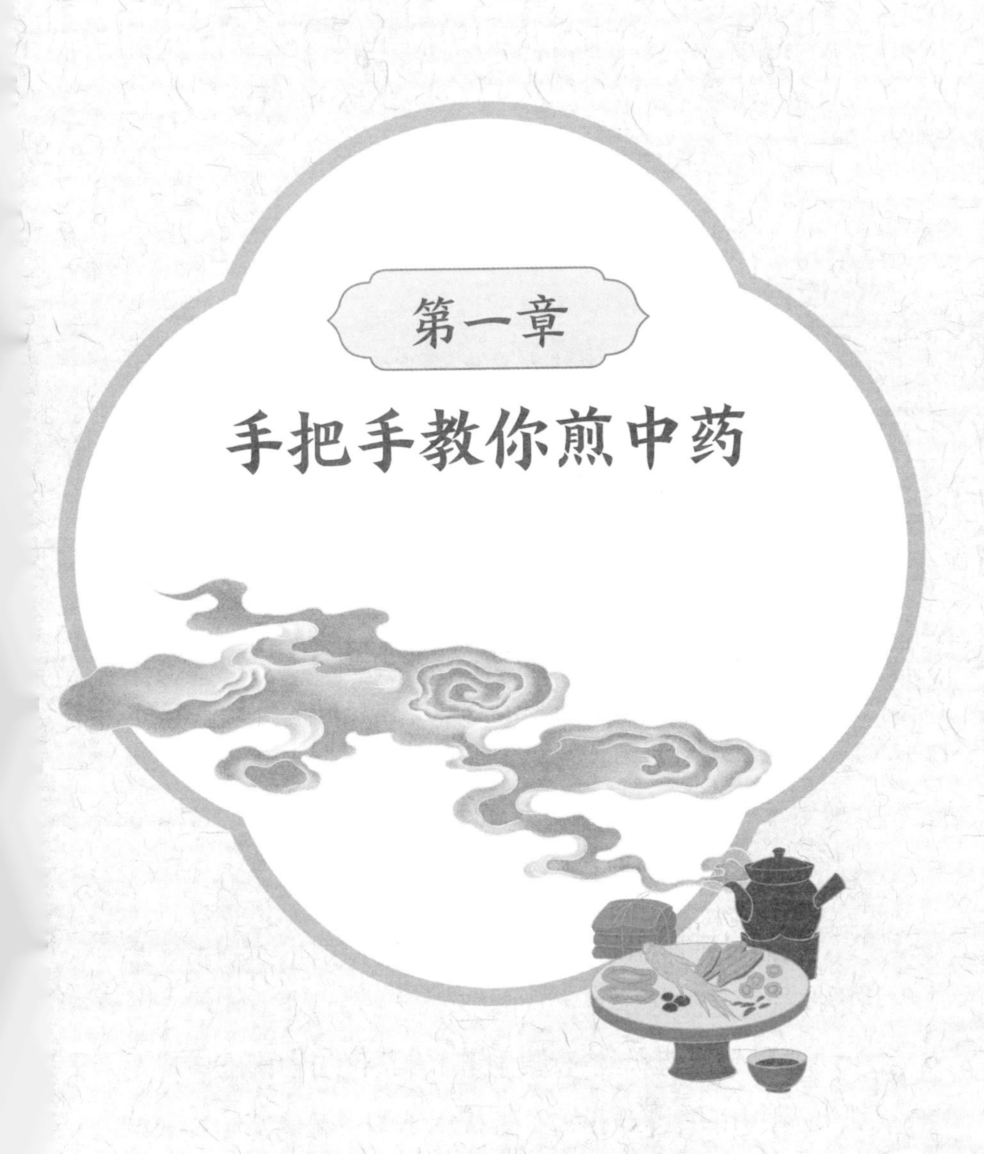

中药需要洗一洗吗

中医门诊实录

“朱医生，你说中药在煎之前要洗一下吗？”患者问。

“这个是没有必要的。”我说。

“但是人家说现在的药材很脏，不洗的话，垃圾都吃到肚子里去了！”患者说。

“……”我觉得社会上的中医怪论可真是层出不穷。“真的不用洗，洗了反而不好，真的！”

“但是人家都这么说呀！”患者怀疑地看着我。

中药为何被称为“饮片”

我们日常所用的中药，其实它的术语叫“饮片”，那《中药学》是怎么定义饮片的呢？

饮片是指药材经过炮制后可直接用于中医临床或制剂生产使用的处方药品。“直接用于”转换成实际含义就是不用清洗就可以服用，再通俗地讲，即饮片是干净的。

煎药不是煮汤烧菜，哪有哐啷哐啷一通洗，再沥干，再煮药的。

洗中药的误区

有人认为中药是从山上采摘而来或者地里种出来后直接交到患者手里的，所以就像青菜、鸡毛菜一般带有泥土、灰尘，需要清洗干净后煎煮。其实中药饮片都有一个炮制过程，通过炮制后的药材是不会带有泥土和灰尘的，没有炮制过的中药不能称为饮片，而且饮片在出厂之前都要通过质量检测的，不达标的是不能进入医院的。

此外，大家有所不知，洗中药其实是有弊端的。

质轻的饮片比如“花生衣”，一入水就会漂浮于水面，因为药材本身很轻，不要说洗了，连不洒漏都很难保证。明明需要 30 克花生衣才能起效，最后一洗变成 25 克了，那疗效如何保证呢?

包煎的药如“青黛”，本身就是细小粉末，一来过水后药粉会流失，二来时间一长会变质，而且青黛本来就是深蓝色，越洗越“脏”，洗之还不如不洗。

后下的药如“薄荷”，一入水药性就会挥发，不然也不用特别指明本药需要后下了，经水一冲药性损失大半，得不偿失。

贵重中药如“西红花”，入水即有大量药性释放出来，绝对不能清洗。

综上所述，很多中药饮片都不适合清洗，想洗中药的患者可要三思啊！

中医小智慧

中药饮片，直接煎煮，无需清洗。

贵重药、后下药、包煎药、质轻药等都不适合清洗，一过水药性就会受到损失。

所以无须画蛇添足，如果实在担心有杂质，那么建议中药碗最下面的些许沉淀物可以留下不服用。如果实在要洗，那只能用冷水漂一下，不可大力揉搓，并且绝对不能用热水漂，切记！

希望大家能对中医多一份正确的了解，千万别道听途说哦。

如何煮小包装的中药

我有一篇文字版的如何煎中药“说明书”，经过长时间的临床实践，我发现年纪大的阿姨妈妈、阿舅爷叔们基本都能看懂，反而小年轻们多数一脸茫然，导致年轻人反复问我怎么煎药。我考虑可能是由于老年人这一代多多少少都会接触到中药，而青年一代可能连中药长什么样子都没见过，所以造成了这样的差异。为了让年轻人和没有接触过中药的老年人能更好地掌握怎么正确煎药，我今天就奉上图文解说版“说明书”！大家可以文字版和图片版结合起来一起看。

首先，患者在医院开完中药后会拿到这么一个袋子，7 帖药装在 1 个塑料袋里（图 1–1），如果医生开给你的是 14 帖药，那么你就有 2 个这样的塑料袋，2 个塑料袋的药其实是一模一样的，因此我就以 1 个塑料袋来作解说。塑料袋上会有 1 张打印处方（图 1–2）。

第一步，分药。

我们根据电子处方来分药。这一整个塑料袋里装的是 7 天的药，所以会分出 7 份药。我们根据电子处方具

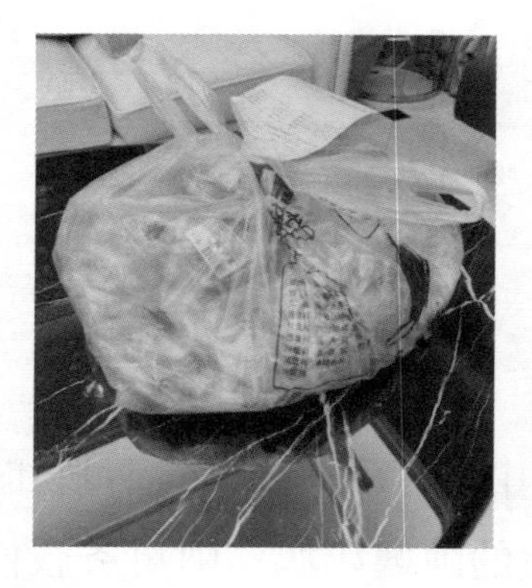

图 1-1　7 帖药装在 1 个塑料袋里

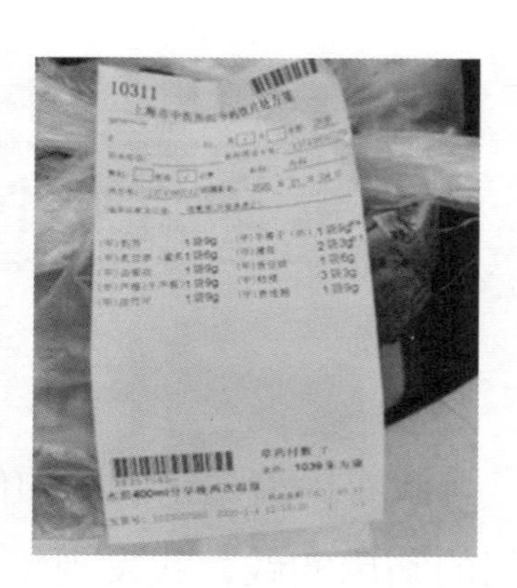

图 1-2　塑料袋上有 1 张打印处方

体分出 1 天的药为：荆芥 9 克 ×1 袋、牛蒡子 9 克 ×1 袋、炙甘草 6 克 ×1 袋、薄荷 3 克 ×2 袋、金银花 9 克 ×1 袋、香豆豉 6 克 ×1 袋、芦根 9 克 ×1 袋、桔梗 3 克 ×3 袋、淡竹叶 9 克 ×1 袋、青连翘 9 克 ×1 袋（图 1-3）。

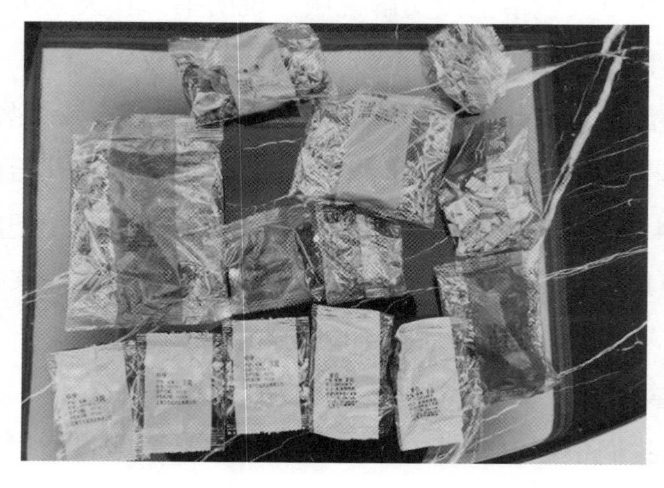

图 1-3　根据打印处方分出 1 天的药

一共10味药，但是有13袋，因为我做了标注的药不止1袋，比如薄荷有2袋，桔梗有3袋。为什么不是1种药装1袋？这是因为药品的小包装克数是固定的，如果病情需要大剂量用药，就会出现1种药不止1袋的情况。这一点请大家注意，很多人都搞不清楚。

然后，用同样的方法一共分出7帖药，分别用保鲜袋装好，以后每天只要拿1袋煎服即可，很方便（图1-4）。

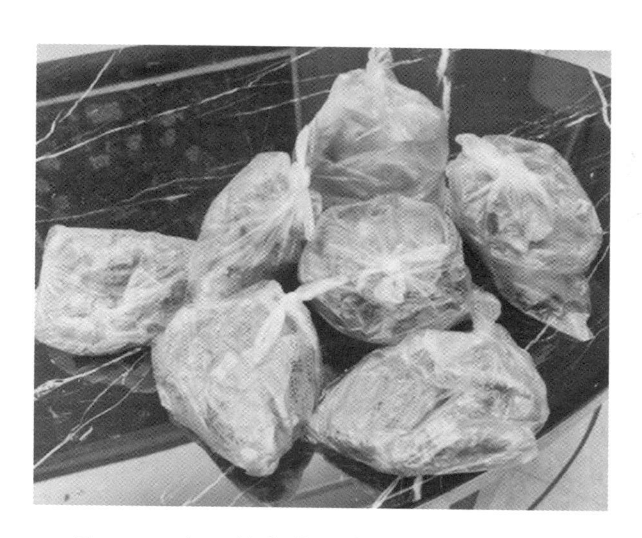

图1-4　每天的药装1袋，7帖药装成7袋

第二步，煮药。

拿出1帖中药，把所有的（除外后下的、另煎的）小包装都拆开倒入煎药的器皿中（图1-5）。

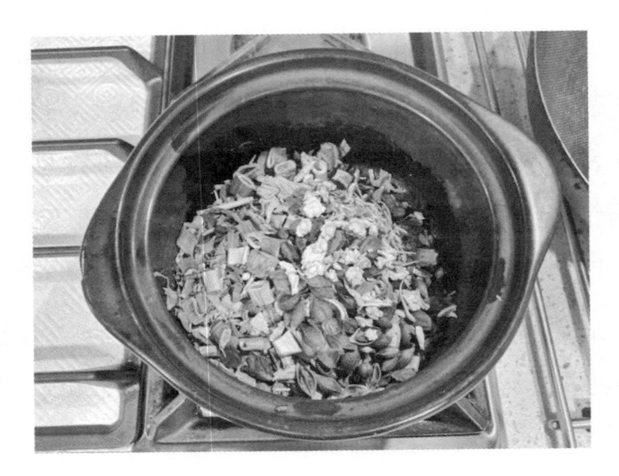

图 1-5　将 1 帖中药全部倒入煎药器皿

然后给中药加水，加水加到药面没过食指 2 个指节，水深 2～4 厘米（图 1-6），因为这个方子的药比较轻，大部分药会浮在水面上，所以要用手或筷子压一压。测量水深，就用手指戳一下最便捷（图 1-7）。

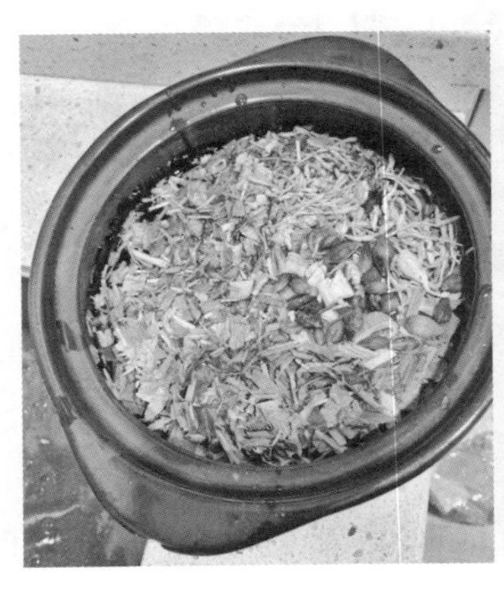

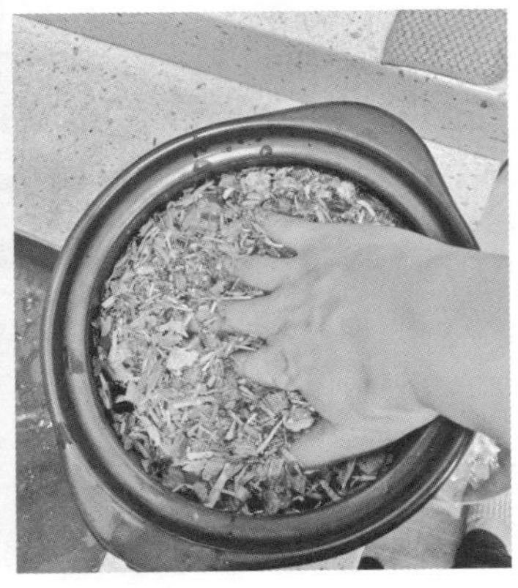

图 1-6　加水

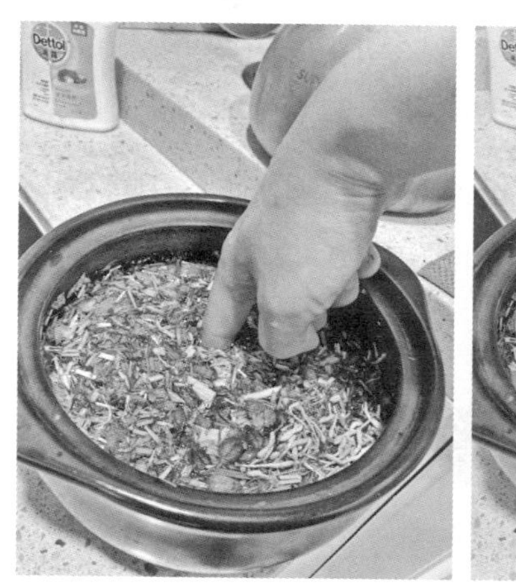

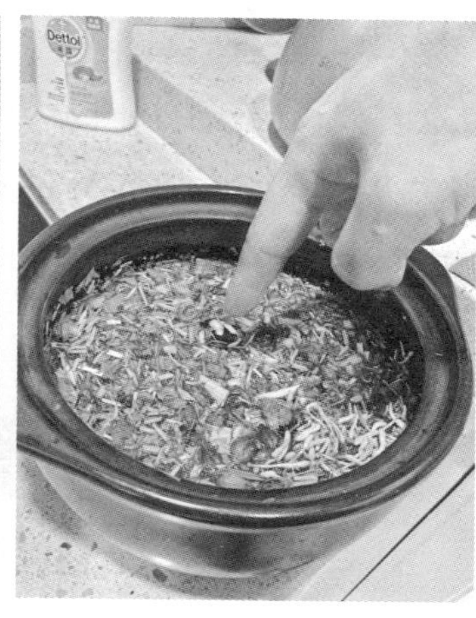

图 1-7　测量水深

将煎中药的容器置于煤气灶上，将后下的 2 袋薄荷放在旁边，等煎药快结束时再加（图 1-8）。将中药浸泡 20 分钟，可以用手机开好闹钟。

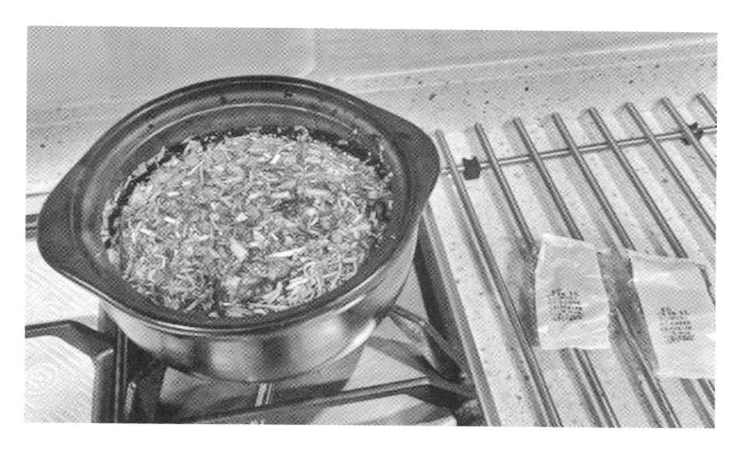

图 1-8　开火煎药

浸泡 20 分钟后就可以开火煎药了，先开最大的火，同时也定时 20 分钟闹钟，因为煎药一般只需要煎 20 分钟。

大火煮药，大概 5 分钟煮沸（图 1－9），沸腾了就把锅盖拿掉，然后改为小火（图 1－10）。

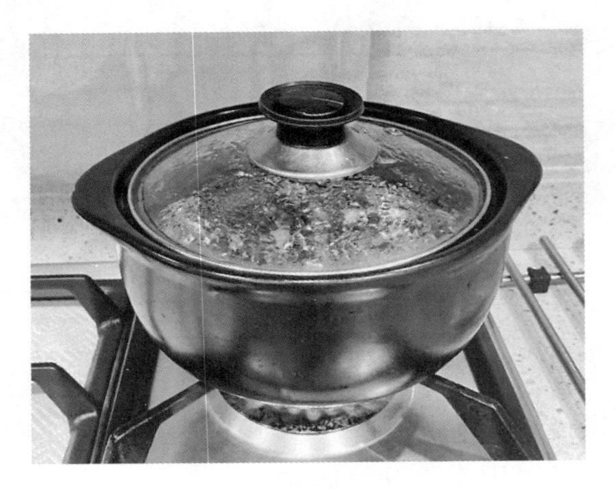

图 1－9　大火煎药 5 分钟

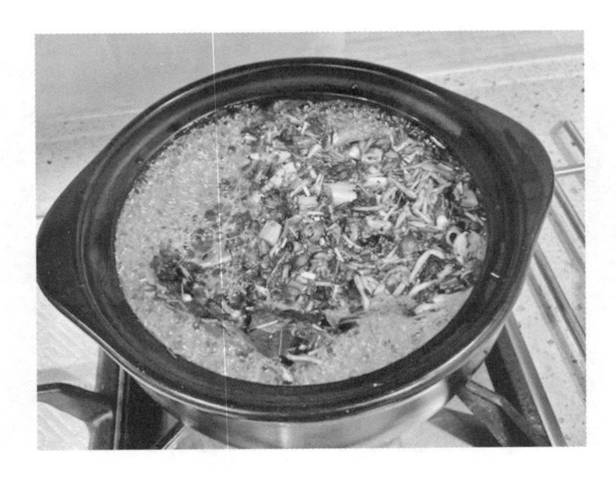

图 1－10　煮沸后改为小火

等煎到还剩 1 分钟的时候，把后下的薄荷放到中药里，搅拌一下（图 1–11）。

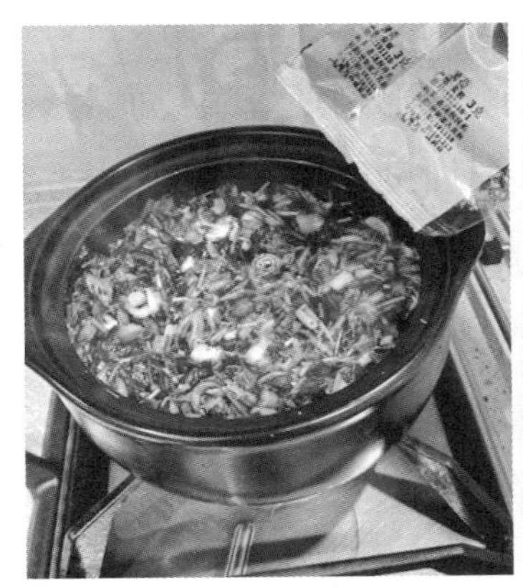
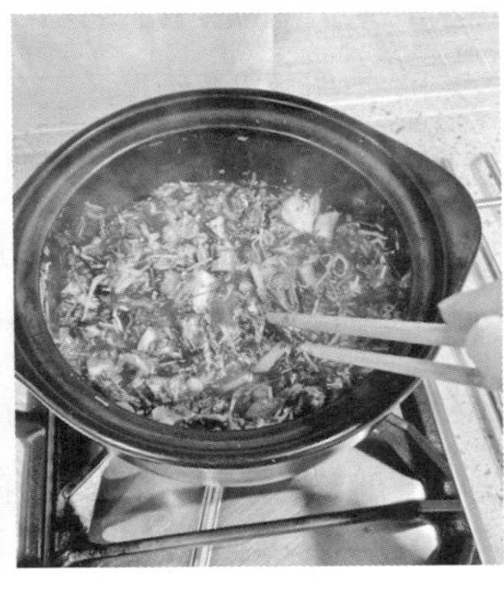

图 1–11　关火前 1 分钟放入薄荷并搅拌

20 分钟一到就关火，然后把药汁倒出来，大约就是小碗的大半碗，这就是“头煎药”（图 1–12）。如果药汁太多，那么下次煎药的时候就把大火的时间开多一点。

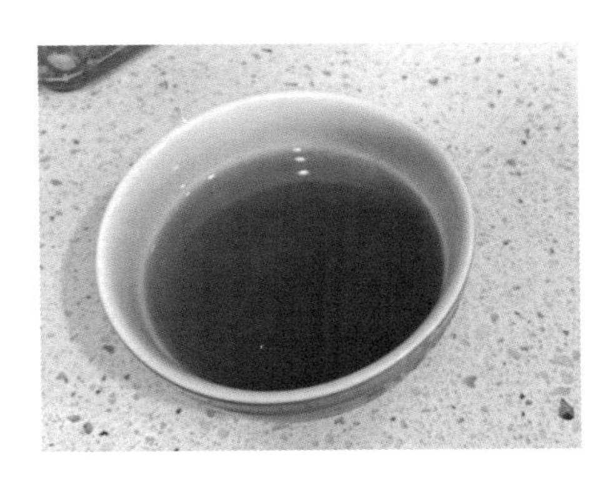

图 1–12　大半碗药

然后直接再倒入一样量的冷水，继续用同样的方法煎药，再煎出一碗药即是“二煎药”。

这里千万注意啊！不要把两次煎的药混合，我开的药，头煎药管头煎药喝，二煎药管二煎药喝！而且，如果是睡眠不好的患者，我都会加助眠的药在中药方里，所以头煎药放到晚上喝，二煎药放到早上喝，切记哦！不然白天昏昏欲睡可不要怪我呀！

这样历时 1 个小时，浸泡加煎药就完成了。如果不是很炎热的季节，浸泡药物的时间可以长一点，所以中药可以提前浸泡，这样出门的时候浸泡好，等回到家里就可以直接煮药了。就算你工作很忙，但是只要 1 天能抽出 40 分钟的话，服用中药还是可以做到的。

人参的煎煮方法

中医门诊实录

“朱医生，我想问你，这个人参的煎法是怎样的？中药处方单上写了要另煎，是什么意思？”患者问。

“另煎的意思就是把人参单独拿出来煎煮，煎煮后的药汁再和汤药混合在一起服用。”我说。

“哦，我知道了，朱医生，我家里很忙，这样煎药很麻烦，单独煎人参比较费时间，你看我把人参加到中药里一起煎煮可以吗？”患者问。

“如果你时间不宽裕，你把人参和其他中药一起煎是可以的。”我说。

我的学生不解地发问：“朱老师，但是教科书上写的是人参要单独煎，而且药材的处方上也印着人参要另煎，这是为什么呢？”

“人参另煎其实是有原因的，你是中医医生，当你理解了背后的原因你才可以根据情况指导患者如何服药，治病要求本，用药要溯源。”我说。

中药的煎法应该谁来定

小时候我跟随祖父抄方的时候都是手写处方，朱家的传统是将中药写成竖着的2排，这样其实是为了方便在中药的右上角标注用法时候比较清楚，不容易混淆。一些药材的用法比如“先煎”“后下”“包煎”等都由祖父一一标注，药房的师傅根据处方笺进行配药。而在我的记忆里，“另煎”出现的概率少之又少。

《中药学》记载人参的用法与用量为3～9克，另煎兑服；也可研粉吞服，一次2克，一天2次。因此医院统一打印的处方笺上人参的用法均为另煎。

那中药的用法究竟该由谁来定呢？是医生根据临床需要选择，还是一律按照标准执行，不须过问医生呢？我觉得这个需要回归到治病救人的医生工作初衷上来说。如果是为了医治好疾病，那么理论上应该是按照医生的医嘱来执行，换句话说，人参可以与诸药一起煎，也可以单独煎后与汤药兑在一起后服用，这个需要根据患者的病情以及所用方药来决定，而非全部整齐划一地执行。

人参的合煎

人参放在中药里一起煎煮，这是自古以来的常态，并非个例。在中医最早的方书《伤寒论》中，人参是与其他药物一起煎煮的，最著名的就是白虎汤。白虎汤一共5味中药，知母、石膏、炙甘草、粳米与人参，根据《伤寒论》的记载，是将所有药材放在一起煎煮的，并未出现人参单独煎煮的记载。《伤寒论》中出现人参的方剂共22方，无一方需要人参单煎，均是合煎。

唐代的《备急千金要方》中出现人参的方药记载约500个，但绝大部分均无人参单独煎煮的要求，比如书中记载：

治妊娠呕吐，不下食，橘皮汤方。橘皮、竹茹、人参、白术各十八铢，生姜一两，厚朴十二铢，右六味㕮咀，以水七升，煮取二升半，分三服，不差重作。

人参的单煎

清代的《冯氏锦囊秘录》中记载有一方为全真一气汤，此方的煎服方法就需要单独煎煮人参，再与白术、附子、熟地、麦冬、牛膝、五味子所煎汤药合并后一起服用。

近代中医名家张锡纯在《医学衷中参西录》“十全育真汤”的章节中引用徐灵胎的医案，记载了人参切块，以汤药送服奏效的医案。

列举了以上这些其实说明了一个现象，清代之后人参出现单独煎煮的记载开始增多，唐宋之前较少。但就中医的组方医理来说，合煎和单煎后兑服是有差别的，最明显的一点就是人参在与其他药材共同煎煮的时候是否会与其他的药物出现协同作用，关于这方面的研究目前还比较少，但理论上肯定是有差别的。至今为止，中药汤剂还是采用最为传统的合煮的方式，并且能很好地发挥临床疗效，至少人参与中药同煎在经方的使用上并无不妥之处。

那么人参单独煎煮的要求是否是受到了经济因素的影响呢？出现此现象的原因据我推测可能和人参的产地转移以及价格的升高有着比较大的关系。对于价格昂贵的人参采取特殊对待也是可以理解的，同时也是符合大众心理的。

中医小智慧

人参在最初的《伤寒论》中都是共煎的，朱氏家传心法中也无人参单煎的要求，虽然根据《中华人民共和国药典》规定人参需要单煎，但现实中一般无特殊情况我是采取人参与中药一起煎煮的，这样可以在不影响药效的情况下减轻煎药的劳动强度。此类情况适用于党参、人参片、红参片、人参须、太子参。

西洋参、野山参则建议单煎，但主要考虑的因素是价格昂贵，并且野山参吞粉效果会更好些。

现在医生的处方医嘱只能开药，不能修改煎煮方法，这是不甚合理的，因为同样一味药材按不同的煎煮要求煎煮，药效是不一样的。比如大黄，后下可以通便，但久煎可以止痛。

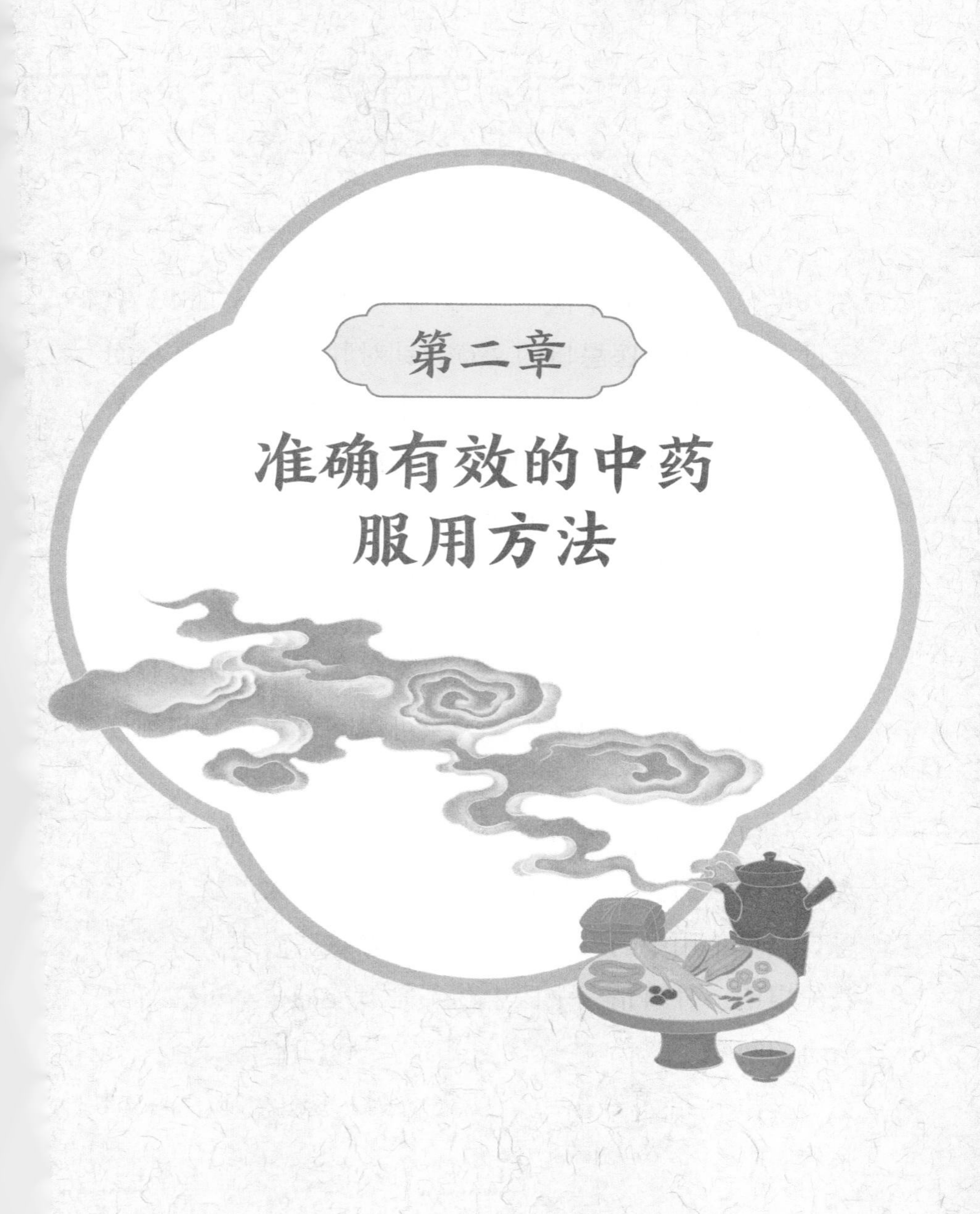

第二章

准确有效的中药服用方法

中医忌口

我在《我想问中医——100个实用中医小知识》中写过一篇关于中医忌口的文章，针对肿瘤患者的常见问题做出了相应的回答，比如忌萝卜、海鲜、牛羊肉、茶叶、咖啡、绿豆等。不过社会的潮流总是日新月异，令人无法捉摸，保健养生的观点也是一天一个样，三天大变样。而且我开始越来越多地诊治“非肿瘤”患者，比如腹泻、便秘、咳嗽、月经不调、湿疹、荨麻疹等杂病，之前写的文章已经无法完全满足今天的需求，所以我撰写了《中医忌口》第2版，大家可以2篇文章一起阅读参考。

与以往不同，现在我开始让大家有选择地忌口了。为什么呢？因为有些患者“胡吃海喝”得太严重了，不忌口，单单用中药已经无法彻底治好这些患者了。这里我先申明一件事情，中医中药不是万能的，不可能解决所有的问题。

这里我给大家说一个真实病例，您也可以当笑话来看。

中医门诊实录

年轻女性患者：医生，我没力气，你要给我补力气。

年轻女性患者：医生，还有，我不吃米饭的，我吃色拉的，我要减肥的。

年轻女性患者：对了对了！医生，我每天很晚睡觉的，因为工作的关系，我睡得很少！

年轻女性患者：还有啊，中药不能太苦，我吃不了苦的药，这个你要给我想办法。

年轻女性患者：最后，你说几天能帮我治好病？

我说：每天三顿饭好好吃，要吃米饭的，晚上10：30以前睡觉，我医生是开药的，不是厨师做菜的，药的口味是根据你的病决定的，不是我调味调出来的。做不到这几点你就不要来找我了，我是医生不是“神仙”！

上面的“笑话”其实一点也不夸张，这是真实情况的写照，患者总以为到医院来把所有的问题丢给医生就完事了，医生一开药就能解决了，其实远远不是这么回事。

忌口粗粮

粗粮又称为杂粮，如果这些食物是优质的话，按照中国的语言习惯应该称为“优粮”，之所以称为“粗”和“杂”，本身就是对这一类粮食做的一个分类。

胃病、肠炎、腹泻、腹胀、反酸等消化道疾病本就需要减轻胃肠道的负担，出现这些症状就是胃肠道在对你说：“主人，我工作太累了，请您别再增加我们的工作量了，受不了了！”可惜大多数的主人都是糊涂虫，觉得生病了更要吃点粗粮来治病。

我举个例子，比如运动员脚受伤了，是不是应该静养才能最快地恢复呀？胃肠道的道理是一样的，因为每天都要吃饭，胃肠道无法彻底停工休养，就只能利用工作间隙的休息时间修整恢复。所以容易消化的食物可以让消化道早点完成工作，早点休息，恢复健康。粗粮大大地加重胃肠的负担，让本来就“半残”的胃肠道彻底罢工不干了。所以当患者跑来门诊抱怨肚子胀气、口吐酸水的时候，有没有好好想过这是你自己酿的苦酒呢？

我所指的粗粮包括但不止以下这些：红薯、芋艿、麦片、玉米、南瓜、所有的杂粮米（包括黄小米）、所有的杂粮豆（包括赤小豆）等。

忌口水果

水果是我一直坚持反复叮嘱患者要少吃的，水果如果真的能强身健体，明星们还吃水果餐减肥？人体是一个“煤气炉”，吃进去的食物要靠“炉火”“煮熟”了之后才能很好地吸收，大量冰冷的水果吃了进去后需要耗费更多“煤气”来煮熟，那更多的“煤气”从哪里来？从肾里借来，所以吃水果能吃出肾亏不是一个笑话，并且借的债总有一天是要还的，到时候身体出现其他的问题时，作为患者很难想到是因为水果吃太多造成的。

如果肾也借不出“煤气”了怎么办？身体只能把“煤气”的火调小，这时候不光是水果而且饭菜也无法“煮熟”了，患者就会出现消化不良等不适。这里要强调一点，水果不单单是温度低，水果本身的性质就是偏凉的，煮熟了也是凉的。有些患者认为把水果热一下吃就是温热的了，这是不对的，道理可以参考绿豆是凉性的，煮熟的绿豆汤药性也是凉的。

忌口酸奶和冰冷的饮料

脾胃喜温，正常情况下，没有人喜欢大冬天一杯一杯冷开水往嘴里灌的。那么为什么酸奶可以呢？真的是因为酸奶的那些益生菌可以抵消对脾胃造成的损害吗？

酸奶如果不放糖的话大部分人是很难入口的，所以酸奶需要添加很多糖才能让你喝得下去。大家都知道生活中不能摄入太多的糖，糖会造成肥胖，更可能诱发糖尿病，但是很少有人意识到酸奶中含有太多的糖。酸奶 = 冰冷 + 糖，所以脾胃功能不佳的人最好少喝。

同样的道理，冷的饮料需要忌口。即使在最炎热的夏天也要注意，三伏天时急性胃肠炎患者很多，这与天气炎热细菌容易滋生固然有关，不过大量冰饮品降低了胃肠道的抵抗力也是另一大因素。

忌口“中药”

怎么中医医生还会让患者忌口中药呢？朱医生你是不是写错了？我没有写错，我这里指的“中药”是指患者自己添加药方之外的“中药”。

有些患者会自己服用一些中药类的保健食品，比如赤豆、米仁（薏苡仁）、桂圆、大枣、西洋参、人参、金银花等。我要说的是，就算要吃也请一五一十地告诉我，这样我开方的时候可以将这些因素考虑进药方。

中医开方一般默认患者日常是不服用任何中药的，这样开出的治病良方才能效果好，如果你自己每天吃 3 个红枣，没事泡点西洋参喝喝，隔三岔五地弄点虫草吃一吃，那等于医生的药方里多了三味药材“大枣”“西洋参”“冬虫夏草”，而且麻烦的是医生还不知道这个事情，你说医生怎么还能把药方开准呢？所以自己给药方“添油加醋”的患者是聪明反被聪明误！

我这里要求患者：食用自己腌制的生姜（烧菜里放生姜是可以的）、大枣，任何与中药有关的药材食品，包括绿豆、赤豆，都需要和我说明。如无特殊情况，默认是不许吃的。网上购买的保健茶也在禁止服用之列。

忌口加餐

现代人饮食条件无比丰富，可惜把祖先的宝贵经验给“扔”得一干二净。一天三顿饭是人类发展了千百万年最终得出的合理饮食方案，我们的身体也比较适应这样的饮食强度。不过现在不对了，患者经常对我说一天里很少会感觉到饿，好像吃饭成了到就餐时间的例行公事，不饿也要如同完成任务般地把饭吃完，其实这是不健康的。

因为患者的加餐实在太多了，上午有白木耳，下午有小点心，晚上再来点水果，一天最少吃 6 顿。胃肠道是不会分辨主人吃进去的是正餐还是加餐，只要有东西进入胃，那么整个消化系统就开始运作，本来一天上 3 次班的胃肠员工现在一天要开工 6 次，甚至还不止，那不把员工累死才怪呢！所以尽量不要加餐（胃癌患者除外），让身体该休息的时候能得到休息，那他才能在该工作的时候努力有效地工作啊！

我的建议是患者只要能保证一天三顿饭吃饱吃好，其他的食物能不吃就不吃，等身体调理正常了，才能少量、适量吃一点。

现代人什么都要“速成”“走捷径”，其实病不是一天形成的，怎么可能一天就看好？为了急于求成，拼命多吃，真的是南辕北辙！

关于忌口肯定还有我没有想到的，今天我先讲到这里，以后如有必要我还会继续更新内容。我最后再给大家举一个例子，一个人就好比一个200毫升的杯子，每天盛200毫升的水是完全OK的，但是一定要在杯子里硬塞进400毫升的水，结局要么杯子撑碎，要么水洒一地。所以保健养生并不是多多益善，而是要懂得适可而止。已经在服用中药调理身体了，就没必要再增加胃肠道的负担了哦！

1帖中药能分成2天喝吗

最近几天一些老患者来复诊，让我发现了一个问题。有些患者将1帖中药拆成2天服用，还有些患者将2天的中药吃了3天。患者自行发明了这种服药法，并且由于发现这样做很方便，所以要求我以后都这样开1周的药当2周来服用。

中医门诊实录

患者问："朱医生，1帖药我多煮几次，喝2次，你说这样可以吗？"

我说："特殊情况下可以，但是如果非特殊情况，那1帖中药就是服用1天。"

患者不解地问："朱医生，不是的呀！中药我煮了3次也是很浓的呀！味道也没有变淡，为什么不可以呢？"

我说："不可以是因为我要保证你的疗效，如果疗效都不能保证，这种服药方法就没有意义了。至于为什么不可以，我详细地解释给你听。"

中药为什么只能煮2次，而不能煮3次以上

中药分为头煎、二煎，其实并不是古来有之。在最早的《伤寒论》中，张仲景几乎在每一个药方的后面都写下详细的煎煮方法，绝大部分的药方都是只需要煎煮1次，几乎所有的经方都是1次煎成。

煎药需要煎2次究竟是何时形成的已经无从考证，但清代和清代以前的医书中是几乎没有提到中药需要煎煮2次的。不过何时开始需要煎煮2次的并不重要，重要的是为什么要煎2次。以下是我的观点，不权威，但我自有我的逻辑。

药方需要发挥治疗作用，有很多因素，其中药物比例是一个重要的方面。略有中医认识的都知道药方有君臣佐使之分，“君”顾名思义君王之意，君药是在方中起主要作用的药物，一般情况下君药在方中所占比重最大，比重顺序为君药＞臣药＞佐药＞使药。所以在煎煮后倒出的汤药中，药物比例也应该是君药＞臣药＞佐药＞使药。接下来问题来了，如果煎煮第二次，药物的比例还一模一样吗？

以桂枝汤为例：方中桂枝、芍药、生姜、大枣、甘草一共5味药，刨去其余药物，我们只说大枣。按照常规，大枣在入药煎煮时需要把表皮掰开，露出枣肉，以

增加大枣的药物成分析出。煮过大枣的人都知道，大枣煮过 20 分钟后就基本煮烂了，掰开后的大枣经过煎煮更是基本已无多少枣味。所以如果大枣再煎煮第 2 次，所煎出的成分与第 1 次煎煮肯定相去甚远。

同样的情况也会出现在其他药物上。那么请问，煎煮第 2 次的药，药物比例是不是与第 1 次的是一样的呢？如果药物比例不一样，疗效能一样吗？要知道医生开方有时计较药物剂量算到 1 克，古时甚至到“分”（1 分约等于 0.3 克）。所以我一直叮嘱我的患者中药头煎管头煎喝，二煎管二煎喝，这是为了保证至少一煎药的比例是正确的，从而保证疗效。

我在治疗重症患者时，有时我会嘱咐患者 1 周喝完 14 帖药，每次只喝头煎药，不煎煮第 2 次。这相当于 1 天喝掉了 2 帖药，这样做为的就是起效迅速，保证疗效。

为什么 1 帖药不能分成 2 天喝

患者能把 1 帖药分成 2 天喝，无非就两种办法。

第一种，药物煎煮 3 次，甚至 4 次。这样患者一直会用“朱医生，中药我煮了 3 次也是很浓的”这种说法来误导自己。

药效不是靠中药煎出来的颜色来衡量的，是靠实际疗效来衡量的。

我这里说 2 个例子。其一，我给小孩子开的调理药，一般情况下煎出来的都是颜色很淡的，因为所用药物煎煮再久也无深色，但色淡不代表无效。其二，有些药物就算煎煮数次，仍然能析出相同的颜色，比如西红花。西红花的特别之处就在于耐泡，在新中国成立初期药工鉴别西红花真伪时，就以浸泡 4 次颜色不变为依据之一。所以颜色不是判断中药疗效的标准。

“药浓、颜色深就是好药”的观点可要不得！要知道有时随便添加 1 味药就可以保证煮出来的药汁又浓又深，但对疗效却毫无用处。

第二种，煎煮 2 次，但是 1 天只喝一煎药，即第一天喝头煎，第二天喝二煎。这样做可以吗？答案是不可以。

我开方是以 1 天两煎药的药物剂量来计算的，如果 1 天只服用一煎药，那无疑只服用了一半的剂量。如同你把 1 天的饭菜分成 2 天吃，你不会觉得饿吗？同样的道理，一煎药分 2 天喝，药效也会不够的。

中医小智慧

要想疗效好，
别把中药反复熬，
两次已经刚刚好。
超过三次白忙了。

要想疗效好，
遵守医嘱才最好，
药汁颜色不重要，
又浓又黑不见好！

第一次写打油诗，莫笑！莫笑！

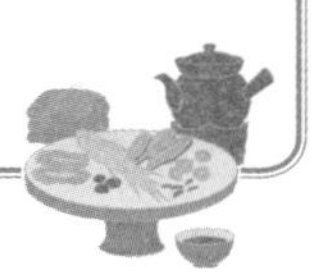

阿胶珠怎么服用

中医门诊实录

“朱医生，请问一下你开给我的阿胶珠是怎么吃的呀？包装上写着烊化兑服是什么意思？”患者问。

“阿胶珠是用开水或者药汁冲开融化后服用的。”我说。

“朱医生，那每天喝几次？每次喝多少？放在药里喝，还是单独喝？是空腹喝，还是饭后喝？它和我家里的一块一块的阿胶有什么不一样？”患者追问。

“哦，可能你以前没有接触过阿胶珠，我来详细地讲一讲。”我说。

阿胶珠

阿胶珠，顾名思义就是阿胶，只不过是阿胶的另一种炮制品。与我们固有印象里的一块一块硬硬的阿胶不同，阿胶珠是小圆球形状的。有人要问，既然已经有了阿胶，为什么还要用阿胶珠呢?

首先，阿胶服用起来不方便。服用过阿胶的人都知道，阿胶是无法直接煎煮服用的，它需要在服用前用黄酒浸泡一夜，然后第二天隔水蒸煮，等待阿胶溶化了以后放凉，之后在服用时用干净的小勺舀出适合的剂量溶化在汤药中服用。但蒸化后的阿胶不适合长期保存，它容易变质。

另一种办法是，冬天有人会将阿胶找专人加工成阿胶糕用来进补，即在阿胶中加入黑芝麻、红枣等，这样其实是为了方便服用，改善口感。但这个服用方法却不适合用来治疗疾病。

阿胶珠的出现改良了阿胶服用方法繁复的缺点。

阿胶珠的服用方法

阿胶珠的出现也非常早，早在《金匮玉函经》中就有记载，随后南北朝的《雷公炮炙论》、宋代的《圣济总录》、清代的《本草备要》都有记载，它是通过中药的炮制工艺将阿胶与蛤粉或蒲黄粉炮制成小圆球。这种小圆球是空心的，并且球壁是呈海绵状的，非常脆，正因为剂型不同，阿胶珠在用法上与阿胶有明显不同。

阿胶珠无需用黄酒浸泡，无需隔水蒸煮，只需要开水浸泡溶化即可。因为阿胶珠是易碎的小圆珠，用手指一捏就碎，所以可以在浸泡前全部捏碎，之后溶化就更方便了。我自己是这样做的：阿胶珠的小包装是充气塑料袋，我先撕开一个小口排出空气，用手掌将整个塑料袋里的阿胶珠压碎，然后将阿胶珠粉末倒入开水中或汤药中溶化，这样比较便捷，也不容易造成满手黏腻或者房间里弄得到处都是阿胶珠的碎末。

溶化后阿胶珠的药汁表面会有一些絮状物无法完全溶化，这种絮状物可以直接喝掉，无需强行溶化或过滤掉，这个是正常的现象。

阿胶珠的用量和功效

阿胶珠的用量我临床上一般是用每次 6 克，1 天 2 次，即 1 天一共 12 克。根据 1 天服用 2 次中药的情况，那就是第一煎药汁中加 6 克阿胶珠，第二煎药汁中也加入 6 克阿胶珠。

由于阿胶珠的出现，我在看病上就有了更大的自由。比如以前肿瘤患者放化疗之后出现的白细胞、红细胞等降低虽然也可以用阿胶来治疗，但总是不方便，患者本身在放化疗后身体就比较虚弱，服药再增加负担其实不利于治疗。有了阿胶珠就大大降低了肿瘤患者的中药煎煮体力消耗和时间成本。

再比如女性来调理月经、崩漏、经间期出血等，阿胶是必用之药，以前年轻人都不肯自己煎药，喝代煎药又无法加入阿胶，所以临床效果是打折扣的。现在有了阿胶珠后就算是代煎药我也能加入阿胶来治疗疾病，这样疗效就更好了。

中医小智慧

阿胶珠属于阿胶的另一种炮制品，几乎与阿胶并存于历朝历代。当今我们用到的阿胶珠是蛤粉炒制的，其实在以前的上海地区是有蒲黄粉炒阿胶珠的，蒲黄粉炒的阿胶珠对于止血的效果更好，可惜目前上海地区并无此炮制品。希望以后中医的传承能进一步加强，让蒲黄粉炒阿胶珠再次出现在中医临床医生的视野中，造福病患！

鹿角胶与龟甲胶的用法

中医门诊实录

“朱医生，我化疗进行不下去了，西医说我的血指标太低了，再化疗会有危险，所以化疗都停了。但是我的肿瘤指标还在增长，你说怎么办呢？”患者焦急地问。

“那我们想办法把血指标升到正常，你可以先继续原来的治疗方案，我看了你的病史，你现在用的化疗方案是有效的。”我说。

“朱医生，你确定中医有办法吗？我的白细胞、血小板可都低得离谱啊！”患者质疑道。

“我帮你想点办法，你现在干着急也是于事无补，情况又不会变得更差。只不过你自己要花点时间煮一下药。”我说。

“那行，朱医生，你告诉我怎么做我就照办。”患者爽快地答应了。

“那好，从今天开始你需要每天喝鹿角胶和龟甲胶，至于如何煎煮服用，让我来详细和你说一下。”我说。

鹿角胶与龟甲胶

鹿角胶，顾名思义是用鹿角熬制而成的中药胶剂，这鹿角出自梅花鹿或者马鹿。自然界骨骼生长最快的动物就是鹿，这个鹿角能每天生长6～25毫米，而鹿角冬天脱落，来年春天再生，周而复始。因此根据这个生长特点，鹿角在中药中属于“阳”性的药材，“阳”代表着旺盛的生命力，而且因其是动物类的药材，其药性更强，也更容易被人体吸收。比鹿角药效更强的就是鹿茸，鹿茸大家可能更熟悉，这是补阳的利器。阳虚就是阳气不足，而鹿茸、鹿角胶均可补阳气。但鹿茸价格昂贵，鹿角胶相对而言性价比更高。

龟甲胶是用龟甲制成的中药胶剂，龟甲是属于“阴”性的药材，一般用于治疗大病之后或者更年期出现的潮热。潮热就是坐着不动也会一阵发热，而且发热后会出汗。潮热属于阴虚的一种表现，阴虚就是指阴不足，而龟甲胶就是用来补阴的。因为乌龟为长寿的动物，所以中医将龟甲胶也作为滋补的佳品。

中医用药有这么一个规律，草药为植物类的药材，为草木无情之品，动物类的药材为血肉有情之品，相对而言，动物类的药材药效会更强。这就好比吃素食与吃鱼肉之间的区别。治疗一般的疾病用草药完全够用，但重症不用些动物类的药材，临床上效果就要差很多。

肿瘤化疗之后的贫血依靠一般的草药疗效是较差的，在临床上常需要用到动物类的药材，比如鹿角胶、龟甲胶以及阿胶。但这一类胶用药有个缺点，就是需要“烊化兑服”。

烊化兑服

患者拿到的鹿角胶和龟甲胶都是一块一块的方方正正的固体，质地坚硬。鹿角胶和龟甲胶不能与其他中药一起煎煮，正确的方法是将鹿角胶和龟甲胶各一块放入小碗中，加热水没过胶面，放入锅中蒸煮。蒸煮时间为 40 ～ 60 分钟，在 30 分钟的时候可以搅拌一下，因为碗底的胶不容易融化。蒸煮后的药汁呈淡褐色，此时将其与中药的药汁混合后一并服下，这就是烊化兑服。

有人要问，蒸煮鹿角胶和龟甲胶是否需要如同阿胶一般加黄酒，我回答是不用的，龟甲胶和鹿角胶不似阿胶一般滋腻，属于比较清淡的胶，气味也不腥，入口也无特殊的味道，比较寡淡。

烊化后的鹿角胶和龟甲胶是否一定要和药汁混合？是否可以单独服用？答案是混合或者单服均可。

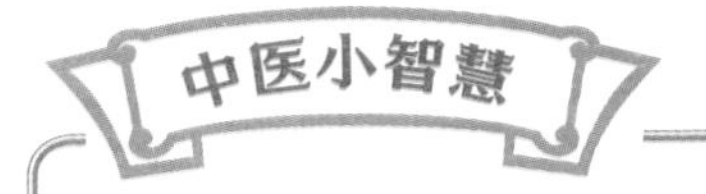

我一般用药的药量为鹿角胶6克加龟甲胶6克为一顿的药量，一天一共服用2顿，即一天总的药量为鹿角胶12克加龟甲胶12克，如果有特殊情况我会在门诊特别说明。

鹿角胶和龟甲胶的用法是源自我曾祖父朱少坡新中国成立前诊治危急重症时的经验，其法源自一张古方，叫龟鹿二仙胶，其中就以鹿角胶、龟甲胶、人参、枸杞子治疗极度虚损的病证。今日肿瘤患者因化疗的巨大副作用造成的极度贫血其实就是治疗所导致的人体极度虚损，因此按照中医证一致用药一致的原则，采用龟鹿二仙胶的治疗思路针对化疗后的贫血，临床效果是比较好的。

鹿角胶和龟甲胶虽然用药方法比较繁琐，但为了它的治疗效果，多花些时间和精力都是值得的。

芒硝用法知多少

中医门诊实录

“朱医生，你这次的药方里给我开了芒硝，这个药是白色的像盐一样的，到底该怎么用呢？是要放到草药里一起煮吗？”患者问。

“芒硝啊，芒硝不能煮的，芒硝需要倒进药汁里化开然后再服用的。”我说。

“朱医生，还好问了你，不然我就把芒硝放到草药里一起煮了。”患者说。

“还好你来问我，不然和其他草药一起煮的芒硝就失去药性了。”我说，“其实芒硝的外包装上不标注清楚用法对患者的治疗是不利的。”

芒硝的用法

关于芒硝如何用，可能现在的一些医生也不一定说得清楚，为什么呢？这是因为中药的用法非考试的重点内容，既然不重点考，那就不会重点背了。可是临床医疗不是一张考卷如此单纯，用法有误，疗效差之千里，那究竟芒硝的标准用法应该是如何呢？

我们先看最早的医书是如何记载的，东汉张仲景的《伤寒论》中对于芒硝的用法是这样记载的，以大承气汤条文为例：

大黄四两（酒洗），厚朴半斤（炙，去皮），枳实五枚（炙），芒硝三合。上四味，以水一斗，先煮二物，取五升，去滓。内大黄，更煮取二升，去滓。内芒硝，更上微火一两沸，分温再服，得下。余勿服。

《伤寒论》中的芒硝是在中药煎煮完之后再放入药汁中，用小火略煮沸一下后服用。

我们再来看一下2020年版的《中华人民共和国药典》："芒硝【用法与用量】6～12克，一般不入煎剂，待汤剂煎沸后，溶入汤液中服用。外用适量。"现代的用法与古法相比，省略了微微沸腾的这个步骤。

总的来说，芒硝的用法古今基本相同，都是不用煎煮的，这一点大家千万不要搞错了。

芒硝的药用价值

有人会问，既然芒硝用起来和其他的药不一样，这不是很麻烦吗？为什么还要用呢？这是因为芒硝有着其他药物无法取代的功效。

芒硝可以治疗便秘，现代人特别是女性便秘的情况非常多见，便秘又分好几种，有些是大便并不硬但是排便无力或者没有排便的感觉，而有些却是大便坚硬如弹子，一粒粒如同羊屎，而后者的治疗往往需要用到芒硝，因为芒硝能软化粪便，而且没有腹胀或腹痛的副作用。

芒硝能化结石，比如肾结石、尿路结石以及胆结石，我在临床遣方用药的时候芒硝是必不可少的，《神农本草经》记载芒硝："除寒热邪气，逐六腑积聚、结固、留癖，能化七十二种石。"虽然古人有时候记载不一定十分精确，但临床疗效是实打实的，特别是胆囊结石经常发作的患者在用上包含芒硝的药方后，右肋下不适感会明显缓解。

当然芒硝还有很多其他的妙用，比如外用消肿散结等，篇幅所限，不再赘述。

芒硝化水

芒硝有一个比较特殊的情况，那就是气温偏高后会化成液体，因此芒硝的保存温度是30℃以下。有些患者会问我，快递到家里的芒硝为什么是一袋袋的透明液体？这是因为在运输过程中温度过高了。那化成水的芒硝还能用吗？我个人认为是不能用了，这是按照《中华人民共和国药典》中关于芒硝的保存要求“芒硝【贮藏】密闭，在30℃以下保存，防风化”来判断的。因此，如果你拿到化成液体的芒硝，还是需要更换为固体芒硝的。

中医小智慧

芒硝目前的正确服用方法是先将中药按照正常方法煎煮完成后，倒出沸腾的药汁后，将芒硝拆开倒入药汁中，搅拌溶化后再服用药汁。

不同的煎煮方法，不同的炮制，都会改变中药的疗效，虽然繁复，但如果最终能治好疾病，那就是值得的。中医传统不能被无故地废弃，一张标签把一味中药的煎煮方法给规定死了，那是违反了中医的精神的。希望有朝一日中医与中药不再分家，让中医传统能源远流长。

蜂胶如何服用

中医门诊实录

“朱医生，你今天开了蜂胶给我？这个不是有雌激素吗？我是乳腺癌患者，能吃吗？”患者问。

“蜂胶没有雌激素，而且蜂胶是抗肿瘤的。”我说。

“朱医生，真的吗？不是说蜂王浆我们是不能吃的吗？蜂胶和蜂王浆不是一样的吗？”患者问。

“不一样的，蜂胶和蜂王浆是两种东西。我来解释给你听。”我说。

蜂胶是什么

蜂胶与蜂蜜虽然只差了一个字，但成分是天壤之别的。蜂蜜是蜜蜂酿的蜜，其本质其实是糖，所以蜂蜜是甜的。而蜂胶不是糖，它是树脂和蜂蜡的结合体，蜜蜂是用蜂胶来修补蜂巢的，因此蜂胶吃上去是没有甜味的，基本是无味的。虽然中国对于蜂蜜的药用已经有非常悠久的历史，但对于蜂胶却并非如此，蜂胶在中药界是的的确确的“新生儿”。

关于蜂胶的药用价值记载出现得很晚，业内比较认可的说法是最早记载于1971年的江西出版的《中草药学》中，在此之后分别有1999年的《中华本草》和2002年的《山东省中药材标准》都对蜂胶做了比较详细的记载。因此蜂胶作为中药材的临床使用其实还是近年的事情。

蜂胶的药用价值

我为什么会专门提到蜂胶？这是因为临床上有些疑难症疗效一直不佳，而蜂胶的一些特殊功效却为这些现代人的顽症提供了潜在的治疗方法。

我治疗顽固性口腔溃疡效果还行，但对于口腔黏膜白斑的疗效却一直不理想。有学者在20世纪做过蜂胶治疗黏膜白斑的临床研究，有效率还是比较高的，而且对于口腔溃疡的效果更好。结合我在肿瘤科临床上遇到的实际情况，对于在使用免疫靶向药的肿瘤患者，在辨证论治的基础上增加蜂胶专病专治可能会取得更好的效果。根据《中华本草》的记载，运用蜂胶治疗带状疱疹也有很好的疗效。此外，蜂胶对于烫伤的治疗有促进愈合和消除瘢痕的良效，这些疗效都与蜂胶能促进组织修复有关。口腔的溃疡能治，消化道的溃疡也可以治疗，因此蜂胶也被用于治疗消化道疾病。

蜂胶有抗菌、抗病毒和抗肿瘤的作用。抗病毒作用体现在蜂胶能治疗临床上的疣，疣本质上是因为病毒感染造成的。至于蜂胶抗肿瘤的作用，在细胞实验上，蜂胶对乳腺癌、宫颈癌、肺癌、食管癌都有相应的抑制作用。

保肝和降血脂作用也是蜂胶的一大特色，以乳腺癌患者为例，一部分的乳腺癌术后患者会长期服用内分泌药物，这一类内分泌药物的一大副作用就是会引起血脂增高、脂肪肝，因此在原有的用药基础上增加蜂胶可能会是一个更具有潜力的治疗方法。

其实蜂胶的功效还有很多，因为它很新，所以需要我们临床工作者进一步去研究。

服用方法

蜂胶具体的用法其实比较简单，一天 2 次，一次 0.3 克，温水吞服。这里有几个注意点，蜂胶很粘牙，千万不要咀嚼，它不会溶化在嘴里。其次，我建议服用蜂胶和服用中药汤药同时进行，这样不会增加患者的服药负担。至于外用的方法，则要根据具体情况再详细说明。

中医小智慧

蜂胶不是蜂蜜，也不是蜂王浆，它不会影响乳腺癌、乳腺结节、卵巢囊肿、子宫肌瘤等女性的疾病，其成分不含有雌激素，同时蜂胶还有补虚、抗肿瘤的作用。

蜂胶能降血脂，虽然目前还没有广泛的临床运用，但我已经有几位患者在不用西药的情况下把血脂降到正常范围了，我自己正在进一步总结。蜂胶没有明显的副作用，很适合肿瘤或非肿瘤的高脂血症患者。

中医有非常多的外治法和外治方，蜂胶的运用使得传统技艺焕发出新的活力，有望解决百年来的剂型缺陷，使其发挥更好的疗效。

从一张3个月前的药方说起

中医门诊实录

“朱医生，你给我开3个月前的那次处方吧，那次的效果很好，上周你开的药效果没有那次好。”患者在门诊提出了要求。

“啊？你确定你要开5月份的药方？你知道那次的药方是用来做什么的吗？”我问。

“我就是觉得5月份的方子吃得很好呀！朱医生，你就开5月份的方子。”患者很坚持。

“但是5月份那时候你是拉肚子啊，我开的方子是以止泻药为主的。”我解释道。

“我不管，朱医生你就给我开5月份那次的药方，效果好！”患者坚持。

原来看病求医也有强买强卖的呀？这个患者和刻舟求剑故事里的人有什么不同呢？

刻舟求剑的故事出自战国时期的《吕氏春秋》，书中是这样记载的：

楚人有涉江者，其剑自舟中坠于水，遽契其舟曰：“是吾剑之所从坠。”舟止，从其所契者入水求之。舟已行矣，而剑不行，求剑若此，不亦惑乎？

我来翻译一下：

楚国有个渡江的人，在船行驶途中他的剑不慎掉到水里。他没有立即停船捞剑，反而立刻在船舷上刻了记号，并说：“我的剑是从这个位置掉下去的。”船到目的地后，这个楚国人从他刻记号的地方跳到水里寻找剑。船已经行驶了，但是剑没有移动，像楚人这样寻剑，不是很荒谬吗？

这篇课文应该每个人都读过，理应是常识性的问题，但是到了门诊，还真遇到不少患者在“刻舟求剑”。我已经不止一次遇到患者拿着两三年前的药方要求抄方，理由清一色都是当时效果很好，现在人又不舒服了，要求再服用。我一直都耐心地解释，但现实情况是一部分人听劝，而另一部分人一意孤行。

其实就算是感冒咳嗽、急性胃肠炎等常见急性病，发病季节不同，体质不同，年龄不同，药方都会出现不同的变化，虽然有专病专方，但是前提条件是您的病的确是这个病。患者没有经过正规医疗学习和训练，其实对自己的疾病了解并不是很全面，经常出现疾病被张冠李戴的情况。

这个患者3个月前因为急性胃肠炎后造成脾胃虚弱，经常腹泻，所以我当时用的是健脾胃止泻的药物，因为当时她身体的主要不适是脾胃引起的，所以药方开对，症状改善很明显。而3个月后的今天，她的主要症状是因饮食习惯不好而诱发的胃胀气、泛酸，疾病的原因和机制都发生了变化，那么在治疗上需要泄腑通浊为主，通俗来说就是要把身体里的垃圾想办法排出体外，疾病就会好。如果按照患者自己的要求一定要用止泻的药方，那身体里的垃圾都被憋在体内无处可去，结果可想而知。

中医小智慧

因为调理脾胃虚弱疗效较快，而治疗饮食不节引起的脾胃功能紊乱见效比较慢，所以合理的做法还是要依照现在的实际情况把药方开对。治疗是有一个过程的，对于慢性的疾病需要有耐心，千万不可操之过急。

中医的加法与减法

中医门诊实录

“朱医生，我和你说呀！我实在是太忙了，我一天到晚吃药都来不及，你给我出出主意，我该怎么办?”患者怨声载道。

“我一天要吃10多种药，加上你的中药，我实在是喝不下了！我早上空腹要吃2种药，吃完早饭要吃3种药，隔半小时又要喝中药了，全部喝完已经一肚子水了，还没缓过劲来发现又要吃午饭了，吃完午饭又要吃药了，我看到药都怕了！”患者说。

“那你把吃的所有药告诉我，我帮你看一下。”我说。

经过一番筛选后我帮他剔除了大部分的口服药。

“现在我将你原来吃的12种药减少到3种，这3种是必须吃的，其他可吃可不吃的药就别吃了，需要解决的小毛病我都帮你都开到草药方里了，这样你就不会吃药吃到饱了。”我说。

被永远做加法的患者！

患者其实很无助，到医院里只能头痛医头，脚痛医脚，如果自身老年病多，那就更惨了，光把需要长期口服的慢性病药全开好也是个体力活。不同科室的医生一般只会站在自己学科的角度上给患者开药，很少会去问患者目前还在服用其他何种药物。比如说患者既有糖尿病，又有高血压，那在西医医院就是开一份降糖药外加一份降血压药让患者服用，以此类推，基本上有几种病就吃几种药。

不过在中医医院情况有所不同，如果肿瘤患者同时患有高血压的情况，我会在中药方里适当增加降血压药，多数情况下血压都会得到有效控制，疗效特别好的甚至可以把降压药去掉，这样患者就少服了一种药。

对于同时患有糖尿病的患者，如果我只管治疗肿瘤的话，那么患者每天口服的药是“中药汤剂＋降糖药”，但是如果我把控制血糖的中药增加到药方里去的话，那患者每天的口服药物最终就会是“中药汤剂”一项而已，这样就减轻了患者的服药负担。同样的道理，只要花点心思，完全可以把患者的“降糖药＋降血压药＋骨质疏松药＋关节疼痛药＋脑梗药＋营养神经药＋中药汤剂”经过一段时间的治疗调整为“中药汤剂”。

其实每次我给患者调整处方，难点并不在加药，而是在减药。可知加一味药实在太简单了，但在方中减去一味药同时又要让处方有效，那可就真的见功夫了，这要依靠临床经验的积累和大量的思考，所以这也是我门诊看不快的原因。很多新来的患者不理解，就是老病号续个药方，需要考虑这么久，问这么多问题吗？但是等到你自己多年每天煎药后就会发现，如果药方能小一点，那么负担就会轻很多。

现在是老龄化的时代，许多患者同时身患多种慢性老年病，如果一剂中药把问题都能考虑到，那岂不是美滋滋！

中医小智慧

治病不能只做加法而不做减法，患者不是吃药的“药罐子”，适当地也需要考虑到实际情况。面对两大马甲袋的药，光吃药 1 天就吃饱了，饭都难以下咽了。

所以如果我能开一个药方尽量把所有的问题都解决掉那是最理想的，如果实在做不到，那至少要多做减法，把患者手中的药瓶子越变越少，那才应该是现代中医的行医之道！

第三章

身有“千千结”

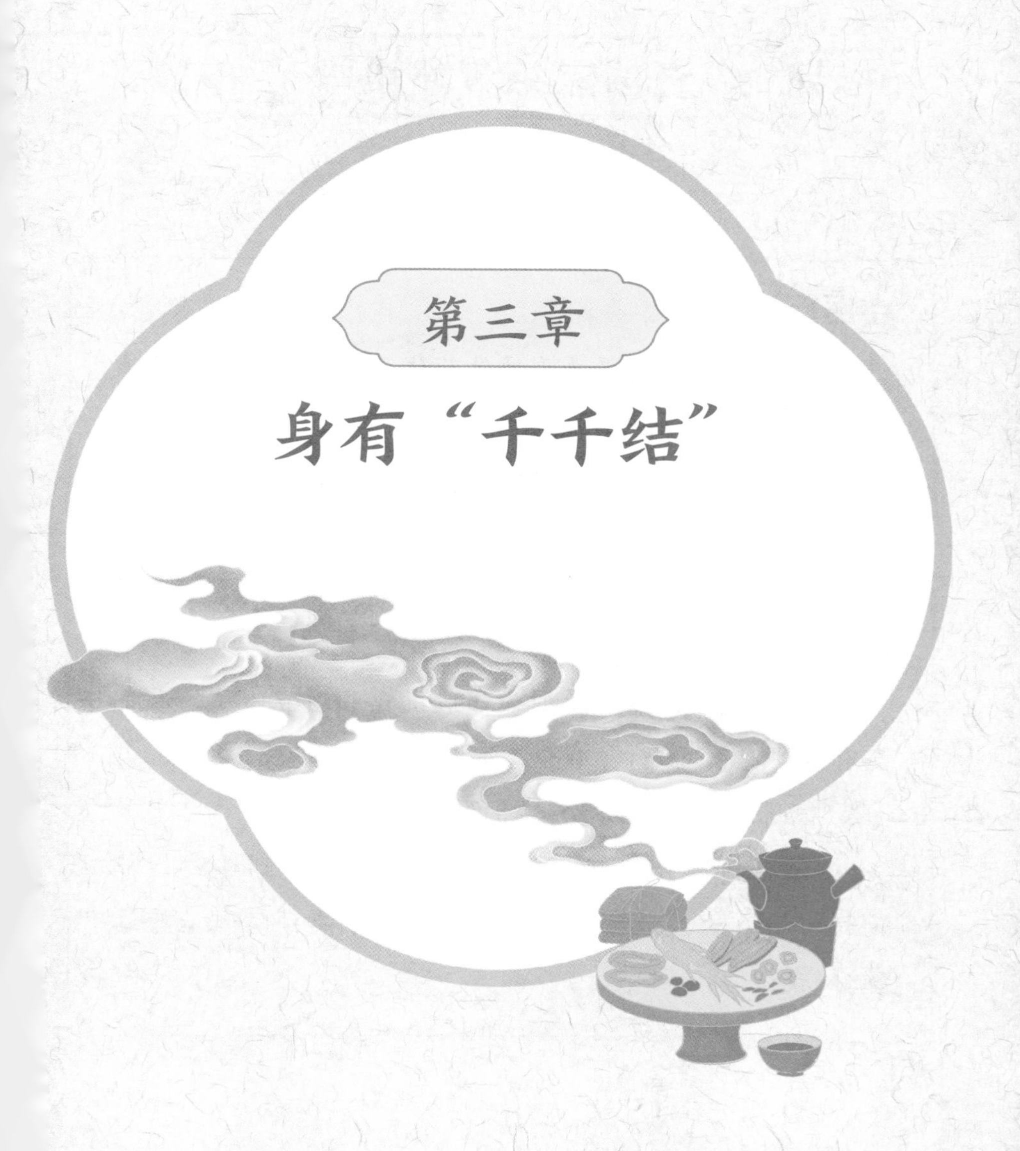

真的有结节体质吗

中医门诊实录

“朱医生，我是很严重的结节体质，我甲状腺、乳腺都有结节，还有……”患者说。

“还有肺结节、子宫肌瘤，弄不好还有卵巢囊肿、肾囊肿、肝囊肿，是吗？”我接口说。

“咦？朱医生你怎么知道的？你看得真准啊！”患者很吃惊。

“不是我看得准，是因为一般说自己结节体质的人都会有这些身体问题。”我说。

“那朱医生，有办法治疗吗？”患者问。

“治疗办法是有的，但是你首先得认识到这些结节是如何而来的，只有知道了原因，你才能预防和治疗结节。”我说。

结节的本质

结节是较新的医学概念，在多年之前并没有像如今这般普及和被大众所熟知，这是多重因素造成的，比如检测仪器更先进精密，人们对于健康的意识更强以及常规体检的普及等。但结节并不是一种疾病，因为目前医学教科书上都没有结节体质这个病名，它是多种检查结果组合而成的一种临床现象。所以对于结节体质，就目前的现代医学技术是没有一个很明确的治疗方法的。

举个例子，现代医学治疗疾病就如警察抓小偷，如果把疾病比作小偷，把诊断治疗方法比作警察，在一堆嫌疑犯中，如果小偷是惯犯，那警察一眼就可以认出他，从而依法处置，这就是如果能充分认识这个疾病那就能进行有效的治疗。而现在的情况是小偷是初犯，警察不认识他，并且也没有留下足够的线索，因此在人群中警察无从下手。这也是为什么就算发现结节，大部分情况下现代医学不进行治疗的原因，因为警察不认识小偷。

总的来说，就是现代医学没有从本质上解释为什么会有结节，所以导致治疗手段匮乏。

中医与结节

中医对于疾病的认识手段与现代医学不同，中医看待疾病更注重整体观，以警察与小偷为例，中医也不认识初犯的小偷，但是中医可以有如同福尔摩斯般的推理能力，抓住线索从而判断出谁是小偷。同时，与开刀手术等不同，中医治疗结节更多的是教育规劝，争取把小偷引导至正途，浪子回头金不换，从本质上解决问题。说得容易，但究竟是如何做的呢?

我一直说中医治病就是调节阴阳，因此看待疾病首先也是辨别疾病的阴阳。如果阴阳都无法辨别清楚，那治疗就无从谈起。我这里还是举个例子来说明。

《黄帝内经·阴阳应象大论》中就有这么一句话“阳化气，阴成形”，这是中医对于阴阳的高度概括，同时也对中医治疗起着重要的作用。如果把正常人比喻成一杯水，那结节就如水中的冰，只有水温达到0℃才会出现冰，而如果把水加热到100℃，水就会变成水蒸气蒸发掉。因此结节是已经成形的肿块，从阴阳的角度上来判断应该是属阴的，治疗阴邪需要用温阳法治疗，如果提高温度使冰融化，那么结节不也就消散了吗?

现代人为什么会有结节体质

现代社会工作学习压力巨大，而人的物质生活条件却异常丰富，随着国际化的趋势，大家的生活习惯也快速地更新迭代，更接近于西方。比如本来我们早餐可以吃稀饭、馒头、生煎、锅贴、粢饭、油条、大饼、小馄饨等，而如今大部分人甚至老年人的早餐都变成了单一的面包、鸡蛋加牛奶，更有甚者是以全部粗粮为早餐的。并且与此同时，冰箱的普及造成日常饮用冰镇饮料，吃冰水果、冰激凌成为常态。大量的寒凉食物是造成结节的一个主要原因。

有人会说，饮食习惯与健康有这么大关系吗？我从小都是这样吃的，都没问题。没错，你现在年轻是没有问题，但不代表你这样的饮食习惯到了晚年不会对你的健康造成影响。大家其实忽视了一点，那就是饮食习惯有很大一部分是这个地区的水土环境因素在千百年来逐渐形成的，有些看似不合理的风俗其实背后还是有科学道理的。用大家都能理解的例子就是四川人吃辣，这和四川地区的地理环境是有关系的，而现在上海人也喜欢吃辣，虽然满足了口腹之欲，但随之带来的疾病却是有增无减，最典型的就是有年轻人一吃辣就发痘痘，老年人一吃辣就腹泻。

目前根据我临床的经验，结节体质的人大部分属于寒性体质，即人体表现出阴性、寒性偏重的病态。那结节体质能通过中医的方法改变吗？篇幅所限，我把相关内容放到后面的文章中详细解释。

中医小智慧

严格意义上来说，中医并无结节体质这一说法，但临床上有全身都是结节的患者确是事实，如果一定要定义什么是结节体质，那从中医阴阳的分类上，结节体质属于寒性、阴性的体质。

因为是阴性的疾病，所以要用温阳的方法来治疗，因此在生活中对于生冷的食物和寒凉的环境需要尽量避免。吃药是没有办法的办法，合理健康的养生方法才是治病的根本。

芋艿与结节

中医门诊实录

“朱医生，经过你的调理我感觉胃舒服多了，但是有一个疑问我一直不明白，大家都说芋艿能消结节，为什么我明明是来找你治疗甲状腺结节的，你却反对我吃芋艿？要知道我为了这个甲状腺结节以前可是每天都吃芋艿的。”患者问。

“哦，这个问题需要分开讲。首先芋艿是否能消结节还不能确定，其次你的胃已经被你自己的不良饮食习惯搞到不正常了，在这种情况下需要先把脾胃治好，再考虑甲状腺结节的问题。至于为什么不建议你吃芋艿，我曾经做过一番调查，大家认为芋艿消结节其实是有很大误解的。”我说。

“啊？这个大家都在说的常识也有问题？”患者不解。

“是呀！身边的所谓‘常识’往往是‘误导’哦！”我笑着说。

芋艿的副作用

最早记载芋艿的中医书籍是晋代的《名医别录》，书中记载芋艿："味辛，平，有毒。主宽肠胃，充肌肤，滑中。"这里有关芋艿有毒的记载颇为难解，历代医家对此解释并不一致。《名医别录》中记载"生的芋艿"有毒，不可以吃。

唐代孙思邈《千金食治》中记载芋艿不可过量食用，否则会加重脾胃的寒证。

五代时期的《日华子本草》认为家种的芋艿无毒，野生的有毒，并且因芋艿属性偏冷，所以在食用之前需要和生姜放在一起煎煮以缓和其寒性，之后食用才不会损害人体健康。

明代李时珍的《本草纲目》中除了上述的说法外又提出，芋艿不能多吃，过量食用后会出现消化不良的副作用。

清代的《随息居饮食谱》中记载芋可以治疗热病口渴，但胃胀、腹胀的人不能多食。

查阅了历代的医书，对于芋艿的记载有一点是可以肯定的，脾胃功能有问题的人是不能多吃芋艿的，更不要提天天吃芋艿了。

芋艿的散结作用

上面说到了芋艿的副作用，那它的散结功效到底是有还是没有呢?

最早提到芋艿与散结消肿有关的记载出现在宋代的《本草衍义》，但是与大家以为的不同，这里提到的是“芋艿梗”而非“芋艿”，并且用法也是外用而非口服。书中记载芋艿梗外用可以治疗蜜蜂的螫伤，此后一直到明代的《本草纲目》才再有消肿的记载，用法同样是外用，不同的是所用之物是芋艿叶与茎。

古代书籍中关于芋艿与甲状腺结节的治疗沾边的记载仅存在于清代的《随息居饮食谱》中，书中记载仅5个字“丸服散瘰疬”，这里的丸究竟是芋艿本身做丸，还是茎叶一起做丸，不甚了了。而且《随息居饮食谱》也并非一本传统的医书，而更倾向于养生食谱。

因此，追根溯源寻求芋艿的散结作用仅仅依靠一本书，几个字的孤证，貌似比较牵强。并且在现代中医药研究中有关芋艿能消结节甚至抗肿瘤的记载也非常少。所以答案比较令人意外，芋艿散结节的说法似乎站不住脚。

中医小智慧

吃芋艿能散结节的功效目前没有找到强有力的证据，古代与现代均是如此。

芋艿多吃会影响脾胃功能，特别是容易胃胀、腹胀的人群。

芋艿食性滑利，经常腹泻之人不能吃，多吃容易引起腹泻加剧。

总结一下，芋艿当菜适量吃完全可以，但是要用来散结节天天食用，那就需要三思而行了。

桑黄是否能消结节

中医门诊实录

“朱医生，我平时能泡点桑黄喝吗？”患者问。

“你要泡桑黄做什么？”我问。

“听说桑黄可以消除结节，有一位名中医说的，桑黄可以消除肺结节，但是价格很贵，我想问一下你，是不是可以喝？”患者回答道。

“这个你先等一等，桑黄是否的确有这个功效我需要去查一下。”我说。

这是几天前在门诊一位患者问我的，可我还没来得及去查阅，今天又有一位朋友私下问我是否可以天天喝桑黄，因为她有甲状腺结节。这下我觉得桑黄这味相对来说比较陌生的药材是否可以消除结节成了一个我必须面对的问题了，所以我做了一个比较详细的考证，供大家参考。

桑黄与中医

要讨论功效，首先要知道它究竟是什么东西，桑黄属于多孔菌科的一种。有许多药材都属于多孔菌科，比如大家耳熟能详的灵芝、茯苓、猪苓等。当今的桑黄是长在杨树或柳树的树干上，并非一些卖家介绍说是长在桑树上的，而且桑黄分布地区是比较广泛的，在华北、西北、黑龙江、吉林、广东、四川、云南等地均有，所以桑黄也并非西藏地区独有的药材。这些都是与商家宣传的信息不相符合的地方。

桑黄最早记载于唐代的《药性论》，与茯苓、灵芝不同，虽然都为多孔菌药材，但被记载的时代较晚，并且就目前临床来说运用较少。根据古籍记载，桑黄主要用于治疗出血。《药性论》记载："桑黄，治女子崩中带下，月闭血凝，产后血凝。男子痃癖，兼疗伏血，下赤血。"而关于桑黄能治疗肿瘤的相关记载则见于1975年的《全国中草药汇编》，具体记载如下："利五脏，软坚，排毒，止血，活血，和胃止泻。主治淋病，崩漏带下，癥瘕积聚，癖饮，脾虚泄泻。"

从这里我们可以发现一个有趣的现象，桑黄这味药材出现得较晚，而且在唐代之后到20世纪才被提及，而桑黄能治疗肿瘤的功效好似突然凭空出现，因为很少有医书医案记载桑黄有这方面的功效。在零星的记载中绝大部分都是治疗出血的病证，这与唐代的记载相同。

关于桑黄治疗癥瘕积聚的记载，我找到一则，但与大家所认为的不同，桑黄治疗这个病证是外用而非内服，根据网络百科记载，《纂要奇方》：“治瘰疬溃烂：桑黄菇五钱，水红豆一两，百草霜二钱，青苔二钱，片脑一分。为末，鸡子白调敷；以车前、艾叶、桑皮煎汤洗之。”

这里我又遇到一个问题，因为医书里并没有《纂要奇方》这本书，而与之名字相近的《奇方纂要》是清代王锡盎所编撰，因为这是一本非常冷门的医书，我没有查阅到原书原文，所以目前是根据网络上查到的资料作为参考，根据我的经验，网络上抄袭现象严重，往往母版出错之后的所有文字资料均为错误，上面这个就是非常典型的例子。

如果要根据网络上错漏的记载来硬说桑黄可以用来抗肿瘤、消结节，似乎有些证据不足。

桑黄的现代研究

现代科学研究表明桑黄有很好的抗肿瘤作用，我查阅了大量的文献研究发现有一个共同的问题，那就是这些研究都是作用在小白鼠身上的，而不是人体上。换句话说，有关桑黄的研究目前还停留在机制研究中，真正实质意义上的可运用于人体抗肿瘤治疗的结果目前没有。

也许在不久的将来我们会发现可临床运用的桑黄制剂，但就目前来说，用桑黄煮水喝能抗肿瘤是比较牵强的，并且是没有确实证据的事情。

其次，对于桑黄可以消除肺结节、乳腺结节等功效，我并未找到相关的研究论文，所以只能这样说，桑黄能否消除结节目前来说也是不确定的。

中医小智慧

桑黄作为中药主要的作用是止血，而且在历史的长河中并没有非常独特的疗效而被前人广泛运用，因为中药中能止血而且效果好的药材实在太多了，还轮不到桑黄来崭露头角。

桑黄其实并不稀有，所以成本不是很高，对于高价桑黄，请大家思量再思量。

桑黄未被收录进《中华人民共和国药典》，所以很多的功效都有待进一步研究证实。

虽然桑黄在基础研究中表现出有抗肿瘤的作用，但距离真正能治疗肿瘤还有很长一段路要走。因此我个人认为，如非必要，无需将桑黄煮水作为治疗结节或者肿瘤的日常方法。

杂粮与肺部结节

中医门诊实录

“朱医生，你总是不让我吃杂粮，家里的杂粮放着都要发霉了。我真的很不理解，中医常说要忌口海鲜、辛辣刺激食物，朱医生你怎么连杂粮也不让我们碰呀？”患者阿姨抱怨着。

“不是不让你吃杂粮，而是你的体质不能长期吃杂粮呀！并且你肺里有小结节，那就更不能吃了！”我说。

“那你告诉我为什么……”阿姨的十万个为什么在我耳边回荡。

记得有一次我去社区的老年大学做科普讲座，讲座的内容是关于肺癌的发生与预防，其中对于肺部有结节的人，我提出了“尽量不要长期、大量地吃杂粮”的观点，没料到却遭到了大批学员的反对，一时间举手提问的人此起彼伏。阿姨妈妈、叔叔伯伯都义正词严地告诉我，都说吃杂粮好，朱医生你怎么连这个道理都讲错了？我摇头苦笑，不得不中断原来的讲课内容，把为什么我会提出这个观点向学员们解释清楚。当我解释完以后，大家才恍然大悟，原来多吃杂粮是有害的呀！

中医认为人体是一个有机的整体，每个脏腑之间都有着联系，一个人生病不单单是一个脏腑出现了问题，常常是好几个脏腑都出现了故障，只不过在某一个脏腑表现出来而已。脾胃是后天之本，是人自呱呱坠地后正常健康成长的重要脏腑，简单地说，吃进去的食物通过脾胃的消化才能被人体运用，人才能长大、长高。脾胃功能良好的人气血阴阳就平衡，不容易生病。所以良好的脾胃功能是拥有健康体魄的关键因素之一。

老年人身体整体的功能已经下降了，无法胜任工作生产的要求，所以年龄到了55～60岁就需要退休了。退休后身体和脑力得到了放松，但是脾胃却遭到了更为严重的“超负荷劳动”，老年人为了能延年益寿，大量地进行“食补”，除了一日三餐，杂粮粥、水果、各类保健品统统一股脑地往肚子里塞，本来应该也一起退休的“脾胃”却只能加班加点、没日没夜地工作来处理这些比退休前更多的食物。杂粮是不容易消化的粮食，这使得本来就不堪重负的脾胃更是雪上加霜，你说脾胃能受得了吗？不出问题才怪呢！

根据五行学说，人的脾胃（土）是“大地”，肺（金）是一棵“大树”，大地可以滋养大树（土生金），大地的泥土肥沃，大树就能长得茂盛，如果大地贫瘠，那这棵大树很快就会枯萎。长期大量地进食杂粮把脾胃搞坏了，大地贫瘠了，那出现肺小结节、肺磨玻璃结节、肺慢性炎症、肺气肿等情况就是顺理成章的事情了。一边在治疗肺部的问题，一边还在吃着杂粮继续损害脾胃，你说这病能治好吗？

中医小智慧

根据中医的养身原则，老年人需要均衡饮食，与青壮年不同，进食的量和食物是否容易消化都需要适当改变，杂粮不是不可以吃，只是吃的量和频率都要适量，不是越多越好！只有饮食有节制、进食适度，才能延年益寿，获得健康快乐的退休生活。

对于肺部有结节的人群，我更建议不要长期、大量地食用杂粮，哪天真的把“肺”这棵人体的大树弄倒了，就真的不是开玩笑的小事了！

肺结节与朱氏壹号方

中医门诊实录

“朱医生，我这个肺里的磨玻璃结节怎么办？西医说让我3～6个月后，再去拍1次CT复查，如果结节不增大就继续观察。他也没有开药给我吃，就这样干等着那我也担心呀！”患者焦虑地说。

“这个其实是有办法的，如果你能坚持吃一段时间中药，再加上中药穴位敷贴，有一部分患者是能改善的。”我说。

“朱医生，西医说这个病是没有药吃的。”患者追问。

“我知道针对肺磨玻璃结节，西医目前没有特别好的办法，不过中医看待这个疾病的角度是不一样的，因为角度不同，所以方法不同，也并非无计可施。你就是要花些时间和精力煎药和做敷贴。”我说。

“那太好了，我照做，谢谢朱医生！”患者高兴地说。

肺磨玻璃结节

肺磨玻璃结节是现代人的新发病，由于CT技术的普及和进步，肺里被查出磨玻璃结节的情况开始变得越来越普遍。但现代医学与之相对应的治疗方法还不成熟，导致定期复查成为目前主要的临床常态。如果是肺里有一个结节，有些人会想早点解决掉这个问题而选择手术，当时问题是解决了，无论是良性的结节还是早期的肺癌切掉就算痊愈了，但是临床上会遇到另外的情况。

一种是肺里面多发结节，不止一个结节，而且左边有右边也有，那不可能把所有的肺都切除吧，因此这一种患者无法靠手术解决问题。

另一种是发现的时候就是肺里有很多个结节，手术把最像“坏人”的那个结节切掉了，剩下的结节由于各种原因只能继续观察，那剩下来的结节就变成了不定时炸弹。

还有一种是手术切除了，但又长出来了，再切，再长，最后因为要保证肺功能，无法再动刀了，那最后的那个结节该怎么办?

而且有个非常有意思的现象，临床上出现肺结节的女性比例比男性要高一些，什么原因导致了这一现象目前还不清楚，不过我每天都要面对这样的病患，有些是肿瘤患者，而有些是正常人。因此，临床上有需求，作为医生就要想办法，我对肺结节的思考从未停止。

首先，磨玻璃结节成为肺癌的概率很低，一般情况下良性的居多，因此大家体检发现肺结节不要太过担心。其次，肺结节既不痛也不痒，也不会造成咳嗽，所以患者知道自己有肺结节后的各种不适并不是肺结节造成的。

肺结节与朱氏内科非遗

肺为金，脾为土，土生金，中医历来就有“培土生金法”，简单来说就是用健脾的治法来治疗肺的疾病。不过现代人的脾胃不是营养不良的问题，而是营养过剩和营养不均衡的问题，所以有肺结节的人不适合长期大量吃粗粮和水果以及生冷食物。因为这些食物虽然符合营养学的观点，但并不适合有肺结节的患者，这点是大家经常忽视的。

肺结节实际上是临床上的难治病，需要服药和敷贴联合治疗，我运用的是朱氏内科非遗的“合治法”，朱氏穴位敷贴壹号方是我祖父朱瑞群在 20 世纪发明的治疗技术，他用此方法治疗小儿哮喘，曾经获得了上海市科技进步奖。但其实这一方法的用处远远不止于此，对于肺部哮喘发作时的缓解，肺部炎症的辅助治疗，甚至是流感后的肺炎，朱氏穴位敷贴壹号方在临床上均发挥了良好的作用。我目前收治的肺炎患者全都运用上这一疗法，疗效还是不错的。

同时还要根据不同人的情况开具不同的药方，因为有些人是因为痰湿重引起的肺结节，而有些人是因为气血亏虚造成的结节，还有些人是因为瘀血造成的结节，更多的人是由不良生活习惯引起身体阴阳失衡造成的结节。总之，如果不针对每个人的具体情况用药，临床效果也是不理想的。

中医小智慧

对于肺结节，中医是有办法治疗的，但是需要因人而异，辨证施治。朱氏穴位敷贴壹号方+中药口服+合理的忌口是我治疗肺结节的方法，虽然不能保证百分百有效，但有一部分人是肯定能获益的。

医学在发展，中医也需要与时俱进，完全西化肯定是不可取的，但墨守成规也是走不通的。因此不断地思考才是传承和发展中医的利器，疗效是中医的生存之本。

乳腺结节那些事

中医门诊实录

“医生，这个病要紧吗？能看得好吗？”一位患者担忧地问。

我微笑地看着面前这位患者，耐心地解释说：“现在不要紧的，真的没关系的。”

“医生，你不要骗我，这是结节啊，结节会变成癌的，人家都是这么说的。”患者愈发焦虑了。

在门诊上我没有很多时间和这位患者解释完整，所以我写下此文，希望对于有乳腺结节的患者有所帮助。

什么是乳腺结节？乳腺结节分为良性和恶性两类，良性的有乳腺增生、乳腺纤维瘤、乳腺分叶状瘤等，这些良性的病变占乳腺结节的绝大部分，而占极小部分的恶性结节才是我们所害怕的乳腺癌。

乳腺增生引起的乳腺结节是目前女性最常见的良性结节。它可以是多发性，可以是单侧或双侧都发病，但是它有一个显著的特点，那就是它的大小、质地常随月经呈周期性变化，月经前期结节增大，质地比较硬，月经来潮后结节缩小，质韧变软。大多数患者具有周期性疼痛的症状，月经前期发生或加重，月经来潮后减轻或消失。因此与月经是否有关是此病的特点。如果患者发现结节随着月经的规律而规律地变化，一般来说就是良性的结节，无须担心。

不管怎样，如果发现乳腺有结节都需要到医院做正规的辅助检查，以排除恶性的可能。目前乳腺结节的辅助检查主要手段为乳腺钼靶 X 线摄片、乳腺彩色超声、乳腺 MRI。我简单解释一下这些检查结果怎么解读，因为真的有患者明明拿到一个良性的结果却哭得稀里哗啦跑到我门诊来的，等我解释给她听了以后才破涕为笑。上述的检查最终在报告单上都会有一个 BI-RADS 分级，一般情况下为Ⅰ级和Ⅱ级，如果是在这两个等级中的话，那么患者就无须紧张，这些都是良性的情况，只需要定期复查即可，Ⅰ级是无异常，Ⅱ级需要每年复查 1 次。比较特殊的是Ⅲ级，Ⅲ级虽然也是良性的，但是需要 3～6 个月复查 1 次。至于 0 级、Ⅳ级和Ⅴ级的结果则提示结节可能为恶性，需要到医院进一步诊断治疗。

临床实际情况是，患者的检查结果多数会是Ⅱ级和Ⅲ级，特别是Ⅲ级的患者处境尴尬，说是良性的吧，它离恶性的Ⅳ级就一步之遥，这使得患者都放心不下。如何预防结节从Ⅲ级成为Ⅳ级？中医认为乳腺结节与患者的五脏气血紊乱有关，尤其是月经不规律的女性，乳腺出现结节的情况会更多，因此中医中药通过调节气血脏腑冲任之脉来使女性的月经规律，运用行气活血类的中药使乳腺结节逐渐消散，从而达到不让乳腺结节升级甚至降级的疗效。同时有乳腺结节的患者在饮食上需要注意，尽量少食用和饮用蜂蜜、蜂王浆、雪蛤以及女性保健品，上述食品、保健品可能会增加乳腺癌的患病风险，既然有了乳腺结节，那么饮食上是需要注意的。

最后，提醒大家，如果发现有乳腺肿块，需要去正规医院进行检查以明确性质。

甲状腺结节会痛吗

中医门诊实录

“朱医生，我体检出来有甲状腺结节，我现在天天觉得头颈痛，朱医生你说这个结节是不是已经恶变了？是不好的东西吗？”患者焦急地问。

“……”我有些哭笑不得，“你手指点的疼痛的地方并不是甲状腺的位置。我看了你的报告，你想多了，目前来说根据检查的结果你没事的，不是恶性的。”

“啊？这里不是甲状腺吗？我明明摸到一个肿块的。朱医生，你不要安慰我，我自己能摸到的。”患者更着急了。

“你摸的是淋巴结，你前几天咽喉发炎所以淋巴结有些肿，你摸到的是咽炎引起的淋巴结轻度肿大，不要紧的。等你炎症好了之后，这个淋巴结会自然变小的。”我说。

“那甲状腺到底在哪个位置呢？我还是很担心呀！”患者很焦虑。

甲状腺究竟在哪里

许多人对甲状腺到底在哪个部位只有大致的了解，但并不精确，通常大家都知道甲状腺是长在脖子两侧的，但是对于具体范围却不甚了解。

对于老百姓来说，能知道甲状腺的大致位置就可以了，主要为了防止大家盲目紧张。甲状腺是呈“H”形的棕红色器官，位置在喉结下 2～3 厘米，可随吞咽上下移动。甲状腺是柔软的，一般情况下是摸不到的，如果在脖子中间摸到比较硬的“骨头”，这不是甲状腺，而是喉结。

甲状腺在大部分情况下是摸不到的，但有一个比较简便的方法可以帮助大家确认位置，那就是在喉结下 2～3 个食指宽度的位置就是甲状腺 H 型的一横杠“—”处，即在喉结下 2～3 厘米的左右两侧是甲状腺的左右两侧。如果将甲状腺比喻成一只蝴蝶的话，蝴蝶的身体是在喉结下，而蝴蝶的两侧翅膀就是左右甲状腺。

甲状腺结节会痛吗，会变成癌吗

首先，甲状腺结节绝大部分情况下是不会引起疼痛的，人体不会有任何明显的感觉。所以如果彩超提示有甲状腺结节，且结节小于 1 厘米，它既不会被摸到，患者也不会感到疼痛。

其次，甲状腺结节≠甲状腺癌，在所有的结节中恶性的仅占 5%～15%，并且甲状腺结节都会被彩超医生做分类，目前上海地区比较常用的分级标准为 Kwak 版 TI-RADS，一般分级 1～3 类都是良性的，4 级以上需要医生进一步判断及治疗。比较常见的 4A 级虽然会被经常要求行穿刺进一步诊断，但其总的恶性风险仅为 3.3%，也有报道是 2%～10%，不管怎样，甲状腺结节变成恶性肿瘤的风险是很低的，所以大家也无须过分担心。

但是如果甲状腺结节是 4B、4C、5、6 这些分类，则代表有较高的风险，必须遵照医生的建议进行正规的治疗。

查出有甲状腺结节，出现什么情况需要我们重视呢

有人会问，朱医生，既然甲状腺结节无痛、无症状，那有什么情况出现需要重点关注的吗？对于这个问题我总结如下，如果出现这些问题需要尽早就诊治疗。

呼吸困难、吞咽困难　出现这些问题可能是结节压迫到了气管或食管。

声音改变　不明原因的声音嘶哑、声音变低沉。

易怒 突然变得急躁，易激动，双手颤抖，食欲大增但体重减轻，心悸等。

易困 突然记忆力减退，反应迟钝，情绪低落，食欲减退等。

疼痛 甲状腺部位突然出现疼痛。

如果没有上述的情况，那大家正常生活，定期复查就可以，不用过分担心。

中医小智慧

甲状腺结节在当今社会越来越普遍，一般情况下无需过于紧张，它既不痛也不痒，不会对你的生活造成任何影响，只有出现上述情况时才需要就医。

定期体检复查是目前西医对于1～3类甲状腺结节的标准治疗方案，这个治疗方案没有明确有效的药物治疗手段，只是被动地观察。

对于想治疗甲状腺结节的患者，中医是有很好的疗效的，并且朱氏内科非遗有独特的内服外用的甲状腺结节合治法。因此如果希望能采取积极治疗措施的患者可以运用中医治疗，既有疗效又不需要开刀，适合大部分人的情况。

如何化解这身中的“寒雪”

出游遇暴风雪

“朱医生，我们今天走不了，今天的行程被迫取消，你只能待在酒店里等到暴风雪过去。”导游抱歉地说。

“我们今天不能走吗？”我问。

“是的，全部的道路都被封锁了，高速和公路都被封掉了，今天肯定走不了。”导游肯定地说。

“那好吧，谢谢！”我无奈地说。

身处雪中，若有所思

第二天，道路解除了封禁，我们继续上路，所到之处均为白雪覆盖，铲雪车稳稳驶过，把路面的积雪推往路边，街道两边被堆上了高高的积雪。我问导游，这些街边的积雪如果不融化，难道不会越堆越高吗？导游回答说，等雪高到一定的程度会有专门的运雪车把雪运走，而且雪堆到了春天需要专门的铲车把雪堆散平，不然就算到了夏天，有的大雪堆也不会融化。

来到景点，如出一辙，街道的两旁都被堆满了白雪，虽然不是高耸入云，但也不是一个成年人能轻易翻越的。道路路面看似没有了雪，但却结下了一层坚冰，导游说如果是雪还算好，走路没有危险，但如果是冰，那在上面走路就非常容易滑倒。

看着路边的积雪，我突然陷入了沉思，如果身体就如同这条街道，积雪就是甲状腺结节，那我们该如何治疗呢?

冰雪与结节

一直以来对于结节的中医治疗均无定论，因为甲状腺结节并非完全传统意义上的瘿瘤，如果机械地套用教科书上的治疗方法，可能在临床上并不能取得很好的效果。对于结节的思考一直萦绕在我心头。朱氏内科非遗讲究天人合一，内外合治，所以需要把甲状腺结节这个病的本质想通，之后才能采取正确的治疗方法。

打个比方，如果一个健康的人是干净整洁的街道，积雪代表着结节，那一个有甲状腺结节的患者就好比是经历了一场暴风雪后的白雪皑皑的街道，虽然美丽，但找不到任何道路，所以对于游客来说无法行走，反映到人体上就是检查提示甲状腺结节局部出现了病变。现代医学治疗结节的方法是物理性的，采用手术或者消融，虽然看似结节没有了，但问题的根本没有得到解决，假以时日，问题还会以结节复发或者其他的形式再度出现。就如用铲雪车或者人力把积雪堆到道路两边，虽然游客能暂时通行，但积雪并未消失，而是被转移了位置。一旦人力消失，积雪将重回道路，如果风雪继续，那很快又会把街道覆盖上厚厚的白雪。

因此如何从根本上解决问题，这看似难解的问题其实有最简单的答案，那就是阳光。

融化积雪的永远是温暖的阳光，那么是根治问题，还是暂时把问题搁置一边应付眼前？只要春回大地，冰雪自然会消融，看似需要人力不断解决的问题其实对于大自然来说是不费吹灰之力的。那如何让一个甲状腺结节的患者重新获得身体中的阳光呢？

如何重获阳光

现代人的通病就是生活饮食习惯太过寒凉，大量的水果、冰冷的食物充斥在大家的生活中，很多人都没有意识到自己身体中的阳光正在越来越暗淡。我们一直用一个词形容火力十足的男生——“阳光大男孩”，但我在临床上遇到更多的是情绪低落、体能羸弱的年轻人，这是这个时代的生活习惯过度西化造成的。一方水土养一方人，完全照搬西方人的饮食习惯，动辄就吃冰冷的色拉，在冰冻的饮料中还要再加冰块，很少喝热水但总是喊胃痛，双手双脚永远是冰冷的。以上这些都是太过寒凉的表现。

所以，想要重获阳光需要从最基本的事情做起，好好吃温热的食物，早早休息，不要熬夜，前者为身体提供充足的热量，后者减少人体对阳光的消耗。其实治病并非一定要开药，良方也可以是免费的。

如果这样做还不能解决问题，那就要靠药物的内服和局部的外用来解决。我在临床上遇到很多患者都是长期用寒性中药来治疗甲状腺结节的，比如蒲公英、金银花等，我前面说了，结节就是积雪，而寒性的中药就是冰雪，用雪治雪，岂非雪上加霜。针对现代人的体质，合理的做法是用温性的中药温化结节，就如阳光普照融化冰雪。同时加上甲状腺局部外用温热的中药外敷，达到配合内服药物增效的目的。

一来街道不再下雪，即改变进食生冷的不良生活习惯。二来把阳光加强，使温度回升，即根据每个人的不同情况开具中药方内服。三来把雪堆铲松，平铺扩大受热面积，加速融化，即用特定温热中药材外敷甲状腺结节处。这样三管齐下，哪有冰雪无法消融的道理。

中医小智慧

甲状腺结节就如积雪，我们治疗起来不能只是把问题挪一个地方，而是要彻底解决问题。科技再发达也不能改变恶劣的天气，所以养生治病也要顺应大自然的规律。

甲状腺结节是一个现代人新生的疾病，因此不能照搬老的方法，而是要根据现代人的体质科学地治疗。

朱氏内科的内外合治法，中药内服配合朱氏散结方外敷可以解决一部分甲状腺的问题，但需要患者配合改正不良的生活习惯，因为就算阳光再强，风雪不停息，积雪还是无法消散的。

甲状腺结节，是否能躲过这一刀

中医门诊实录

“朱医生，你能告诉我这个甲状腺结节到底要不要手术？目前显示为3类。”一位年轻的患者问，“外科医生说这个程度目前不需要手术，继续观察就可以。我问他有药可以吃吗？他说没有药吃。”

“是的，这种情况西医的确是没有什么药可以用的。”我说。

“我又问了医生，真的不需要手术吗？医生说如果我担心，手术也是可以的，但他不是很推荐，还是建议我继续观察最好。”患者继续说道，“但是我自己很担心啊！手术又不能做，又没有药可以吃，继续观察不就是干等着什么都不能干吗？朱医生，你经常看疑难杂症的，你有什么好的办法吗？”

“办法当然是有的，不过就是有点费时间和精力，如果你不怕麻烦倒是可以试一试，我有些患者的疗效还是不错的。”我说。

“时间挤一挤总会有的，我尽量配合你，这总比干等着强，我相信你的。”患者心情好转了。

“那行，那你就来门诊做‘朱氏散结疗法’，具体情况护士会和你详细说明的。你配合内服的汤药把疗程完成，疗效应该会不错。”我说。

“那可以的，朱医生，我先做一个疗程看情况，反正西医也是让我3个月之后再去复查，这3个月我就在你这里治疗，看看有没有奇迹发生。”患者说。

甲状腺结节的困扰

甲状腺结节在当今社会上，特别是年轻人中，已经成为很普遍的高发疾病，但把其称为疾病又不是很妥当，因为只要结节没有确诊为恶性肿瘤之前，这些结节都是良性的，它不会对人体造成很大的影响。患有甲状腺结节的人本身并不知情，很多情况是在体检时被发现的，大部分甲状腺结节都处于需继续观察的状态，无需进一步治疗，但需要定期复查。

由于甲状腺结节严格意义上都不能算一个疾病，因此在其结节体积很小且又没有恶变的情况下，西医没有针对性治疗的药物。这就是上面的这位患者在西医求医无果后转而来找中医寻求帮助的原因。

中医如何治疗甲状腺结节

甲状腺结节是现代在B超仪器检测下才能发现的一种还未转变为疾病的“未病”，中医虽然没有对甲状腺结节治疗的直接记载，但对甲状腺肿大、甲状腺炎、甲状腺肿瘤的记载却非常多，比如有名的海藻玉壶汤、消瘰丸、小金丸等，这些方药是可以治疗甲状腺肿瘤的。因一部分甲状腺肿瘤是由甲状腺结节转变而来，故能治疗甲状腺癌的方药对甲状腺结节也有效。

朱氏内科疗法中对于甲状腺肿块、乳腺肿块、皮下结节（即今日的皮下脂肪瘤）有家传的疗法，其中最具代表性的就是朱氏散结疗法。经过我多年的改良，目前运用到临床的朱氏散结疗法，对于甲状腺结节、乳腺结节，除了内服汤药外，更有一套局部外用的疗法配合治疗，外用药方即为“朱氏散结壹号方”。口服汤药后，药力行走全身，纠正人体阴阳失衡，配合针对性的甲状腺结节处局部外敷，药物药力直达患处，从而里应外合能取得更好的疗效。

朱氏散结疗法真的有效吗

有人会问这朱氏散结疗法有效果吗？答案是肯定

的，甲状腺结节从4A类转为3类，3类转为2类的患者很多。因为我本身是肿瘤科医生，肿瘤患者出现甲状腺结节的情况很常见，因此在治疗其原发肿瘤的同时兼顾甲状腺结节，这在我的门诊是很普遍的现象。因为有家传的好方法，加上临床上能遇到大量的病患去治疗，经过多年大量临床实践证明朱氏散结疗法对一部分患者是有效的。

在众多的患者中我举个比较典型的例子。1位患者2020年10月在某医院检查诊断为右侧甲状腺结节4A类，因为她是左侧甲状腺癌术后，所以她对再次手术有顾虑，希望能不开刀就不开刀，患者因此到我这里就诊。经过治疗，2021年1月，患者再次于某医院复查，结节完全消失，患者非常高兴，因为通过3个月的治疗免除了她一刀之苦（我有患者的完整检查报告照片和病史的备份，因涉及个人隐私所以此处不便公开）。

中医小智慧

朱氏散结疗法虽然有效，但因为有外用药作为治疗的一个环节，所以用药的时间和部位需要仔细听专职护士嘱咐好，遵医嘱很重要。

很关键的一点，中医讲究辨证施治，同样都是甲状腺结节，但每个人的用药是不同的，盲目地依样画葫芦不可取，需要专业的医生诊断过用药才最妥当。

甲状腺结节、乳腺结节、肺磨玻璃结节，这些西医不能算成“疾病”的“疾病”，中医都有办法治疗。我一直都认为医学不分中西，只要能为患者带来益处，都是好的医术。

第四章

疑难杂症有办法

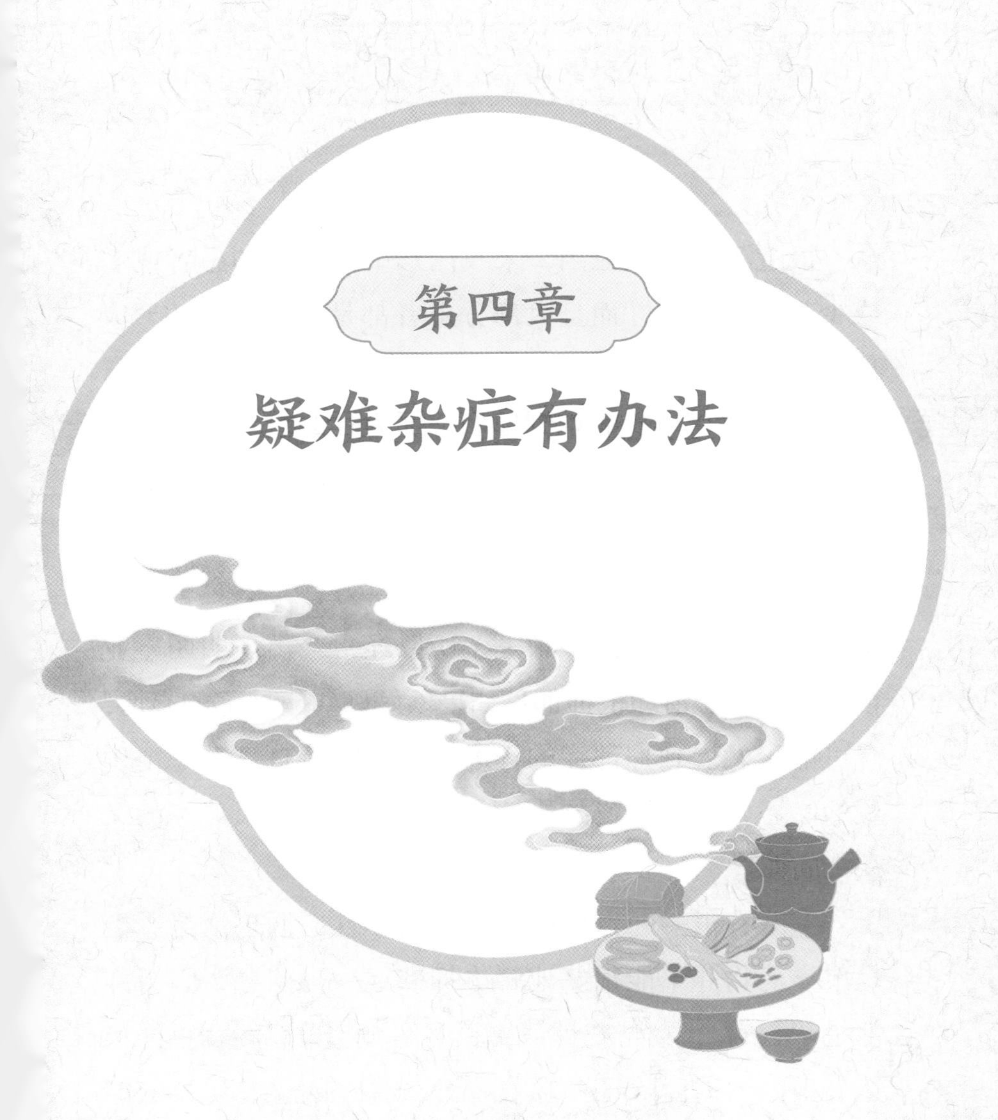

情绪抑郁与治病良方

最近不知什么原因，来我门诊中医调理的患者或多或少都有些抑郁，而且大部分患者都是事业有成的“成功者”，他们不但工作学习认真负责，而且能力也很强，似乎世上没有事情能难倒他们，那为什么事业上的成功者却会心情抑郁呢？难道事业的成功不能带来心情的愉悦吗？答案是不能，至少不全能。

经济发展使我们的物质条件非常好，丰衣足食，可是心情却没有完全同步跟上，所以经常会出现明明事业很成功可是心情却很抑郁！如果不好好纠正抑郁的心情，有可能会发展到抑郁症的程度。怎么能让自己有一个乐观的心态，有着舒畅的心情，成为现代人健康养生的又一个问题。

中医有很多药方可以改善心情不佳，调理情绪，可是单靠药物并不能很好地解决抑郁这一个问题，因为抑郁是“心病”，它与心理情绪相互纠缠，单靠药物不能抵达病根处。因此除了药物治疗外，更多的还是要自己能“想通”。“想通”一词说来轻巧，但是真的做起来却一点也不简单，这需要大量的时间与患者沟通交流，对其进行心理疏导，我在门诊实在没有这么多时间，所以在本书中将我的心得与大家交流一下。

我不是专业的心理医生，也不是精神科医生，我只能给大家提供一些我自己的建议，可能对，也可能不全对，大家可以参考。我的目的是希望大家能获得更健康的心态和好心情！

我以最为常见的抑郁症来举例，有学者研究表明抑郁症的患者一般都具有工作认真、对于自己本身要求很高、追求完美的特点，大多人生经历顺心的时候多，遇到挫折的机会较少，因此遇到大的困境就容易诱发抑郁症。而对于这一类患者除了药物治疗外，自己想通也非常重要，因为压力不仅来自外界，更多的是出自自己。想要过自己这一关可以借助古人的智慧，这位古人就是道家的开山祖师——老子。

《道德经·第九章》曰：

持而盈之，不如其已；揣而锐之，不可长保；金玉满堂，莫之能守；富贵而骄，自遗其咎。功遂身退，天之道也。

一百个人对《道德经》有一百种解释，我从中医医生的角度说说我的理解，行家高人请勿见笑。

持而盈之，不如其已 如同手中拿着杯子不断地往碗里注水，总有一天水会盈满，如果不适时停止注水，那水就会溢出杯子。所以人身的体力就代表这个杯子，水就代表工作，当工作超出人体体力的范围就需要及时收手，不然不但水会洒到地上，杯子也有被撑碎的风险。

揣而锐之，不可长保 “揣”字此处为“锤打”的意思。不断地敲打将针尖磨得无比锋利。不过世上越是锋利的东西越是容易变钝，比如我们的切菜刀经常需要磨刀石来恢复锋利。人体的生理状态也是如此，奇佳的工作状态，超高的工作效率，是一个短暂的阶段，过度的兴奋状态是不能持久的，短时间过后就会出现疲劳。如果不知休息，用尽各种方法保持“最佳状态”，最终如同你反复不断地去磨一根针，那最后锋利的针尖就消失了，有可能连针本身也被磨没有了。所以平时状态与最佳状态要交替出现，昙花只能一现是有自然规律在其中的，再强的人也不可能违反自然规律生活。

金玉满堂，莫之能守 有一句俗话叫“富不过三代”，虽然这句话不完全正确，不过在一定范围内也反映了客观的情况。其实历史上这样的例子太多了，哪怕你位极人臣也不可能保有财富千秋万代，哪怕是历代帝王也都有无法做到的事情，凭什么你却能成功？月有阴晴圆缺，财产也是有富有贫。不然的话，股市里的股票都是永远涨的不会跌的，您说可能吗？财富如此，事业也如此，万事都要争第一，其实做不到第一倒是好事，如果次次都争到了第一，那才有可能不开心，因为没有一个人做到永远第一，哪天没有做到第一，那心态就崩了。为什么天才容易夭折？这可能就是原因之一。当然我这里是举个例子而已。

富贵而骄，自遗其咎。功遂身退，天之道也　这两句的意思是就算你获得了很高的成就也不要骄纵放肆，这样会留下之后的诸多隐患，正确的做法是“功成身退”。人的一生分为不同的阶段，在年轻时能完成的壮举并不代表在中年也能做到，如果把人比喻成一根橡皮筋，把成功比喻成把这根橡皮筋拉到最长的程度，那在拉到最长之后就需要解除外力让橡皮筋恢复到原状，这就是“功成身退”，等下次再需要拉长的时候才有能力再次拉长，这叫“张弛有度”。可以想象，如果一根橡皮筋永远是拉到最长的状态，那么结局肯定是被拉断了。事业到底是“张弛有度”地不断发展好，还是“逆行倒施”要求永远成功的好，大家心里应该有答案了吧！

事业如此，人的心理健康也是如此，现在社会流行太多的成功学、心灵鸡汤，把片面的观点灌输给大家，只说努力，不提休息，这样的观点肯定是不符合自然规律的，不完整的。

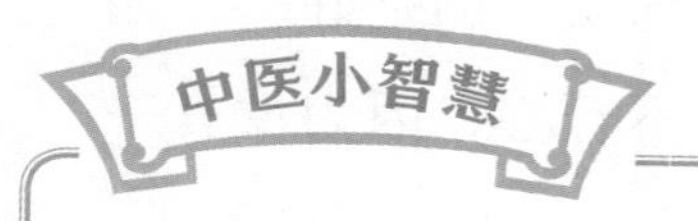

一味向前并不完全正确，走走停停对于情绪已经导致身体健康出问题的人群是需要掌握的一项技能，绷得过紧的情绪也是疾病的元凶。如同人的身体不能太过劳累，情绪也不能太过激动，身体需要每天睡觉来恢复状态，情绪也需要经常放松来恢复常态，身体与情绪本就是一个整体，哪一方面出了问题都会影响另一方，身体生病还可以用药治疗，如果心理出了问题能用的手段就很有限了。所以希望大家能每天都有好的心情，心情好身体才能真正地健康！

2天治好半月不愈的“顽疾”

前几天我诊治了一位令我印象深刻的“怪病”患者。事情的起因是这样的，我有一位浙江的老患者一直在我这里调理身体，这天她告诉我她的小侄女3岁，发热半个月，住在当地的医院12天，发热12天。小孩子所有的检查都做到位了，骨髓穿刺也做了，基因检测也做了，就是查不出病因。抗生素在12天中升级了2次，目前主治医师说如果再没有效果的话就基本没有进一步的西医治疗方案了。因为孩子才3岁，而且因为刚刚搬进新装修的房子就遇到了这样不明原因的发热，父母的心情可想而知。出于急于想治病的愿望，父母通过亲戚联系了我。

我加了家长的微信后询问了近半个小时孩子的情况，发现这孩子得的还真是“怪病”。孩子发病很有规律，每天发热3次，清晨5点、中午12点、下午5点，每次发热前先寒战，继而高热40℃，每次都用西药退热，每次服用退热药后小孩都大汗淋漓，枕头床单湿透。1天3次发热雷打不动，治疗至今无效。

西医检查单、治疗过程我都详细看了，没有问题，就是发热解决不了。但是有一点我注意到，在住院期间小孩子是服用中药的。令我失望的是对方医院中医所开中药缺乏基本的中医治病思路（也可能是我水平不够，没有看懂开方医生的意图）。因入院时一开始西医医生考虑小孩子可能是肺部感染，西医治疗方案是以肺部感染来治疗的，可能是受到西医的影响，起先的中药方是以清肺化痰止咳为主的，之后因为无效遂改用银翘散当温病治疗，最后还是投药无效，于是反其道而行之，改用附子等类似温阳派“以热治热”。12 天内不断地在修改处方，但是患儿的身体并不买账，发热照旧。以我看来开方医生始终都把患儿当“肺病”来治疗。

我有时觉得很无奈，用西医的思路看中医，这能效果好吗？儿科看病其实最看中医功底，因为小孩子体质轻灵，情绪干扰因素少，对症下药基本 2～3 帖药就能看得到效果。如果无效，很有可能是用药有误，需要好好思考。

此患儿是典型的“少阳证”。什么是少阳证？大家估计不熟悉，感觉怎么和阴阳八卦有点沾边？大家通常对“气虚”“血虚”“肾亏”“宫寒”这一类名词更了解，其实少阳证是《伤寒论》六经辨证的内容。枯燥的内容我这里不多讲，既然是少阳证，又有寒热往来（寒战发热反复出现），说明小孩子肯定当初发病是感受到了外邪，至于这个外邪是什么我这里不做讨论，但是这个外邪造成的症状就是反复高热，休作有时，于是我以少阳证给小孩子开了 2 帖小柴胡汤加减方，因小孩子有口干等其他症状，我将小柴胡汤略做改动。并且反复叮嘱中药一定要家长自己煎煮，不要代煎，而且要按照我的方法煎煮，服药时间也有要求，目的是让小孩子能把药喝下去但是又不会吐出来。

第二天，家长反馈，孩子服药后少发热 1 次，1 天发热 2 次。我嘱咐继续服药。

第三天，患儿发热仅 1 次，我随后开了 2 帖药善后。

第四天，小孩子出院了。家长千恩万谢，我却是惆怅不已，病虽治好，但有很多问题值得我们思考。

中医小智慧

可能现在会用中医看病的中医医师越来越少了！

如果中医能把“中医”用好，小孩子可能住院 3 天就能出院，因为 12 天内患儿的症状没有任何变化，用中医的术语来说没有出现“传变”。所以在 10 天前给患儿用同样的药一样会有效。患儿可能就不用做骨髓穿刺那么痛苦的检查了。

如果中医不用西医的思路来看病，而是用传统中医的思维来考虑治疗疾病，那孩子的家长可能就不用花费这么多钱来做基因检测了。

不要一味地堆砌药材，我给小孩子看病用药能少一味药就少一味，而且还要考虑到中药的口味，因为3岁小孩不肯配合喝药的情况还是很常见的。

虽然我治好了患者，但是我却无法证明是我治好的，因为我拿不出“证据”。我没有西医标准的道理能讲。1帖药几元钱，3天治愈，这到底是中医的荣光，还是中医的不幸呢？这可能是会让我思考很久也不会有答案的问题，但不管如何，治病救人是医生的天职，先治病，其他的问题交给世人去评判吧！

10 年头痛为哪般

中医门诊实录

“朱医生，我女儿头痛快 10 年了，到处检查到处看就是找不到原因，现在发作越来越频繁，而且程度也越来越重，以前还可以不吃止痛药的，现在一发作就一定要吃药。你看这个能治吗？我们都没有信心了。”患者母亲带着女儿来就诊。

“头顶痛，还是后脑痛，或者是前额痛？”我问。

“是偏头痛。”患者说。

“左边还是右边？”我问。

“……朱医生，左右还有区别？”患者母亲问。

“没事的，你回答我就行。”我说。

“是右边偏后脑袋一些。”患者说。

“怕冷吗？怕风吗？”我问。

“怕冷，特别怕风，而且最近还得过 1 次带状疱疹。”患者说。

“月经是准时的吗？”我问。

"不是，每次都延后5天左右。"患者说。

"以前看过中医吗？"我问。

"看过的，这是以前的药方，吃了没有用。"患者说。

大约5分钟后我把所有该问的问题都问好了，并且看了舌，诊了脉。

"好的，我知道了！"这下我大致知道这位患者头痛长期不能治愈的原因了。

西医与头痛

头痛是一个症状，一般情况下到医院看病医生都会先让你去做相关的检查，比如头颅CT或者核磁共振等。但比较麻烦的是，如果在物理层面上检查不出问题，那头痛就变成了一个西医上棘手的问题。因为西医是实验医学，其本质是用还原论的方法来解释人体的疾病，换句话说就是西医治病需要首先找到导致疾病的原因。比如肺炎是因为细菌引起的肺部感染，所以用抗生素杀灭细菌这个病因后就可以治愈肺炎。但现实中我们医生遇到了一个无法回避的问题，有很多疾病找不到病因，或者没法用客观指标来解释疾病。比较典型的例子就是临床上最常见的心悸、心慌、胸闷、憋气，患者做了医院所有的检查项目，结果有时是全部正常，但患者的不适感觉却始终存在。头痛也一样，如果排除了外伤、脑部病变以及其他致病的可能性后，当患者无法被归入西医学的任何一个已知疾病时，西医通常只能开止痛药缓解症状。

中医与头痛

中医治疗头痛并非先把患者归入哪个疾病，而是先判断患者目前所处何种阴阳失衡的状态，大家平时所说的阴虚、阳虚其实就是指不同的阴阳不平衡的状态。而不同的状态都能导致头痛，换句话说阴虚能引起头痛，阳虚也能引起头痛，血虚能引起，气虚也可以，血瘀可以，气滞也可以，受寒会引发，暑湿也能诱发，月经不调也会表现出头痛，因此头痛是患者的一个外在表现，并不是疾病本身。

这位姑娘头痛多年，也看了中医，我看了以前中医给她开具的药方，大多是祛风止痛的治法，处方大部分雷同。疑难病与宿疾一般我都希望能看到以前医生的药方，因为同行走过的老路就不必再浪费时间重走一遍了，此路不通就要重新审视。

这位患者正气不足，工作压力大，但经常减肥，加上喜欢喝冰的饮料，食用生冷水果，造成全身阳气受损，就是大家经常说的阳虚。阳虚必然阴盛，所以出现月经延后，畏冷，怕风。阳盛则热，阴盛则寒，患者因为阳虚造成寒盛，寒主疼痛，因此表现为头痛。以前的医生用祛风止痛的药是加剧损伤人体阳气的，所以患者的阳更虚，而寒更盛，头更痛，因此久治不愈。

我嘱咐患者不能吃冷饮和水果，忌口粗粮，恢复吃米饭面食，不能减肥，然后开具了温阳益气的方药。

2 周后患者头痛明显缓解，1 个月后患者自述头痛消失，不再发作了，至今未再复发。

中医小智慧

中医西化越来越严重，看诊断开药方，看检查报告开药方，甚至不搭脉开药方的事情也时有发生。这位患者放在我祖父的年代应该不会被拖延数年之久，因为那个时代的大部分中医都懂得中医的思维，懂得治病求本。

我希望中医能早一点回到其本源。我一直这样认为，西医能解决的问题就让西医解决，西医不能解决的问题我们中医要有能力解决，因为疾病本来没有分中西医，患者的痛苦也没有分中西医，医生把手中所有的方法和手段用来解决患者的痛苦不才是医生的初心吗？

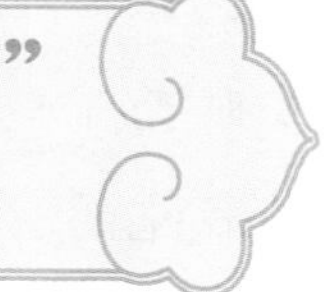

失眠多年，这“安眠药”到底吃还是不吃呢

中医门诊实录

“朱医生，我失眠很多年了。一个晚上其实就是眼睛闭着，脑子像走马灯一样不停地转，1分钟也睡不着。如果哪一天我能睡着1～2个小时，那人就真的很舒服了。晚上睡不着，白天又困得要死，却不敢睡，怕白天睡了晚上更睡不着了。我实在睡不着的时候，吃1粒安眠药，但只能睡3～4个小时就醒了。朱医生，我的失眠你能看得好吗？”患者愁容满面地诉说着病情。

“彻底治好我不敢说，但是能改善的，而且肯定能改善。”我说。

“那就好，那就好，朱医生我全靠你了！”患者终于露出了笑容。

“你目前安眠药每天继续吃，我开中药帮你解决睡眠问题。”我说。

“安眠药我不能每天吃的，朱医生！安眠药副作用很大，每天吃，上瘾了怎么办？到时候我一辈子也离不开安眠药了！我不吃的。”患者态度突然180°大转变。“中药我吃的，西药我肯定不吃的。”

“你的担忧和很多失眠症患者一样。”我苦笑道，“可是睡不着的‘副作用’和安眠药的‘副作用’，哪个对你影响更大？”

“睡不着”与“副作用”，孰轻孰重

失眠的患者多数会有这样的想法，认为不能依赖西药来治疗失眠，因为一旦依赖了西药，那终身都摆脱不了西药了。其实这是很荒唐的！

我想问一句，如果你有了高血压之后，降压药算不算西药呢？降压药就不用终身服用了吗？降压药就没有副作用了吗？

同理，糖尿病呢？

既然高血压、糖尿病都需要终身服药，为什么失眠不行呢？如果你有心去翻阅一下药物的说明书，看上去都很“可怕”。高血压药的副作用一点也不会比安眠药少。但是因为有副作用就不用药了，这不就变成“因噎废食”了吗？况且失眠经过一段时间的治疗是可以撤安眠药的，反观降压药和降糖药则更多的情况是需要终身服药。

失眠要根据情况来定，一部分患者用纯中药调理一下就能解决问题，而另一部分患者则需要在中药的基础上加用西药来联合治疗。

为什么有些患者一定要用西药？我这里举一个大家都能听懂的例子。我们把“轻症失眠”和“重症失眠”分别比喻成“脚扭伤”和“腿骨折”，扭伤和骨折虽然都会造成人体行走障碍，但是有着本质的区别。

脚扭伤患者经简单处理，休息一两日后就能蹒跚行走了，只是不能剧烈活动，随着时间的推移慢慢会痊愈的。这种情况下中医治疗完全够用。

但腿骨折就完全不一样了，骨折患者就算做了石膏固定，行动也是受限的，在断骨没有愈合之前，是不能行走的，如果强行剧烈运动，断骨是永远不能准确愈合的。

“重度失眠”患者就是“骨折”患者，“安眠药”就是“石膏”，不打石膏却期待骨折愈合这是很难实现的，如果重症失眠可以不需安眠药来治疗，那就好比一个骨折的人整天蹦蹦跳跳还能把骨头接上一般“荒唐”。

经过一段时间的治疗，骨头会愈合，失眠也会改善，拆掉石膏能继续正常生活，撤掉安眠药也能正常睡眠。这是治疗重症失眠的整体思路。失眠患者对于安眠药的瞻前顾后不能说可笑，但至少是不理智的。

睡眠是人生要紧事，千万别忽视。有些患者失眠多年也不重视，宁愿睡不着也硬挺着不吃安眠药，其实你可知道肿瘤细胞都是在细胞分裂时产生的，而失眠会严重影响细胞分裂的质量，增加细胞分裂出错的概率，增加患癌的风险。并且几乎所有的疾病都与睡眠有关，良好的睡眠质量是身体恢复健康的最基本条件。所以于情于理都应该先保证睡眠，尔后再考虑副作用。

就如同和一个连饭都吃不下去的人讨论10年后要成为奥运会冠军一般那么不切实际，和一个连觉都睡不着的人讨论养生健康，同样也是没有意义的。人总是要接地气、做实事的，不能吃饭的想办法先能吃下饭，不能睡觉的想办法先能睡着觉，这才是养生的本质。

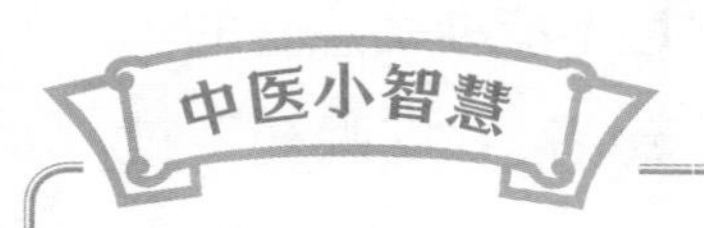

大部分的失眠是能明显改善，甚至治愈的！

患者治疗失眠时请听从医生的医嘱，听医生的话至少能少走很多弯路，如果按照你自己的方法能改善失眠的话，那你也不会坐到医生面前要请医生诊治了，是吧？

很多失眠的患者都喜欢和我“坐而论道”，请多给我一点信任，我一直说：“您连睡觉都睡不着，还谈什么提高免疫力，防病强身呢？”就让专业的人去处理专业的事情，一些患者的缺点就是明明已经骨折倒地了，还要乱蹦乱跳就是不肯上石膏。

是药都有三分毒，但如何将药用在合适的地方，如何治病做到利大于弊，这是专业医生需考虑的问题，患者需要做的是信任和配合。

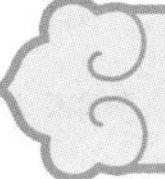

流感后的咳嗽如何处理

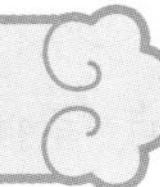

中医门诊实录

“朱医生，我流感10天了，抗原现在都阴性了，但是咳嗽很厉害，止不住。有时候咳嗽小便也会被带出来。”患者说。

“有痰吗?”我问。

“痰不多，也能咳出来，白色的。”患者说。

“你最近不要拼命吃水果，特别是梨，吃多了咳嗽不容易好。”我说。

“啊？不是说梨是止咳的吗？怎么不能吃?”患者很疑惑。

“这个要看情况不同而调整的，情况不同用药不同，无法一套拳法打遍天下的。”我说。

肺虚咳嗽

中医治疗咳嗽会把咳嗽分为很多种，比如大家经常说的风寒咳嗽、风热咳嗽，但其实咳嗽有更多的分类，比如气虚咳嗽、肺阴虚咳嗽、肺阳虚咳嗽、燥咳、肝火犯肺的咳嗽、肾虚咳嗽等。

因为人是一个整体，咳嗽只是人体的一个表现，举个例子来说，如果把人体比喻成一部手机，把咳嗽比喻成手机无法点亮屏幕的话，那么屏幕不亮可能有很多种原因：电池没电、电池板坏了、主板坏了、开机键故障了、屏幕损坏了，等等。所以当你拿着坏的手机去修理的时候，可能就是换一个开机键而已，但也有可能会换掉损坏的主板，修理的价格、时间、难度均不同。

很多人留言问我要治疗流感后咳嗽的药方，但 100 个人的咳嗽可能有 100 种不同的情况，我实在很难给出包治百病的药方。接下来我只能按照我自己及门诊遇到大部分人的情况拟一个药方给大家参考，如果有问题请及时线下就医，不要延误病情。

补肺汤

根据近期流感感染后的情况，我发现大部分人出现的咳嗽并不是实证咳嗽，而是虚证咳嗽，因此根据这样的情况我拟定了以补肺汤为底方的药方来治疗近期流感后的咳嗽。

补肺汤原方：人参 3 克，黄芪（蜜炙）3 克，五味子3克，紫菀3克，桑白皮（蜜炙）6克，熟地黄6克。本方出自《医方集解》。

根据中医五行理论，脾属土，肺属金，肾属水，五行相生顺序是“木→火→土→金→水”，换句话说，脾土为肺金之母，肺金为脾土之子，肺金为肾水之母，肾水为肺金之子。中医治病有这么一句内行人都知道的口诀“虚则补其母，实则泻其子”，补肺汤其实用人参、黄芪补脾土以治疗肺虚，熟地补肾水以防止子盗母气，子母兼顾则肺能补矣！加上现在这个时间段（2022年12月）为五运之水运当道，水运属于肾，因此顺应季节予熟地补肾是顺应五运六气之用药。听闻流感后的咳嗽之声为气伤之虚咳，所以用五味子敛肺气，近期流感以高热为多，热伤肺，所以用桑白皮泻肺火，紫菀性属温，能润肺补虚，6味药合用组成了补肺汤。

朱氏改良版补肺汤

熟地补肾是众所周知的，但大家可能并不知道现代人的体质偏虚寒，主要是因为长期大量吃水果、粗粮以及喝饮料导致脾胃阳虚，所以服用熟地会造成一部分人胃不舒服，为了改善熟地的这个缺点，我增加了砂仁3克，以醒脾，缓解熟地滋腻伤胃的缺点，此法出自我曾祖父朱少坡之手。因肺气不敛而引起的咳嗽就我自己的表现而言是夜晚多于白天，按照我祖父朱瑞群的经验，我在方中增加了五倍子，与五味子合用改善夜咳的症状。根据近期流感的特点，高热居多，发热伤肺，心属火，火克金，也就是心火过旺会影响肺脏，所以我增加了百合以清心润肺，一药二得，并且百合本属药食同源，药性平和。

根据朱氏内科的家传心法改良后的补肺汤组方为：

党参 18 克，生黄芪 18 克，五味子 9 克，紫菀 9 克，桑白皮（蜜炙）12 克，熟地黄 18 克，砂仁 3 克，五倍子 9 克，百合 9 克。

当然临证如用兵，没有一个战场是事先可以预判好的，所以每个人不同的情况是需要调整的。比如对心脏不好的老年人，气虚严重，那就需要把党参换成红参以加强疗效；对小孩，可以把党参换为太子参，食欲不佳可予生晒参，如此情况都需要临证之时再为定夺，方能到位。

中医小智慧

朱氏家传心法有一句话：勿守死方治活人。中医治病面对的是一个个活人，就如每个人有不同的样貌，每个患者也有不同的病证特点。我并非不愿意把处方分享给大家，而是给大家提供了处方后，大多数老百姓并不懂得分辨，只觉得拿到了万试万灵的神方，这岂不是本想要帮人却变成害人了吗?

这个方子煎出来的味道偏酸涩，对药味有讲究的患者请注意一下。

此处我只针对我自己在临床上遇见的多数情况，举例给大家，让大家了解一下，具体用药还是需听从门诊医生的。

痰多不能用此方。

最后还要提醒一句，如果出现气急、胸闷、咳嗽加剧，请及时去正规医院就医，此方不能治疗肺炎，切记!

怪病奇治——无法解释的“大姨妈”

中医门诊实录

“朱医生，我的子宫已经手术切除了，但是手术以后每个月还是会出血，像月经周期一样，你说这个有问题吗？”患者问。

“不会吧？你的子宫都切除了，理论上不会再有月经的。”我一边翻看着病史一边说。

“但是朱医生，我的确每个月还会出血，这是我的记录，你看一下。”患者递过笔记本，上面密密麻麻写着出血的时间和天数等各种记录。

“你的记录是从2018年开始的。”我仔细看着记录问，“但是你是2017年开的刀对吗？这个情况是从2018年才开始的？”

“不是的，我手术以后就开始出血了，当时以为是手术以后伤口没长好，所以半年里我没记录，但是半年后发现问题不对了，每个月都有出血，所以我就开始每月记录了。”患者回答。

“这么奇怪的事？你先去三甲妇产科医院查一下，出血总有原因，不要被耽误了。”我说。

“朱医生，我上海的妇产科医院都去过了，专家也会诊过了，该做的检查都做了，就是找不到原因。”患者说。

“这样啊，那我想想办法。”我说。

无法解释的怪病

这是2020年8月的对话，这位患者在我这里就诊了大半年，其间患者一直坚持来就诊，我也从未选择放弃，开方用药上我尝试了很多方法，最终在2021年4月患者终于说“月经”消失了。因为此案例比较特殊，我在做医案回顾的时候仔细研究了自己半年的开方历程，将自己走的弯路和最终显效的方药和大家分享一下，同时也想听听同行的意见，帮我拓宽一下思路。

患者42岁，2017年因子宫肌瘤行子宫全切术，保留了卵巢。但在手术之后每个月都会准时来“月经”，出血量不少。患者在做手术的医院就诊治疗基本无效，西医也无法明确解释这种现象，只是让患者多休息，提高免疫力。患者到我这里就诊时，每月来“月经”已经持续3年了。

艰辛的治疗

最初我没有把这件怪事放在治疗的重点上，因为患者气血比较虚弱，而且还出汗严重，加上肩周炎发作肩膀疼痛严重，所以我先治疗患者的整体气血亏虚和肩周炎问题。因为脾统血，气血不足，脾胃常常运化失常，本着治病求本的原则，我认为在脾统血功能恢复正常后，这些异常的出血应该会有好转。

出汗2周后治愈，肩周炎1个月后治愈，出血治疗无效！

1个月后患者的出汗、肩膀痛症状基本消失，剩下就是每月来1次的异常出血，并且患者脾不统血的病因也基本根治，按常理出血应该好转，但现实却出血依旧，患者的表现是不合常理的。并且无先例可以借鉴，殊为棘手。

此为疑难杂症，所以我与患者沟通好之后，开始了尝试性用药。最开始我用的是清代名医傅青主的“加减当归补血汤”，此方本就是针对妇女年老崩漏，近代中医名家张锡纯曾高度评价此方并且有医案记载有效，我在临床上也曾用过，效果不错，所以在辨证的基础上我使用了此方。“加减当归补血汤”组成为当归、黄芪、三七、桑叶，理论上三七止血效果应该很好。结果1个月后复诊，无效！因为出血为一月一行，我还是让患者又坚持服用了1个月原方，但2个月后仍无效！

止血无效，难道这不是出血？随后我考虑此血是否并非为血，而是红色的分泌物，根据《傅青主女科》记载：“妇人有带下而色红着，似血非血，淋沥不断，所谓赤带也。”方用“清肝止淋汤”。我曾用清肝止淋汤治愈过几例患者，所以如果患者是这一类情况，那应该可以奏效。然而服药2个月后证明无效！

这下我有点没方向了。止血不行，止带也不行，那该怎么治？我突然想到了祖父曾经告诉我的一句话“有是证用是方”，这句话当时是祖父教我《伤寒论》时说的，意思是《伤寒论》的经方虽然原本是治疗外感病的，但是如果内伤患者表现出与外感病一样的症状，那用外感病的经方就可以治疗内伤杂病。比如患者如果有头痛、发热、汗出、恶风，虽然不是外感，亦可用桂枝汤治疗。

我曾经治疗过一位妇科肿瘤术后的老年人，她的情况是不断有大量妇科分泌物，清稀如水，每日不断，西医治疗多年无效，我一开始也是从手术后遗症的角度去考虑治疗，后来百药无效，最终我索性抛开西医的理论就针对症状治疗，随即患者治愈。

我突然发现我的开方思路这次也被西医的理论给桎梏了，因为患者子宫已经切除，她理论上就没有产生月经的器官了，那她不应该有月经，所以我从止血和止带的方向去考虑治疗。但是如果按照“有是证用是方”的理论，把她假设为子宫健在的情况下出现的崩漏来治疗呢？既然想到那就用药，我方用张锡纯的“固冲汤”，具体用药：白术、生黄芪、煅龙骨、煅牡蛎、山茱萸、白芍、茜草、海螵蛸、五倍子，原方中的棕榈炭因上海市中医医院无此药故舍去未用。原方原用，无特殊加减。

1个月后患者复诊，坐下就说：“朱医生，我的月经再也没来过，你把我治好了！”

中医小智慧

历经半年，我很惭愧，其间走了2次弯路，但是最终能把患者治好，我也受益良多。

复盘医案后我不禁感叹，中医真的还是很神奇。按照西医的理论可能不能完全解释这个患者的情况（也可能是可以解释的，只是我不够专业，诚心求教），但是用中医的方法治好了这位患者，我觉得这就是医生的成就感，做一个医生不就是希望能治好病吗？

患者求医其实并不一定要求“中医”还是“西医”或者是“中西结合”，只要能治好，大部分患者还是非常配合治疗的。

此医案为怪病，但治疗并非真的剑走偏锋，而是用药中规中矩，只是考虑疾病的治疗思路上摆脱了惯性思维，出了“奇招”。

所以作为一名医生，应该需要时时告诫自己，不断地提高业务，尽力让患者早日康复，治疗上少走弯路。

书山有路勤为径，学海无涯苦作舟。

为何喝了中药会屁多

中医门诊实录

“朱医生，你的中药我不能喝了，一喝就放屁，这个屁多得无法控制，我现在变成出屁虫了，走到哪里放到哪里。不行不行，朱医生你要帮我想办法！”患者在门诊抱怨着。

“好的，那么我问你，你没力气的情况好一点了吗？”我问。

“没力气？这个倒是好一点了。”患者回答。

“那我知道你是什么问题了，我帮你调整一下处方就会好的。”我说。

矢气与中医

中医称呼放屁有一个比较书面的词汇叫“矢气”，最早出现于《伤寒论》，接下来我文中均以“矢气”代替“放屁”这一俗语。

每个患者都有与众不同的特点，同样都是找医生治疗乏力，但用药却是千差万别。比如有人乏力是因为肾虚造成的，有人是因为脾胃消化功能不好，有人是因为贫血，甚至有人是因为甲状腺功能减退，而我在肿瘤科见到最多的是放疗、化疗后出现的无法缓解的疲劳乏力感。

中医改善疲劳无力最常用的方法就是补气，既然患者是因为力不足造成的不适，那么我们就用药物把力补进去，大家最熟知的补气药就是黄芪。当然中药里有补气功效的药材还有很多，比如人参、党参、大枣、山药等，但黄芪被称为“补气之长”，其补气的功效最为可靠，并且疗效明确。

如果把一个人比喻成一个杯子，而整个人的气比喻成杯中的水，那么正常人应该是一整杯的水，而一般气虚之人就是 2/3 杯水，严重的就是半杯甚至 1/3 杯水。要把气虚的人治好，最直接的办法就是往杯子里倒水，把杯中所缺少的水补满不就让患者恢复成正常人了吗?

道理很简单，临床治疗也是遵循这样的方法，中医的正治法即“虚则补之”之法，但道理虽然简单，可遇到现实情况就会变得复杂起来。

杯子太小

一部分气虚的患者用黄芪一类的补气药之后，症状改善很快，精力恢复了，动不动就累的情况也缓解了，这是最理想的情况。不过还有一部分患者会出现一喝药就矢气变多的情况，严重的出现肚子胀气，非要打个嗝或者放个屁才能舒服的情况，这又是为什么呢？

如果一个普通人的杯子容量是200毫升的话，那气虚患者杯中只有100毫升水，那么只要补足100毫升的水患者就能恢复健康。但有些患者的情况是杯子不是200毫升大小，而只有100毫升的容量，杯子比正常人小一半。这类气虚患者其实只有50毫升的水在杯中，这时候如果按照常规拿100毫升的补气药去滋补，那么就会有50毫升的水装不进杯子里，会溢出来，而溢出来的水表现在人体上就是矢气增加，并且如果患者胃的功能不佳就会出现打嗝嗳气的情况。因为多余的气总需要找到一个人体的出口排泄出去，它不是往上走，就是往下走，如果都不走，那患者就会出现肚子胀气难受的情况。

遇到这种情况，医生在补气的同时需要兼顾理气，不能让多余的气影响到患者的日常生活，同时又不能一味理气，因为理气药大多会消耗气，耗气大于补气，患者还是不能恢复健康。因此治疗这部分患者就是要把杯子撑大，让100毫升的杯子恢复到正常的200毫升，只有这样气才能补得进去，并且患者在结束治疗之后才能获得真正的康复。

我经常看到门诊的患者强势地要求医生开具黄芪、党参等补气药材，其实她并不知道自己杯子的容量只有100毫升，盲目地补气是不会取得好的疗效的。

补气有很多种方法，如果胀气多，那可以适当加一些缓解胀气的药物，比如萝卜籽（莱菔子）或者生白萝卜切片凉拌食用，都可以缓解胀气的情况，又或者一部分患者适合用陈皮来改善黄芪补气引起的肚子胀气。方法远远不止这些，要根据不同的人采取不同的方法。中医博大，种种情况其实古人早已有解决的方法，我们只要细心钻研，办法总比困难多！

补气药不要乱用，我一直告诫大家没事不要喝红枣茶，其实也是担心患者补气太过造成腹胀，因为很多人一提没力气立刻想到的就是人参、黄芪、西洋参，这些药材都是有副作用的，治疗效果越好副作用往往越大。因为补气效果并不是很明显的大枣、山药，体质不适合的人吃了也会出现腹胀的副作用，所以大家切记没事别到处找药吃哦！毕竟平和的食物才可能造就平和健康的身体，长期过度使用药性猛烈的药品肯定是会出现副作用的。

肝郁气滞

多言，强势，思维过度活跃，有一部分患者与病恹恹的固有印象不一样，经常会有人这样说：“看你中气足得不得了，声音比谁都响，你还来看病？你能有什么病？”其实恰恰是这一部分患者才是被忽视的“患者”。

喋喋不休地说话，重复着一样的内容，思维往往很跳跃，这些都是肝气郁结的表现。与大家平时所认为的不同，有一部分肝气郁结的患者是郁郁寡欢，情绪低落，而另一部分的患者则是声音洪亮，异常亢奋，两者都是肝郁，但表现不同。

肝主疏泄，疏是疏通的意思，泄即发散的含义，通俗来说，如果把人体比喻成一条河，那么肝气的舒畅就表现为河道通畅，水流顺利。肝气郁结有两种情况，一种是河道太过弯曲，水量稀少，造成河水流动缓慢不通畅，这类患者表现出来就是抑郁。另一种是水量太大，河道迂回不通畅，那就会出现河水冲出河道的情况。漫出河道的河水在人体中蔓延，时间一久就会堆积到其他地方，比如到腹部就会出现肚子胀气，到头部就会出现头胀痛，表现在情绪上就是过度兴奋，或者脾气暴躁。

所以治疗肝气郁结的患者需要做的就是疏通河道，畅通水流。

放屁并非坏事

肝郁的患者如果属于河水过多的情况，那首先要做的两件事就是一来疏通河道，二来把多余的河水引流到其他地方。中医历来主张不战而屈人之兵，调理胜过攻伐疾病，这多余的河水就是人体中多出来的“气”。阴阳需要平衡，凡事都需要有一个适合的度，过多过少都会造成人体疾病。气少人懒言，气多易腹胀，多余的气需要引导到人体之外去。

人体排泄多余的气有几种方式，而矢气却是最简单直接的方法。患者以为矢气多是坏事，而恰恰相反，在治病过程中矢气多是好事，这表明多余的气体在排出人体。我经常在门诊和患者说多余的气不会凭空消失的，它不是往上走就是往下走，往上走就是打嗝嗳气，往下走就是矢气。按照“腑以通为用”的中医理论，人体的消化系统自上而下是顺，自下而上是逆，因此在治病的过程中出现矢气多是正常的，尤其是方药中并不包含补气类的药材。

结节与气滞

为什么一部分患者来治疗甲状腺结节、乳腺结节，甚至是肺结节后会出现矢气多的情况？这是因为这一部分患者造成结节的原因就是肝郁气滞。肝气不舒畅，气在人体中运行不流畅，时间一久，和痰湿积聚于一处便化为结节，因此我在治疗上会运用疏肝理气的方法。

就如上面所说，多余的气需要排到人体外，因此会出现矢气多的情况。其实这种情况不必担心，过一段时间等身体调整到正常状态，无需用药矢气也会自然减少。当然如果有工作上的特殊需要，也可以通过调整药方来改善矢气多的情况，只不过会影响疾病治愈的速度。

中医小智慧

喝了中药矢气多，其实并不全是坏事，患者在一段时间后就会恢复正常，这是治疗疾病的正常表现和过程。还有一点大家需要注意，如果矢气气味很臭则需要注意是否在饮食上蛋白质摄入得比较多，有时大量的肉类、豆制品、奶制品等也会造成矢气多，大家要注意鉴别。

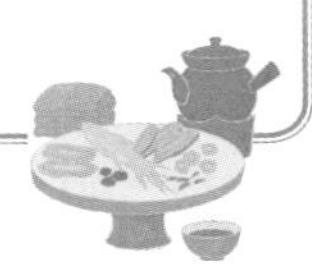

喝中药出现腹泻怎么办

中医门诊实录

“朱医生，我喝了你的中药就拉肚子，一天拉好几次，怎么办？是不是你的药开得太猛了？”患者问。

“朱医生，原来我是便秘的，喝了你的药便秘是好了，但一天要上好几次厕所，这个怎么办？”患者问。

“朱医生，我喝了你的药就拉肚子，不喝就不会，这个要紧吗？”患者问。

服用中药后出现腹泻，这是比较常见的临床现象，占整体患者的比例并不高，不过随着我门诊患者越来越多，出现这类现象的人数绝对值开始上升，鉴于这种情况，我觉得有必要专门开篇写一下其中的缘由，患者可以参照一下，了解了其中的道理就不会感到担心了。

中药引起的腹泻

医生在临证开方的过程中需要考虑的因素很多，既要思考病证本身，又要兼顾患者的各种特殊情况，如果是女性患者，还需要考虑月经、产孕情况，甚至还要考虑到职业因素，所以药方是一个患者方方面面的全身照。

因为我常年治疗肿瘤病患，而肿瘤又是一个以老年人为主的病种，因此在治疗肿瘤问题的同时我还要考虑到患者的其他老年性疾病，比如糖尿病、高血压、脑梗死后遗症、关节炎、风湿病、皮肤病等，这是因为一部分专科医生不擅长治疗肿瘤，只针对自己的专科开药，因此患者会面临同时服用很多品种药物的情况，严重的1天要服用10多种中西药。出于这样的临床实际情况，我主张能少吃1种药就少吃1种，尽量在1个药方中解决尽可能多的问题，尽量减少患者的服药负担。

因为要兼顾方方面面，所以药方的药味就容易变多，随之可能引起副作用的机会就会增多，有时明明是治疗咽痛的药物，但遇到脾胃较差的患者时就会造成腹泻，疏肝解郁的治法会造成一部分人出现轻度或中度的大便稀溏。

我这里列举几个容易造成腹泻的药材，如果你服用我开的中药时出现腹泻，可以考虑先把它们去掉，在腹泻停止后再服用删减过的处方，观察一下是否还会出现腹泻。

中药通便药

这类中药本身就是用于治疗便秘，但由于每个人的体质不同，而且因为目前的诊疗习惯是 7～14 天开 1 次药，因此对于药量有时不容易判断。我一般情况下都会略微将药量开得大一些，因为腹泻比便秘解决起来更容易，患者只需要将通便药减量或者全部去除就可以改善腹泻。根据每个人的体质不同，我常用的这类药物是以下这些。

生大黄　中药的泻下药，通便立竿见影，遇到腹泻如水就先去掉。对于顽固性便秘的患者，我在门诊都嘱咐过如何运用生大黄，所以按照我的方法是不用担心的。非便秘的患者一般我也不会开具，除非特殊情况，如治疗癌性疼痛，这类患者的大黄是需要久煎而非后下，如果没有控制好煎煮方法造成腹泻，先停药，再联系我进一步处理。

制大黄　一般不会引起腹泻，制大黄通便作用很弱，我通常用来活血祛瘀，一般情况下不用去除，除非腹泻得实在严重而且又找不到其他引起腹泻的药材，这种情况下才去除。制大黄和生大黄作用是不一样的，大家不要混淆了。

郁李仁　通便药，如遇腹泻可去除。

瓜蒌子　通常与瓜蒌皮同用，我经常用来治疗乳腺病和心脏病，如果腹泻可去除。

瓜蒌皮　一般情况下不会引起腹泻，与瓜蒌子不同，注意勿混淆。

决明子　清肝明目药，治疗眼疾我一般会用，如果腹泻可去除。我发现有患者自行拿决明子泡水喝的，如果出现腹泻也请停一下。

芒硝　通便药，遇腹泻停药。但如果缓泻，1 天仅泻 1～2 次，大便不是水样，只是稀便，可以保留，因为我有时会用芒硝来治疗肩周炎等其他疾病。

羊蹄根　凉血药，我一般会用来治疗出血和皮肤病，俗称“土大黄”，如遇腹泻可去除。

牛蒡子　治疗咽痛咽痒的主要药物，但气虚脾弱的患者容易出现腹泻，如遇腹泻可以去除。

中药很庞杂，我无法一一列举，每个人遣方用药都会不同，中药又是一种药有多重功效，因此如果遇到腹泻而方中恰巧又有这一类药物，可以先拿出来，等下次就诊时我会考虑用其他药物来代替。

体质与腹泻

“朱医生，我到底是什么体质？”这是门诊我被患者问到最多的问题。那究竟什么才是中医的“体质”呢？

大致来说，体质就是一个人的身体状态的一种描述，比如不容易生病的人，就算得了病也能迅速康复的即“阴阳平和质”，这种体质是身体健康的表现。

又比如容易疲劳，气短、经常出汗的人，则属于“气虚质”，这类人容易感冒，一般办公室里只要有同事感冒，他都无法幸免，而且得病后恢复的时间比较久，气虚质的人是亚健康的表现。

根据体质分类方法的不同，体质的种类也大相径庭，我这里所用的体质标准是中华中医药学会于 2009 年颁布的《中医体质分类与判定》中的 9 种体质判定标准。其实就算是 9 种体质分类，还是不能把所有患者囊括其中。比如有一种脾胃阳虚的患者就没有在这个分类中，虽然他和“阳虚质”很像，但并不完全相同。

一喝中药就会腹泻的人，其实就是“脾胃阳虚”或者“脾胃寒湿”的人。要解释清楚什么是脾胃阳虚和脾胃寒湿用一篇短文是不够的，本文我们就直接进入正题，希望大家能对喝中药腹泻有一个正确的了解，这样就能解决大家的疑惑了。

体质原因引起的腹泻

“脾胃阳虚”或者“脾胃寒湿”的人在一般情况下是没有特殊表现的，也就是说一般情况下就是正常人，所以一旦喝中药出现腹泻，这类人就会很不理解，会把腹泻怪罪于中药，其实这是由自身体质造成的。因为往往这类患者的药方中并无通便的中药（可参考《喝中药出现腹泻怎么办》），而是一些常规的药材。那为什么一些常规的药材会导致腹泻呢？那是因为这类患者脾胃本身就有问题，而中药在调整人体阴阳的时候，脾胃做出了相应的反应。

部分患者服用中药后出现腹泻，根据用药情况可以反推此类患者属“脾胃阳虚”或者“脾胃寒湿”隐匿体质，其实这并非坏事而是好事，因为这样我就可以进一步了解到患者的实际情况。但患者往往不理解，甚至还有恶语相向的，但也都是少数，我想通过这篇文章能让大家知道有哪些药物会反映出你的脾胃有问题。

我在门诊一直叮嘱患者不要喝冰水，不要吃水果，不能天天吃粗粮，这些习惯会导致脾胃出现问题，一喝中药就把这些问题暴露出来了。但大部分新患者是不知道的，所以我在这里做一下详细的解释。

哪些药会反映脾胃问题

生栀子　生栀子是判断患者脾胃是否有问题的典型药物，如果患者胸口烦热，不怕冷，但喝下带有生栀子的药方后腹泻的话，那就是脾胃阳虚的表现，此副作用记载于《伤寒论》:“凡用栀子汤，病人旧微溏者，不可与服之。”我解决的方法是必须用栀子的话就改用焦栀子，可以改善腹泻的副作用，同时增加治疗脾胃的药材以改善腹泻。

熟地黄、生地黄　地黄，中药的四大主药之一，开方一般很难避开，但脾胃虚寒或寒湿的人服用生地黄容易腹泻，服用熟地黄容易胃胀不适。这类患者需要先调整脾胃才能进一步治疗疾病，因此治疗时间会延长，需要有耐心，因为脾胃调整是比较慢的，它不会无缘无故出问题，大部分情况是不良的生活习惯和错误的养生导致的。

麦冬、天冬　养阴药，多用于治疗口干、津液不足的患者。但脾胃不好的人会出现腹泻，遇到这类情况就比较麻烦，因为换其他的同类药材常常也会有腹泻的情况。而且服用麦冬、天冬会出现腹泻的人脾胃问题常较为严重。

白芍、赤芍　这是我比较无奈的临床问题，因为芍药是养肝的要药，无法用其他药物取代，而治疗甲状腺、乳腺、妇科等疾病都避不开这味药，但近年来服用芍药出现腹泻的人越来越多，并且以女性为多。具体何种原因导致的腹泻我也在总结临床经验，但有一点大家需要知道，芍药在古代是用来治疗腹泻的，比如著名的芍药汤就是用来治疗湿热痢疾的，因此芍药会导致腹泻这个问题可能是中医面对现代社会的新问题，需要我们研究解决。

所以我经常说，现代人的体质与古人不同，甚至与二三十年前的人也不同，中医临床永远会遇到新问题，作为医生，我们需要一直学习和研究。

玄参　我用来治疗咽炎的常用药，但偶尔也会遇到患者服用后腹泻的，我这里也简单提一下，以备大家参考。

如果遇到以上药物引起的腹泻，大家的应对方法是把整个药方都停掉，因为这些药材不是用来通便的，在药方中有其他重要的作用，不能简单地拿出来解决问题，这需要我进一步调整药方避开这一类药材，但又能不影响疗效。

非中药因素引起的腹泻

有一种情况是患者一开始服药的 1 周并没有腹泻，而到了 1 周之后才出现腹泻，这种情况一般来说与中药没有很大的关系，应该是平常出现的胃肠炎。不过很多患者都倾向于把这类腹泻归咎于中药，这是不符合逻辑的。因为如果中药会引起腹泻，那应该一喝中药就立竿见影，怎么喝了一星期才出现腹泻？

我现在发现很多患者有一个习惯性思维，他只要喝上中药那么“中药就倒霉了”，所有出现的不适统统归结到中药上，其实这其中有一些是中药的反应，而大部分与中药无关。

有个比较典型的患者我至今还记得，当时我还是个小医生，有位老阿姨来看诊，1 周之后就杀气腾腾地冲到我门诊对着我一通数落，说我的中药吃得她肩膀痛，我当时也没吭声。过了几天又遇到她，她说上次错怪我了，是她自己拿重物伤到了，当时因为在喝中药所以就认为是中药造成的，后来回想起来应该是提重物造成的。虽然我已经行医多年，但这类事情还是时有发生的，并未减少。我觉得这个问题其实中医自己也有一定的责任，那是因为对于中药毒副作用的科普宣传并不到位。西药把副作用写得很清楚，所以一旦出现副作用患者也能坦然接受，但大部分人对于中药的印象是“无副作用”，所以一旦出现了药物反应就造成了患者的恐慌。

但凡治病用药，机体肯定会产生各种反应，当然相对西药的一些副作用，中药一般情况下的确会轻微很多，但不代表一点副作用也没有，这里的个体差异是比较大的。举个例子，张三脾胃虚弱，湿气又重，喝了健脾化湿的中药神清气爽，舌苔白腻也没有了，胃口也好了，精神百倍，睡眠质量恢复。但李四同样脾胃虚弱湿气重，喝了一样的方子立刻就出现大便次数增多，这是为什么？这是因为李四的体质与张三的不同，在治疗脾虚湿困的时候，身体的反应是将体内的湿气从大便中排出。而李四这种患者一般情况下在轻度腹泻几天后就会大便次数慢慢减少，最后恢复到正常频率。在这里我想提醒大家，中药也是会有副作用的，越是重的病，越是拖了多年的慢性病，服用中药时出现的副作用有可能就越明显。

所以如果你服用的中药里没有通便药，也没有一些容易导致腹泻的药，而又出现了腹泻，请正确对待腹泻，它可能是机体的正常反应，也可能与中药完全无关。

中医小智慧

医道艰难，保持学习和研究是中医医生的一生习惯，也是祖辈从小对我的教导，因此对于临床上的实际问题我都会一一总结梳理，争取能给大家更好的疗效。

现代人的生活习惯改变其实对身体的伤害巨大，生活节奏和工作压力使年轻一辈人的体质远远不如老一辈人，最明显的表现就是同样的药方70岁老人用了一点副作用都没有，但20～30岁的年轻人用后就会出现腹泻、胃部不适等以往很少出现的副作用，这是新时代的新问题。

人体是复杂的生命系统，很多因素都会引起同样的身体反应。比如急性胃肠炎会引起腹泻，胃寒的人一吃生冷的就会腹泻，甚至有些人肚子不能吹冷风，一吹就拉肚子，所以在服中药期间出现腹泻的时候我们需要理性判断，正确处理。

出现上述情况后，建议先把中药暂停服用，然后观察几天，如果腹泻停止，那继续服用中药，如果再次出现腹泻，请及时与我联系调整处方。

一般情况下，如果是中药引起的腹泻，那中药一停腹泻即止；如果仍持续出现腹泻，则一般情况下是由其他原因引起的，需要进一步诊断治疗。

这里提醒大家，如果腹泻严重，不管是什么原因引起的，都需要及时就医，以防耽误病情。

慢性腹泻的苦恼

腹泻俗称拉肚子，对于我们健康人来说偶尔吃坏东西才会腹泻，一般吃些药就会痊愈，往往都不当回事。不过如果你每天都会腹泻，那可就头痛了。可能有人会说，怎么会呢？拉肚子吃点黄连素就好了呀，很难治吗？可惜现实与理想总是不对版的，临床上遇到反复腹泻的患者茫茫多，多到什么程度呢？我举一个真实的例子给大家听一下。

2018 年底，我到上海广播电台录制了一档节目，节目的内容是关于人参的中医相关科普知识。在节目中，我偶然地提到有一部分反复腹泻的患者是不能服用人参的，需要把腹泻控制好后才能用人参进补，同时我简单地介绍了几个临床病例，有人一吃饭就腹泻的，有人一肚子痛就腹泻的，有人半夜会爬起来拉肚子的。当时我也没有当一回事，没想到后面的 2 个星期，门诊有大量的广播听众来就诊，在这些广播听众中，有一半的患者是来看腹泻的。

2019 年下半年，上海广播电台又把这个节目重播了一次，同样的情况又出现了，有许多反复腹泻的患者前来就诊。患者来了就说来看腹泻，一般都是慢性腹泻好多年了，各大医院都跑遍了，各种药物都用过了，就是无法根治，而且一部分患者还有加重的趋势。可见有大量慢性腹泻的患者多年来都得不到有效的治疗。

不过好在经过治疗，这些腹泻患者绝大部分都会缓解或治愈，除非有器质性病变，一般来说中医治好腹泻并不困难。不是我有什么家传秘方，我用的只是再普通不过的药方，而且此病从中医的角度来看确实没什么特别难治之处，只是患者不得其法罢了。当然有关腹泻的治疗用药还是有几个小窍门的，其中一个就是慢性腹泻患者的饮食习惯需要纠正。

慢性腹泻的治疗除了开方用药要比较讲究之外，对于饮食习惯也是需要细心指导的。有一部分患者为什么治疗效果不好，其实和他的饮食习惯是大有关系的。比如每天都要拉肚子，但是每天都要吃 4～5 种水果的患者在现实中还真不少。不要觉得水果营养丰富就非吃不可，吃下去的这些会让你拉肚子的“营养”其实不要也罢。腹泻对人体造成的损伤靠几个水果是补不回来的，何况脾胃不好的人吃水果多了反而会造成腹泻，更不要说本来就有腹泻的患者了，多吃水果只会让腹泻愈演愈烈。

除了水果之外，慢性腹泻的患者还要注意少吃粗粮，粗粮中的膳食纤维有促进肠道蠕动的作用，肠道蠕动加快对于便秘的人群是有益的，可是对于腹泻的人来说可就不那么友好了。我这里说的粗粮主要是指：红薯、芋艿、麦片、玉米、南瓜，除了大米和面粉外的所有种类的米（小米、红米、黑米、糯米等），还有所有的豆类（黄豆、绿豆、红豆、黑豆等）。无论这些粗粮的营养价值有多高，慢性腹泻的人是需要暂时忌口的，等肠道功能恢复了，可以适量食用。

慢性腹泻其实不难治疗，只是有很多细节需要把握。最后我还要提醒一下，最好不要在日常的米饭中掺杂粗粮，一个家庭中每个人的身体情况都不一样，体质好的长期吃没事，体质差的长期跟着吃就容易出问题，千万别说“我一直吃的，都没问题的”这一句主观片面的话去误导别人哦！

中医治便秘小妙招

中医诊病实录

“朱医生，我最近在家里待久了，你的中药喝完了，一开始还好，现在2周没喝中药了，大便不通的老毛病又犯了。”患者在网上留言给我。

“那你家里有什么药？我看看能不能帮你解决？”我说。

“朱医生，我现在只能用开塞露才能大便，用了就能大便，但不用就不行。这个倒是挺麻烦的，我这就去把家里的药拍照片给你看，麻烦你帮我想想办法哦！”患者说着去拍照了。

“好的，没问题。就算你家里没有药，其实还是有很多方法可以用的。”我说。

便秘人群的通病

我在临床上遇到的便秘患者大多有这么一个坏习惯，那就是“有事有人，无事无人”。这句话怎么说呢？实际情况是患者对待便秘的治疗只追求当天的结果，而忽视长期的治愈。即只要今天能排便了，那便秘这个事情就是不存在的，等到明天不能排便了，再求助于通便药。这样做的结果就是久而久之便秘十几二十年，时而心血来潮地去吃纤维素等网红产品通便，三天打鱼两天晒网，便秘的问题始终难以解决。

正确的方法应该是，坚持一段时间的中医治疗，把排便的习惯彻底纠正，恢复正常的排便规律，达到不用药人体也能每天自然排便的结果。

人生四大事，这四件事做不好，人体健康就是空谈，哪四件事？吃饭、睡觉、排泄、心情舒畅！排便占其中1/4，千万得想办法调整好。

中医与便秘

大便正常有 2 个比较重要的特点。其一，排便时不能太过用力，老年人在费力大便时发生心脏病和中风的概率较高，所以老年人需要注意排便顺畅。其二，大便频次最佳为 1 天 1～2 次，有一部分人是 2 天 1 次大便的也属于正常，频次太密或毫无规律则需要注意，排泄不通畅与多种肿瘤的发生也密切相关。

接下来，我介绍一些比较好用的日常保持大便通畅的中医方法。

芝麻核桃粉治疗老年人便秘

在上海地区很多老年人都会用芝麻核桃粉来作为日常保健品。大家可能只知道芝麻核桃粉可以乌发补肾，却很少知道其可以通便。我在门诊遇到大便稀溏的患者都会问一下，是否经常在吃芝麻核桃粉，如果在吃就要停掉，因为芝麻核桃粉会通便。这里说一下量和比例，黑芝麻 30 克，核桃仁 60 克，打粉后开水或蜂蜜水吞服。芝麻核桃粉的口感一般，如果没有糖尿病的人可以少量放些糖改善口味。

芝麻核桃粉适合老年人，年老肾亏是较为常见的情况，但年轻人并不适合，因为每个人便秘的中医病因不同。

决明子治疗习惯性便秘

年轻人或者体质比较强壮的老年人如果遇到大便干结，且有高血压、经常眼睛发炎等情况，比较适用此法。

炒决明子 20 克，碾碎最佳，用开水冲泡 10 分钟后饮用。也可以用炒决明子 20 克如中药煎煮法煎煮 20～30 分钟，煎出药汁约 150 毫升后一次服完，每日 1 次。

决明子的通便效果与泻药不同，其通便的效果是能排出自然的软便，同时可以改善内热重、火气大造成的口腔溃疡，口角炎等。

决明子分“生决明子”与“炒决明子”两种炮制品，胃寒的人可用炒决明子，如果胃部无不适，可用生决明子。

中医小智慧

便秘治疗并不困难，难的是怎么能让患者的大便习惯恢复到不用药也能自然通畅地排便。以上我介绍了2种方法，如果效果不佳，还是要到医院来接受正规的治疗。

这里我强调一点，吃香蕉等大量水果来通便的方法可能在短时间里有效，但根据我的经验，长此以往会带来其他方面胃肠道的副作用，并且此法也非万试万灵，所以脾胃寒的人不要轻易尝试。

总之排便一定要通畅，千万不要依靠小红丸、芦荟片等强力泻药来解决问题，不然等多年之后转为宿疾了，治疗的难度就会变得很大了。

什么才是肿瘤患者的大敌

中医门诊实录

“你正在化疗，但是你的白细胞跟不上，你是否可以住院？我帮你想点办法。”我在门诊询问一位卵巢癌化疗后白细胞过低的患者。

“住院？朱医生，太麻烦了，我连续2天打升白针了，白细胞上来一点了，不要紧的。”患者说。

“升白针是会暂时提高你的白细胞，但这些白细胞都是你的库存，如果你的造血功能跟不上，库存一旦耗尽，化疗也会跟着被迫中断，一旦化疗停止，那么你的治疗就会出问题了。”我说。

“朱医生，住院一方面很麻烦，另一方面我也睡不好，我还是不住院了吧。”患者坚持。

“你还是听医生的吧，住院调整一下应该对身体有好处！”患者的母亲倒是同意我的意见。

“不要，化疗医生也没要求我住院，我自己回家好好休息，吃得好一点，会好的。”患者终结了对话。

看着年轻的背影离开了诊室，我心中感慨，有些话当着患者的面没办法说，但这些话对肿瘤患者来说又非常重要，今天我就告诉大家什么才是肿瘤患者最大的敌人！

肿瘤患者的大敌之一是缺乏整体观

整体观，看上去这个词很专业，与老百姓不沾边，其实我换一种方法解释，大家就会比较好理解了。整体观就是了解肿瘤治疗的全过程，包括治疗方法、治疗时间以及治疗的副作用等。

大部分肿瘤患者对肿瘤如何治疗是通过网络去查询的，但这些信息是零散和不全面的。比如化疗后到第几天白细胞会跌到最低？吃靶向药出皮疹很痒怎么办？究竟我需要化疗几次才算疗程结束？放疗后多久才会出现副作用？白细胞过低造成的治疗中断该怎么办？免疫治疗出现了副作用身体承受不了该怎么办？种种问题网络并没有给出明确的答案。这是因为肿瘤治疗本身就比较专业，而且每个人的情况又各不相同，哪怕在医院就诊，针对不同患者给出的治疗计划也是相异的。所以一个普通的患者要对肿瘤治疗有一个全方位的了解是比较困难的。

虽然缺乏对肿瘤治疗的全面了解，但患者的求医心情是可以理解的，所以各种五花八门的偏方就会应运而生，但往往患者都不能抓到重点，经常只注重局部而忽略了整体。

我就拿这位患者举例，她是卵巢癌患者，2 年前已经手术过并且化疗过，但今年出现了复发并且再次手术，目前进行化疗中。她体质很差，化疗需要完成 6 次，目前才做了 2 次，但她的白细胞、血小板都很低，被迫中断治疗我是可以预判的。虽然患者看着自己打过升白针后的血常规指标是在正常值范围内，但其实她并不知道打完针之后白细胞应该是远远要高出正常值的，她的指标在正常值范围中的低位其实就是代表她骨髓的造血功能不佳。所以我建议她住院治疗，其目的就是希望通过中西医结合的方法能把造血功能提高，白细胞和血小板能“撑”得住，不让她中断化疗，因为卵巢癌的化疗是很关键的，特别是她的卵巢癌又是复发的。

这位卵巢癌患者一旦化疗失败，就失去了最大的治愈可能，接下来的种种治疗方法其实都无法实现完全治愈的目的，而且副作用更大，这对她来说是非常痛苦的。所以如果能通过中西医结合的方法提高白细胞，化疗就不用中断，治愈的可能性就会大大提高。

肿瘤化疗是一次高考，但是患者都有好好复习吗

患者每次去做化疗之前就像经历一次高考，这个考试就是血常规和肝肾功能，只有这些指标合格，才能进行化疗。但目前西医的治疗模式并没有给患者提供合理的方法进行复习，复习就是通过中西医结合的方法改善自身体质、提高造血的能力，而是直接考试，考试不通过就直接补考，补考就是打升白针，补考也不能通过就留级，留级就是中断化疗。这对患者是不公平的，你既不让他复习，又要求他考试合格，这在逻辑上和现实情况中都是不合理的。

有一部分医生对中医并不了解，他既不给患者去看中医的机会，而自己又不能为患者提供确实有效的方法，造成的结果就是体质好的患者继续坚持西医治疗，而体质差的患者就只能消极地在家等待血指标的及格。

医术不管西医还是中医，目的都是济世救人，是仁术。有好的方法就应该让患者去接受治疗，如果体质差的患者指标能一直合格，化疗不用中断，对于医生来说，就是提高了治疗效果，对于患者来说，就是看到了实实在在的生存希望啊！

中医小智慧

我在临床上遇到过很多肿瘤患者其实有可能不用中断西医治疗，但就是因为对肿瘤治疗没有一个全方位的了解从而成了不良的结果，真的让人感到惋惜。所以我写下此文想告诉肿瘤患者，肿瘤其实并不可怕，治疗的方法也很多，但不能太过固执，当一条路实在是走不通的时候，可以尝试换一条路走，或许前方就是一片光明。

中医治疗肿瘤有助于减轻西医西药的副作用，让患者能完成治疗，我希望能有更多的肿瘤患者得到更优质合理的综合治疗，毕竟“两条腿走路”才能走得更好更远。

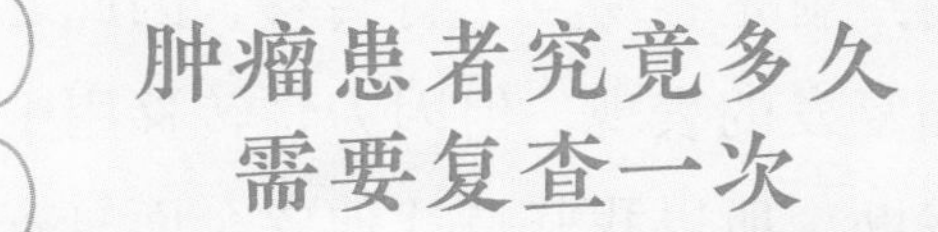

肿瘤患者究竟多久需要复查一次

中医门诊实录

“朱医生，我没力气，人也在一天天地变瘦，你帮我开中药调理一下吧。”患者说。

“你血糖好吗？甲状腺功能正常吗？肝肾功能有问题吗？最近 CT 和彩超复查了吗？”我问。

“你不是中医吗？怎么还要做检查的？”患者说，“我就是不想做检查才来看中医的。”

“这位爷叔，你开刀都 2 年多了，一次复查都没做，你现在身体已经不舒服了，还不做检查？我是中医没错，但我的眼睛也不是 X 光呀！”我说。

“朱医生，你不要说了，反正我就是不做，你开点药就是了。”患者坚持。

“……”我无语。

这位前列腺癌患者手术后就再也没有复查过，前列腺癌的主要特点就是容易发生骨转移，因此乏力、消瘦很可能是肿瘤复发的表现，但因为骨转移用中医的方法无法精确地诊断，所以我坚持让他要全面复查。但患者就是不同意，因此治疗陷入了死局。为了不再发生更多的这类情况，我今天就来说一说肿瘤的复查。

肿瘤患者到底该多久做一次复查

很多患者其实在肿瘤做完手术放化疗之后就对复查这件事不太重视。有患者经常对我说："肿瘤都切掉了，还要复查做什么？"面对这些患者其实我是很担心的，因为他们其实并不知道手术只是肿瘤治疗中的一个环节，并不是全部。面对这些患者，我一般都会反问一句："按照你这么说，只要做过手术的患者就都不会复发了吗？普通人现在都 1 年做 1 次体检，您得肿瘤了却还不体检，多危险啊！"有些人能听明白，而有一部分人却还是不能理解，今天我就拿卵巢癌为例来和大家说一说。

卵巢癌是妇科肿瘤中复发率最高的恶性肿瘤，一般情况下 60%～70% 的患者会复发。换句话说，10 个人中约有 7 个人会出现肿瘤复发，哪怕是最早期的卵巢癌也有 10% 的复发率，所以不是一刀切掉就万事 OK 了。对于大部分的肿瘤来说，复发就意味着晚期，失去了治愈的可能，但是卵巢癌的复发并不代表断绝了治愈的希望，如果发现得早，进行二次手术还有机会获得痊愈的，因此尽早发现就变得尤为重要。很多患者都是因为没有及时复查造成肿瘤复发被发现得很晚从而失去了治愈的机会。那么究竟多久复查一次才是合理的呢？

肿瘤复查频率参考标准

虽然每种肿瘤对于复查的标准都有一些小区别，但总体上还是比较一致的，所以我这里给大家一个大致的复查频率作为参考，具体情况还是以医生的医嘱为准。

卵巢癌、宫颈癌、子宫内膜癌、甲状腺癌、肺癌复查频率基本相同，均为手术后2年内3个月复查1次；3～5年3～6个月复查1次；5年以后1年复查1次。

胃癌：复查频率与卵巢癌基本相同，外加胃镜1年1次。

结肠癌、直肠癌：复查频率与卵巢癌基本相同，外加肠镜1年1次。

乳腺癌：复查频率与卵巢癌基本相同，此外钼靶1年1次；淋巴结转移超过4个的，5年内骨扫描1年1次，5年以后2年1次。

以上为常见的肿瘤，其他肿瘤大致也是这个复查频率，一般情况下超过5年不复发可认为肿瘤痊愈，所以

5 年后采取与正常人一样的 1 年体检频率。

不过我这里强调一点，乳腺癌的复查时间有超过 5 年的情况，在手术后 7～8 年有另一个复发高峰出现，因此乳腺癌患者需要更重视体检复查，我个人建议 5～10 年期间也是 6 个月复查 1 次。

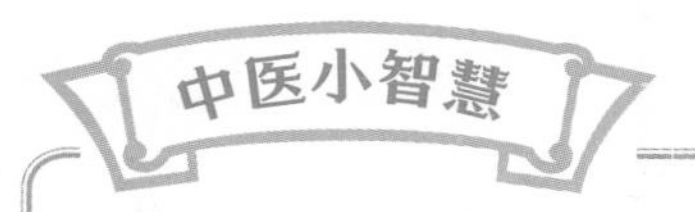

中医能诊断出一些疾病，但现代化的检查手段如此高效便捷，为什么不用呢？我还是一句老话，不管西医中医能治病就是行，该用什么方法就用什么方法，怎么看个病还要泾渭分明？比方说一个人 3 天没吃饭，都快要饿死了，面前的汉堡因为是西餐就不吃，一定要吃中餐米饭？显然这是不现实的，饿了就先填饱肚子再说。同样治病也是如此，先把病治好再说，暂且不要管它是中医还是西医。

肿瘤是一个复杂且难治的疾病，因此需要用综合的方法治疗，医疗上用单一的方法来处理复杂的问题，实践证明多数是要失败的。所以大家一定要中西医结合进行综合治疗，这样才能取得更好的疗效。

肿瘤患者的早餐究竟怎么吃

中医门诊实录

“张阿姨，你脾胃功能不好，不消化的东西最近就少吃点吧，等身体恢复了再吃也不迟。”我说。

“朱医生，我早饭都是吃杂粮粥的，不吃杂粮粥，早饭能吃什么？”患者问。

“要么你换换口味？”我说。

“那我恢复每天吃麦片吧，燕麦片应该容易消化吧？”患者问。

“燕麦片也不容易消化。”我说。

“朱医生，你没道理了呀，杂粮粥也不能吃，燕麦片也不能吃，那早饭能吃什么？我没东西吃了呀！”患者抱怨着。

“啊？原来你的早餐食谱就只有2种？其他的早餐都消失了？”我苦笑道。

肿瘤患者太过狭窄的饮食谱

肿瘤患者在患病后会出现很多生活禁忌，其中最为明显的就是饮食禁忌。除了公认致癌的腌制品、熏烤品等，大部分肿瘤患者把诸如鸡、鸡蛋、牛肉、羊肉、海鲜、辣椒，甚至胡椒等都列入禁食品，海里的绝对不吃，河里的只吃虾，肉只吃猪肉丝，菜只吃青菜，天天搞得如同斋戒，那怎么行呀！

人类是杂食性动物，食物的多样性造就了健康的人体。单一的饮食食谱其实非常容易对人体造成伤害，因为你也不可能精确地知道身体缺乏哪一种营养元素，长期按照单调的饮食结构进食，身体反而会容易出现营养不良。最妥当的做法是把饮食谱放宽，什么都吃一点，但什么都不要天天吃，这样营养才会均衡。

消失的早餐

有一部分患者已经丧失了早餐的选择能力，除了面包、麦片、牛奶外，想不出早饭还能吃点什么了。大家别觉得不可思议，我门诊遇到这类情况的还真不少。因为担心肿瘤是吃了某些发物造成的，所有一朝被蛇咬，十年怕井绳，很多肿瘤患者都有这样的问题。

其实根据营养均衡的原则，早餐大可不必如此单调，除了腌制品外，常规的早餐都可以换着花样吃。

上海常见的早餐如咸豆浆、粢饭团、葱油拌面、生煎包、小笼包子、汤包、小馄饨、锅贴、大饼油条、排骨年糕、米饭饼、粢饭糕、炝饼、肉馒头、菜馒头、包脚布、葱油饼、牛肉煎包、烧卖、粽子、双酿团、条头糕，等等，都可以吃。再简单点，一碗泡饭，也是很惬意的早餐。

按照这样，是不是大半个月的早餐都可以不重样了？这比西式早餐可要丰富多了。

中医小智慧

民以食为天，虽然患了肿瘤，但人是铁饭是钢，吃饭还是要吃的。只不过民间流传的饮食禁忌太多，很多并没有任何理论依据，而且其实很多说法是没有办法被证实真假的。比方说吃鸡会诱发癌症，那每天吃，还是3天吃1次，1周吃1次，或是1个月吃1次才会致癌？吃1个鸡腿就会致癌，还是一口气吃掉整只鸡会出现不良后果？是草鸡致癌还是洋鸡有害？这些说法很难会有明确的答案。我的建议是什么食物都吃一点，不要单一地天天就吃几样食物，这样就算某一种食物有害，也不会累积到致病的程度，但人体获得的营养反而全面了。

文中提及的早餐仅供大家参考，世界很精彩，别自己把自己的早餐给“围城”了。

肿瘤术后应该如何“补”

中医门诊实录

“朱医生，您帮我说说她吧，我说没用，她不听我的，你说的话她可能还会听得进去。”患者家属对我说。

“什么事呀？”我问。

“我妈妈肠癌刚刚才做好手术，现在天天吵着要吃这个吃那个，唯恐自己营养不够，我们让她少吃点她还不乐意。朱医生，你说这个红烧肉、老鸭汤、黑鱼汤、羊肉、海鲜能天天吃吗？”患者家属说。

“你又在朱医生面前告我状了，我得肿瘤了，我的抵抗力很差，多吃点补充点营养又有什么错呢？朱医生你说对吗？”患者开始为自己辩驳。

“张阿姨，我如果记得没错的话，你有糖尿病，对不对？而且你还一直控制得不好，照你这种吃法，肿瘤倒是不受影响，血糖可是要爆表的哦！”我说，“再说了，张阿姨，你不知道肠癌是营养过剩引起的，不是营养不良引起的吗？”

“啊？”张阿姨惊呆了。

肥胖与肿瘤

过度肥胖是众多肿瘤的危险因素之一，根据报道，肥胖是乳腺癌、甲状腺癌、子宫癌、卵巢癌、前列腺癌、结肠癌、直肠癌、胰腺癌、食管癌等的高危因素，换句话说，肥胖的人患这些肿瘤的概率要比正常人高。

张阿姨患的是结肠癌，结肠癌比较明确的病因之一就是低纤维、高蛋白质、高脂肪的饮食结构，因此既然已经患有结肠癌，那怎么能再次把致病因素推高呢？高纤维、适量蛋白质和脂肪的饮食才是合理的术后饮食结构。加上张阿姨血糖本来就没控制好，糖尿病的并发症很容易出现在患者为自己制定的“康复计划”过程中。我曾经还遇到过有患者在康复期间吃出胰腺炎的，真的是祸不单行。

营养过剩是现代人的“危险因素”

现代人一般情况下是不会缺乏营养的，除非比较极端的情况，比如过度减肥。如今社会所谓的营养不良，其实是营养不均衡，营养比例失调。因为老一辈的人一提到营养不良都直接认为是“营养不足”，所以开始大补特补，其实“老话”在这一方面已经不能符合时代发展的步伐了。

我经常会查阅一些20世纪七八十年代的中医文献，其中记载的一部分药方和膳食方是针对肿瘤化疗后白细胞过低的，但从药物的组成和配伍来说，这些药方已经不适应今天人的体质了。当时因为经济不发达，所以营养补充多以高蛋白质为主。可以设想一下，当时的人除了春节一般很难有机会天天吃大鱼大肉，因此在补充了高蛋白质后体质的确会有一个很大的提升。但今时今日，我们每天的日常饮食就是50年前过年的标准了，再以高蛋白质饮食来提高体质显然已经不合时宜了，而且经临床验证也是无效的。

所以有些患者会拿着过去的药方来医院开药，拿着多年前的那个特定时代背景下的药膳来求健康，这是不合理的。刻舟求剑的典故大家都懂，但常常还是有人在犯同样的错误。

中医小智慧

营养过多是导致肿瘤的病因之一，所有肿瘤患者术后在适量补充营养后，需要调整饮食结构到荤素均衡的模式，一味追求高蛋白质、高脂肪是不可取的。

比较合理的饮食结构是 1/3 是荤的，2/3 是素的，主食一定要吃，品种要多，不能太单一。长期饮食种类单一会造成营养不平衡，肿瘤患者忌口这个、忌口那个，到头来每天只吃青菜 + 肉丝的饮食结构可要不得。

但也不能从这个极端走到那个极端，拼命地吃。肠癌本来就是“吃出来”的疾病，开刀都开掉了，千万别拼命地把它再“吃回来”呀！

第五章

饮食养生，你吃对了吗

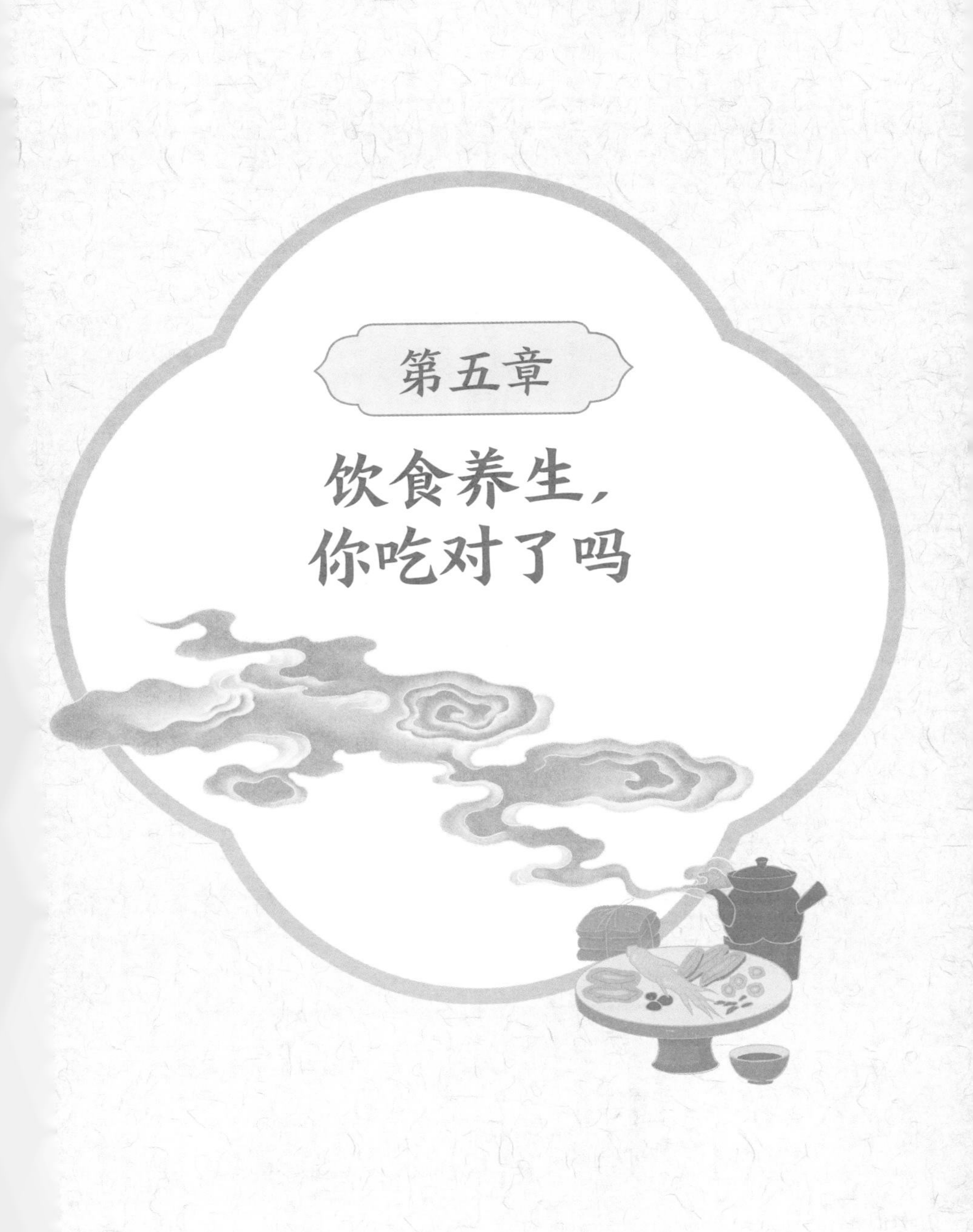

究竟谁才是祛湿的“王者”

中医门诊实录

“朱医生，我湿气很重，每天早晨醒来舌苔都是厚厚的一层，又白又腻，除了你开的中药，我平时可以吃点什么保健品祛祛湿气呢？”患者问。

“你的情况确实是湿邪重造成的脾胃功能不佳，而且你的关节酸痛也是湿邪重造成的，这种情况我建议你每天可以喝薏苡仁水祛湿。”我说，“不过，薏苡仁水怎么喝是有讲究的，你一定得按照我说的方法做才能取得好的祛湿效果。”

“每天放点米仁到粥里面喝点还不简单？”患者说。

“……就是因为没这么简单，所以我才又要啰唆几句了。”我说。

薏苡仁、米仁

薏苡仁，别名米仁，民间也称为薏米，薏苡仁、米仁、薏米其实是一样东西，中医正规的称呼是“薏苡仁”。

薏苡仁的药用起源很早，在东汉《神农本草经》中就有记载，历代对薏苡仁的记载也很多，最主要用于四方面的疾病治疗：水肿、腹泻、骨关节病变和肺炎。大家不是专业人士，只需要知道薏苡仁用途广泛而且历史悠久就可以了。

网上盛行的祛湿配方是“薏苡仁＋赤小豆”，这个配方的确可以利水，但几乎所有的文章都没有提及它的副作用——长期吃薏苡仁和赤小豆会耗伤人体的津液。

人体的津液是什么？通俗来说，津液不足就是嘴里唾液很少，容易口干，嘴唇干，皮肤干燥粗糙，特别是大便干燥难解。大家知道人体的主要成分是由水组成的，薏苡仁＋赤小豆利水太过会造成人体的体液过度丢失，从而损伤人体的健康。

那问题出在哪里了呢？薏苡仁＋赤小豆中“赤小豆”是问题的所在，因为赤小豆利水效果太强，长期食用会导致人体津液缺乏。但薏苡仁却没有这一方面的副作用，脾虚湿重的人长期用薏苡仁是比较适合的。

薏苡仁的用法和用量

想要用薏苡仁祛湿还需要掌握正确的方法。民间喜欢把所有的药材一锅乱炖煮成祛湿粥，其实这样做是有问题的。药材煮水饮药汁和直接吃药材本身是有区别的，比如喝薏苡仁煮出来的水虽可祛湿，但食用薏苡仁本身却徒增了脾胃的负担，反而不利于健脾利水。所以要祛湿只要饮用薏苡仁水即可。

其次，薏苡仁的用量是有讲究的，很多人觉得薏苡仁就如枸杞子，往茶杯里放一些就万事大吉了，其实这是不对的。

薏苡仁要有疗效，用量需大，量少不能起效。薏苡仁煮水 30 克起步，60 克也不为过。

薏苡仁与草珠子

如果读者看到这里就忙不迭地去网上、商场、南北货商店买薏苡仁来强身健体，那请您留步。因为除了医院和中药房，薏苡仁在市场中有一个同胞兄弟叫“草珠子”，草珠子与薏苡仁长得非常相似，但却没有祛湿的功效。这也是为什么很多人吃了很久的薏苡仁却没有效果，其实草珠子与祛湿根本不沾边，所以吃得再多也无效。

草珠子和薏苡仁的外形非常接近，把草珠子当成薏苡仁服用的人很多。

中医小智慧

脾虚湿困，下肢酸软无力，或者下肢浮肿，最简单的食疗单方就是薏苡仁煮水。

虽然赤小豆、猪苓、泽泻、冬瓜皮等均可以利水，但多用损伤津液，日久反而对人体有害。

唯独薏苡仁利水祛湿而不伤津液，上海地区普通人皆可饮用。但如果有热象的人是不能长期饮用的，比如口干、咽干、经常口腔溃疡等。

所以薏苡仁虽然是祛湿的王者，但也需要辨证施治，方能治病救人，而非害人。

最后要强调一下，如果非专业人士，购买薏苡仁还是去药房、医院最为妥帖，不要被草珠子给蒙骗了。

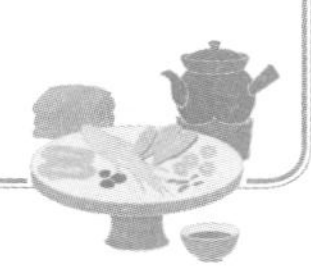

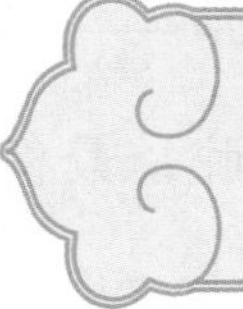
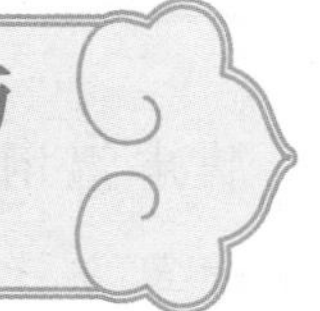

玉灵膏——西洋参与龙眼肉的神奇组合

中医门诊实录

“朱医生，我家里有很多西洋参，你说我能吃吗？”患者问。

“你暂时不能吃西洋参。”我说。

“为什么呢？”患者失望地问，“亲戚朋友送了好多，不吃都浪费了呀！”

“因为你现在一吃凉的就拉肚子，一吹冷风都胃痛，舌苔又白又腻，现在吃西洋参不是帮你，而是害你！”我说道。

“难道没有别的办法了吗？西洋参很贵的，不能吃很浪费的。”患者哀求道。

“办法是有的，不过得等你身体调理好点，我教你怎么吃西洋参。”我说。

“朱医生，我家里有很多龙眼肉，能吃吗？”患者问。

“你说的是桂圆肉？”我说。

“对呀，别人送我的，我想拿出来补一补。”患者说。

“你总是发口腔溃疡，时好时坏，口气也很重，龙眼肉暂时与你无缘了。”我说。

“啊……放着多浪费呀，朱医生，难道没有别的办法吗？”患者追问。

“有是有的，不过得等你身体调理好点，我教你怎么服用龙眼肉。”我说。

西洋参

西洋参，所谓“西洋”，顾名思义此物为舶来品，西洋参并不产于中国本土，它原产于北美，即今天的美国和加拿大地区，因此西洋参也被称为“花旗参”。因生长的水土不同，所以与东北人参性质有寒热的差异，两者都可以补气，但人参偏温，而西洋参偏凉。所以脾胃虚寒、畏寒的人服用西洋参就不适合，并且因为冰箱的普及，现代人对于冷饮、冰冷食物的食用肆无忌惮，造成现代人脾胃虚寒的居多。因此，西洋参虽然名气大，老百姓也很推崇，价格也颇为昂贵，但真正适合服用的人却不多。因为现在大家的生活条件都好了，走亲访友，特别是探望患者都常常送西洋参，其实对于受礼者造成了很多困扰。吃西洋参吧，脾胃受不了，越吃身体还越难受；不吃吧，那么贵重的药搁在家里放久了担心变质。真是进退两难！

龙眼肉

龙眼肉即桂圆肉，功效以补益心气、安神定志最佳，对于记忆力减退、心悸不适最为适合，不过龙眼肉所调理的人群以虚者为主，如果患者本身湿热严重，舌苔黄腻，动不动就口舌生疮，此属实热证，是不宜服用的。因为龙眼肉药性偏温，对于热性的人不适合，而且龙眼肉不易消化，上海地区的人湿性体质偏多，脾胃运化功能如果不佳，大量服用龙眼肉也是不妥的。所以大家都知道龙眼肉是滋补佳品，但真正适合吃的人却不多。

玉灵膏

西洋参、龙眼肉，都是滋补身体的佳品，奈何各有缺点，那是否有办法中和一下缺点，再发挥一下各自的优点呢？答案是有的。

清代《随息居饮食谱》中就有一法可用，此方名为“玉灵膏”，又名“代参膏”，“代参”的意思就是“玉灵膏”滋补的效果可与人参并肩。玉灵膏的制作方法其实不复杂，大家有闲暇倒是可以试一试。

首先将西洋参打成细粉，龙眼肉不需要打粉，然后将龙眼肉与西洋参按照 1∶1 的比例混合，放入蒸笼蒸煮至龙眼肉呈膏状，即大功告成。凉透后将玉灵膏放入冰箱冷藏，服用时用干净的小勺挖出一勺，含服或水冲服均可。

因为西洋参味苦，所以如果对于口味比较敏感的人可以在玉灵膏中加入少量白砂糖，比例为 10 克龙眼肉兑 1 克白砂糖。

八珍糕的秘密

网红八珍糕

八珍糕并非中医的方剂，而是一道清宫药膳，不过现在很多自媒体平台都会有八珍糕的介绍，由于我自己也有自媒体账号，非常多的人留言问八珍糕是否适合平时保健养生服用。本来我不想对一个非中医方剂进行点评，但随手翻阅了关于八珍糕的各种说法之后，我实在有点感到无奈，各种偷换概念，张冠李戴，把本来好好的一道药膳非要变成适合所有人的保健品，最好人人都吃。中医是中华民族的瑰宝，但老百姓也应该对八珍糕有一个正确的认识，就算我的说法不是百分之百正确，但从另一个角度来看待八珍糕应该也无坏处。希望此文对准备长期服用八珍糕的人能作为参考。

八珍糕是否出自《外科正宗》

根据网络上的普遍说法，八珍糕最早出自明代陈实功的《外科正宗》一书，我查了一下《外科正宗》，书中并无八珍糕的方名，唯一可与之匹配的药膳是“八仙糕”。但八仙糕与网络盛传的八珍糕配方可是不一样的。

八仙糕

人参、山药、茯苓、芡实、莲肉各六两，糯米三升，粳米七升，白霜糖二斤半，白蜜一斤。

这个八仙糕的配方中，米、糖与蜂蜜的用量很大，适合食欲差，进食量少，经常呕吐、腹泻的脾虚之人。

所以网络所传八珍糕出自《外科正宗》是不正确的。

八珍糕为慈禧所服

近代有一本书叫《清宫配方集成》，书中记载了八珍糕，其中也有慈禧服食八珍糕的记载。这好像与网络上的说法一致，但其实不然，慈禧所服食的八珍糕是另一个版本。《清宫配方集成》中有 3 个八珍糕的配方，慈禧所用恰恰不是目前流行的八珍糕。

慈禧八珍糕

光绪六年九月十三日，李德立拟：八珍糕。

茯苓、莲子去心、芡实、扁豆、薏苡仁、藕粉各二两，□□、□□五两。

此处□为原始资料缺字，所以慈禧所用的八珍糕配方与当今流行的八珍糕配方不同，而且是残缺的。

另外 2 个版本

《清宫配方集成》中还记载了另 2 个版本的八珍糕，其中 1 个与当今的版本类似（方二），而另一个有所区别（方三）。

方二

党参二两，茯苓二两，白术一两，薏米三两，芡实三两，扁豆三两，建莲三两，山药三两，白糖八两，同白米粉蒸糕。（原书未记载剂量）

方三

茯苓一两，山药一两，莲肉一两，薏米一两，芡实一两，扁豆一两，南楂五钱，砂仁五钱，白米粉四两，洋糖二两。

根据本书记载的配方，我发觉网络上的配方要么药物组成与之不同，要么药物组成与之相同，但剂量配得五花八门，与原书比例都颠倒，甚至不符合清代的度量衡换算。

因此根据我的考证，网上流行的八珍糕的配方和剂量基本都被修改过。我认为，如果要用古方，还是应当尊重古人的记载。

中医小智慧

八珍糕并非出自《外科正宗》，现代流行的亦不是慈禧服用的那个版本配方，我尚未见到八珍糕与乾隆有关的记载。此外，当前流行的众多版本八珍糕的配方和剂量都与原书记载不同。

八珍糕适不适合小孩子服用？我想请问一下，你家小孩虚弱到吃饭都吃不进去，天天拉肚子，还经常呕吐吗？这种情况你不送去医院及时就医，而是从网上买八珍糕给他吃吗？答案不言而喻。

八珍糕是否适合全体人群？至少有一种人肯定是不适合的，就是便秘的人不能吃。网传可把白扁豆换成杏仁解决便秘的问题，但杏仁有甜杏仁和苦杏仁之分，究竟该换成哪种杏仁呢？而且杏仁并不适合长期食用。

八珍糕是否有网上传说的那么神奇，读者请多思量。本人学术水平有限，此文仅代表我个人意见，仅供参考。

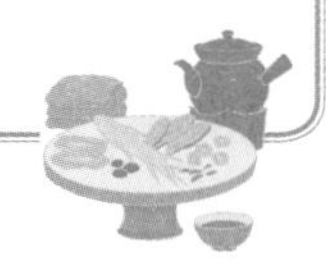

玉米须和玉米茎

中医门诊实录

“朱医生，我春节没控制住，胡吃海喝了！我现在空腹血糖 7.0 了，你说怎么办呀？我原来没有糖尿病的。”患者问。

“如果你以前没有糖尿病，那你最近一阵子最好要节制饮食，我在中药里增加了控制血糖的药，同时我给你一个小偏方，你平时用一下，血糖应该会下来的。”我说。

“有这么好的事呀！太谢谢你了朱医生！”患者开心了。

“不客气的！”我也很开心。

单方降血糖

有什么药方可以控制血糖呢？其实答案很简单，是“玉米”！不过并不是吃玉米降糖，而是用玉米须来控制血糖。

这里我来说一个冷知识！是不是看到这里，有人已经开始去网上查“玉米须”了？这里我对某百科词条关于玉米须的一部分资料存疑。词条中写到玉米须记载于《滇南本草》，功效是“宽肠下气。治妇人乳结，乳汁不通，红肿疼痛，怕冷发热，头痛体困”。其实《滇南本草》里并没有记载过玉米须，因为时间对不上。

玉米非中国本土自古有之，而是进口品，因此它不属于我们常说的“五谷”。玉米的原产地在墨西哥，公元1492年哥伦布发现美洲新大陆后，玉米才被带出美洲，传播到世界各地。根据有关资料记载，玉米传入我国大约是公元1531年之后，而《滇南本草》的作者兰茂出生于公元1397年，卒于1470年，所以《滇南本草》里应该是不会有玉米的记载的。

成书于公元1552—1578年的《本草纲目》对于玉米是有记载的，但网络词条中却无引证，书中记载玉米为“玉蜀黍”，性味甘、平、无毒，主治调中开胃，其根叶可治疗尿路结石，痛不可忍，煎汤频饮。这和现代用药是符合的。

玉米须的用法

玉米须在民间一直用来治疗消渴，单方用法为玉米须30克煮水，1天服用1次，如果是新鲜的玉米须，要用到50～60克效果才好。玉米须也可以用开水冲泡后代替日常饮水，可达到同样的效果，大家可以选择自己适合的方式来用。

玉米须除了降糖之外还可以治疗尿路感染和尿路结石，因此，如果女性患者有慢性尿路感染同时又有血糖问题的，倒是可以在日常饮水中增加些玉米须。我经常遇到患者一定要在饮水中放保健品，如枸杞子、红枣、黄芪、薏苡仁、芡实等，我还得帮忙筛选，而玉米须药力平和，并无太大副作用，可以日常服用。

玉米须还有利尿和控制蛋白尿的功效，因此有慢性肾病的患者也可以适量服用，可别小看了它。

止汗的民间验方

除了玉米须外，其实玉米茎也是可以治病的，而且是治疗困扰许多人的“顽症”——自汗、盗汗。

自汗是白天不动或微微活动继而汗出。盗汗指晚上睡觉醒来发现出汗。自汗、盗汗都是不正常的表现，中医认为本病由气虚、阴虚、血虚等各种原因造成，但我临床发现某些人的汗出不止是找不到病因的，对于这种情况，可以每天用 1 根玉米茎切碎，煎汤代替日常茶饮来增强疗效。注意不要用霉变的玉米茎。这是 20 世纪 60 年代的民间验方，玉米茎的优点是随处可得，而且无副作用。

中医小智慧

血糖偏高需要到正规医院治疗，还需要定期复查血糖。

如果血糖刚刚“冒点头”，那就需要注意饮食控制，还可日常服用些玉米须加强控制血糖的疗效。

不明原因，长年不治的自汗、盗汗，可以在服用中药外，用玉米茎煎汤代茶饮来治疗。

当然，中医讲究辨证用药，单方有时虽有奇效，但还是需要根据每个人的体质来判断，如果单用玉米须降糖效果不佳，还是需要去正规医院积极治疗，因为能控制血糖的中医方法可不止一个，切记！

大枣的“正确打开方式”

中医门诊实录

“朱医生，你开的药太苦了，能把味道调整得好一些吗？”患者问。

“我看一下，不对啊，我在你的方子里放了大枣，药应该不会很苦的。”我说。

“朱医生，你的药方里就那么几颗大枣，煮完后还是那样，一点甜味都没有的。”患者说。

“你掰开了吗？”我问。

“大枣还要掰开？”患者疑惑了。

“哦，原来你是把大枣整个扔下去煮的，怪不得呢！”我说。

大枣的煎煮方法

大枣是一味大家熟知的中药，一般情况下，大枣的用法都未做特别标注，因此很多人其实一直以来都在用错误的方法煎煮大枣。

大枣正确的煎煮方法应该是，把大枣掰开，取出枣核扔掉，把掰碎的枣肉与中药一起浸泡并煎煮，这样就不会出现完整的大枣入药、完整的大枣出锅这种情况了。

我开方用大枣的主要目的就是调和药性，缓解药味的苦寒伤胃，如果患者不将大枣掰开去核，那药方的效果就会受到一定的影响。

大枣的功效

大家通常认为大枣是补血的，但其实不然，它最主要的作用是调和药性，与生姜配伍可以养护脾胃、调和营卫。因此，有贫血，特别是肿瘤放化疗后造成的贫血患者单用红枣来补血是不符合中医原理的。不过有人会问，民间不是一直说大枣有“补中益气，养血安神”的作用吗？的确，《中药学》上是如此记载大枣功效的，不过大枣实现这一类功效，需要配合其他诸如人参、白术、淮小麦等中药，单用大枣则效果甚微。其实，同样的情况也出现在甘草中，甘草具有补中益气的功效，但仅用甘草也是无法取得很好的补气效果的，所以虽然文字如此记载，但临床实际却是有轻重之分。比如，就补气的效果而言，人参、党参、西洋参、黄芪更为显著；而补血的效果，大枣不如当归、熟地、阿胶等来得立竿见影。

因此，单用大枣来补血在临床上是不够的。

大枣的副作用

大枣作为老百姓喜爱的保健养生食品而广为人知，但其副作用却并非人人皆知。根据《本草纲目》的记载，其对于大枣并非推崇备至，与之相反，李时珍记载长期食用大枣容易导致脾气受损，并且易致湿热。现代人谈“湿”色变，许多保健养生产品也是将“湿”作为主要卖点，但长期食用大枣会导致湿热，可能就不是大部分人所了解的了。就拿上海来说，地处江南偏东，当地水土造成上海人的体质偏湿热，这点作为长期在临床一线工作的中医会有明显的感触，在遣方用药时大多需要考虑到地域因素。与北方人的体质不同，上海人更容易出现上火的现象，如一用黄芪、人参，就会出现口腔溃疡。而大枣本身偏温性，对于上海人其副作用就更为明显，同时大枣偏甜，长期食用容易导致肚子胀气，这点在近年来流行的阿胶枣上表现得尤为明显。这一点也与《本草纲目》的记载契合，原来在明代，当时的社会上也有用糖、蜜拌制大枣食用的习俗，李时珍特别指出了大枣的这个弊端。因此，如经常出现胀气、矢气多，可以看看是否在日常生活中经常吃大枣。

我来举个“栗子”

中医门诊实录

“朱医生，我最近肚子胀气很严重，我也一直很注意饮食，容易胀气的东西我都不怎么吃，怎么还是会这样？”患者问。

“你最近红薯和芋艿没有多吃吧？这两样东西比较容易胀气的。”我问。

“没有，自从你说了之后我就没吃了，现在烧心泛酸好多了，水果我也吃得很少，但还是胀气得厉害，你说奇怪吗？”患者问。

“我把药方再调整一下，你稍等！”我边说边在修改处方。忽然我眼睛一瞥，看到患者的手提袋中有一包糖炒栗子，于是我问道：“这个糖炒栗子是你吃的还是买给家里人吃的？”

“糖炒栗子是我自己吃的，我比较喜欢吃这个，而且网上说栗子是补肾的，我身体不好，多吃点补一补。”患者说。

“哦，那我知道了，你最近不要多吃栗子，这个东西吃了容易胀气的。而且炒熟的栗子是不补肾的！”我说。

“啊？不是都说栗子可以健脾养胃而且补肾的吗？怎么还不能多吃了呢？”患者困惑了。

栗子的生与熟

关于栗子的书面记载最早可以追溯到《诗经》,《国风·郑风·东门之墠》中就有这样的记载：“东门之墠，茹藘在阪。其室则迩，其人甚远。东门之栗，有践家室。岂不尔思？子不我即。”这里的栗即当今的栗子。《周礼》中对栗子也有明确的记载，可见栗子自古以来就融入中国人的文化和生活中。栗子既然历史那么悠久，那中医对于栗子肯定也有丰富的记载。

栗子的药用记载最早见于晋代的《名医别录》：“味咸，温，无毒。主益气，厚脾胃，补肾气，令人耐饥。生山阴，九月采。”目前大家所熟知的栗子能健脾胃、补肾的功效大致源于此。但大家只知其一，不知其二，关于栗子的功效，“生栗子”与“熟栗子”是有很大不同的。

《本草经集注》《新修本草》《蜀本草》《本草纲目》等医籍有这样的记载，话说一个人患脚软无力，无法正常行走，于是他跑到栗子树下吃了大量的栗子后，随即能起身行动如常，提示栗子有补肾的功效。不过每一本医书中均提到，如需补肾，栗子需生食，而非炒熟或蒸熟后食用。

今天我们一般情况下没人会生吃栗子，但在古代栗子是生吃的，古人记载煮熟的栗子会导致人进食后气胀。根据明代《本草纲目》的记载，栗子在晒干、风干后可以补肾，并消除气滞的副作用。所以，如果大家想要补肾的话，天天吃糖炒栗子可不是良方。而且栗子补肾需要细嚼慢咽，细细品尝方能起效，如果砍瓜切菜般的大口进食则会导致脾胃受损，因栗子毕竟难消化，过量进食会增加脾胃的负担。

栗子除了可以补肾外还有其他的功效，大家可能并不知道生栗子外敷可以疗伤，骨折瘀伤用生栗子外敷可以消肿止痛，如果遇到皮肤肿痛、疮疡，也可以用生栗子外敷治疗。所以我觉得中国人的影视剧中如果主角遇到被歹徒打伤成熊猫眼，不应该像外国人到冰箱里拿出冰块外敷，而应该剥一大碗栗子包起来外敷，这才符合中医文化（☺）。

我们吃栗子都把皮扔掉的，其实大家不知道栗子的外皮也是有药效的，用来煮水可以治疗出血，如鼻出血、大便出血，并且栗子皮煮水可以治疗反胃和消渴口干。当然这里所用的栗子皮是生皮，不是糖炒栗子吃剩的皮哦！

根据明清的医书记载，栗子从内到外都可以入药，可惜现在临床上已经很久不用了。虽然临床不用，但作为中医医生我还是有责任将正规的中医理论告诉大家，以防百姓把错误的观点当养生之道。

栗子药膳食谱

《随园食单》栗子炒鸡

【原文】

鸡斩块，用菜油二两炮，加酒一饭碗，秋油一小杯，水一饭碗，煨七分熟；先将栗子煮熟，同笋下之，再煨三分起锅，下糖一撮。

【译文】

把鸡斩成块，以菜油二两炸炒，加一碗酒，一小杯酱油，一碗水，煨七分熟。先将栗子煮熟，和笋一起下锅，再把鸡煨熟后起锅，加一点糖。

栗子做菜最为有名的即栗子炒鸡，一看这个菜谱的食材就是鲜香无比，鸡配上栗子再加上竹笋，想不好吃也难呀！不过菜虽是好菜，还得要有好的脾胃，如果吃点东西就胀气的人可没有这个口福哦。

《养生随笔·粥谱》栗子粥

栗子粥，栗子与大米一起熬煮成粥，有补肾强腰腿的功效，并能开胃、活血。如果专为补肾，则需要每天早上吃生的风干后的栗子，并配合服用猪肾与大米所熬的粥。

栗子补肾需生食之。

中医小智慧

栗子补肾需要生食，炒熟后补肾功效全无。食用栗子只可适量，不可过量，过量反伤脾胃。小孩子尤其不能多吃，栗子不易消化，小儿脾胃功能不完善，容易造成消化不良。

栗子虽好但也有禁忌，感冒未愈、胃胀胃堵、慢性腹泻、便秘的人群要少吃，栗子虽然是食物，但也有药性，不能盲目地服用。

现代人物质条件富足，营养丰富，而脾胃功能反而愈加虚弱，因此对于中医养生药膳古为今用的同时也要考虑到当今人的体质变化，不能尽信书。

红薯真的是养生佳品吗

中医门诊实录

“朱医生，我又来了，你的药不灵呀！都说你调理脾胃挺好的，但我怎么喝了1个月中药，肚子胀气也没好转，胃泛酸还比以前多了呢？”患者抱怨着。

“我看一下你的方子……不应该啊，你的方子是针对你脾胃问题的，你平时除了一日三餐外还吃些什么东西吗？”我问。

“我每天吃些红薯、芋艿……”患者说到一半就被我打断了。

“不是告诉你治疗期间不吃粗粮吗？怎么又吃起红薯、芋艿了？”我问。

“红薯也算粗粮？他们都说红薯能抗癌的，也能通便，所以每天我都吃一点的。”患者表示很无辜。

“那从今天开始，红薯、芋艿先不要吃了，我调整一下处方，你肚子胀气、胃泛酸的情况会好一些的。”我说。

2周后患者来复诊，果然腹胀、矢气多、胃泛酸的症状皆改善。红薯能有这么大的能耐？多年临床经验证明，红薯对于胃肠道不适的患者造成的影响还是很大的。

甘薯，薯蓣，不要混淆了

甘薯与薯蓣经常会在古籍中见到，看起来相似，但却是两个东西。甘薯是今日之红薯，而薯蓣则是今日的山药。我发现有人搞不清这两个东西，会张冠李戴。

我先说山药，山药在唐代之前名“薯蓣”，《伤寒杂病论》中就是记载为薯蓣的，薯蓣是它的原名。但到了唐代宗李豫时期，因为“豫”与“蓣”同音，所以为了避讳，称薯蓣为“薯药”。这还没完，时过境迁到了宋英宗赵曙时代，因“曙”与“薯”又同音，所以再次为了避讳，称“薯药”为“山药”。现在大家只知山药这一化名，而很少有人知道“薯蓣”这一原名了。所以薯蓣＝山药，与红薯不是一个东西，功效上也不同。这里要提醒一句，山药也不能每天蒸食当保健品，切记！

甘薯＝红薯。红薯并不入药，历代本草书籍均未记载，直到明代的《本草纲目》才将之收录，李时珍对红薯的记载也只是寥寥数笔，并未详述。清代的《本草纲目拾遗》中倒是对红薯做了较多记载，只不过对于红薯的中医功效记载得非常少，更多的是记载其作为农作物的特性。经过我的考证，对于红薯的中医记载，主流本草书籍不超过 5 本，而且古今药方中较少会出现红薯的身影，所以从中医的角度来看，至少红薯不是一味普遍适用的药材。

红薯的药用价值

网上盛传红薯能抗癌，这里我也做了相应的研究，结果发现在正规的论文中明确提到红薯能抗癌的少之又少，而大部分研究集中在红薯叶以及红薯茎的抗癌作用上。一些报纸对于红薯抗肿瘤提及较多，但并没有很详细的科学研究数据来证实。其实很多科学理论都只存在于实验室，目前阶段并未看到十分明确的能运用到临床的红薯抗癌疗法。

还有一个很有意思的例子，我曾经去夏威夷旅行，当地有一道名菜叫 Lualua，又叫捞捞菜，它就是用红薯的叶子包裹着猪肉烹制的美食。当时我就很好奇地问当地导游，既然叶子被用来做菜了，那红薯是用来干什么的呢？导游当时的回答令我喷饭，他说当地人只要红薯叶子，红薯统统被扔掉了。

所以虽然盛传红薯能抗癌，但天天吃红薯是否真的就能防癌还需要斟酌一番。

中医小智慧

根据目前现有的科学研究，还不能明确天天吃红薯就能起到抗癌的效果，所以偶尔食用是可以的，但天天当饭吃是不行的。

历代本草书籍对于红薯的记载较多的是其能作为灾荒之年充饥的粮食。虽然有医书记载红薯能补虚乏，益气力，但同时也提到了食用红薯的禁忌，胃胀气、腹胀、胃酸、矢气多的人，脾胃运化功能（消化功能）偏弱的人，千万少吃红薯，最佳的方案是在调理脾胃的这一段时间内，先暂时忌口红薯。

红薯、薯蓣、红薯叶虽然名称类似，但功效天差地别，所以养生还需炼就火眼金睛，方能不被偏颇之词所困扰。

山药是否可以天天吃

中医门诊实录

“朱医生，我上网查了，对照了一条一条后发现自己脾胃不好。所以我根据网上养生博主的建议，开始每天吃一段山药，你说可以吗？”患者问我。

“不可以！”我说。

“为什么？网上都说山药是健脾补肾的，天天吃山药对身体很好的。”患者不依不饶地追问。

“真的不可以，你的体质不适合。具体问题到门诊我和你说，你看好吧？”我正在忙着手头的事情，后来就把这位患者的事情给忘记了。

1个月后患者来门诊复诊，开口就说：“朱医生，我肚子胀气，大便也很不好，很干很硬，你说这是怎么回事？”

“我想起来了，我记得叫你别吃山药？你吃了吗？”我问。

“朱医生，不是不听你的，因为人家都说山药好，我还是每天吃一点点的。”患者支支吾吾地道。

“人家说好你就信，医生说不好你就不信，人家如果说错了需要对你负责吗？”我问，“但是我说错了，是要对你负责的。”

“……我也不想相信的，但是真的网上都说好呀！”患者还是很坚持。

“行吧，你先把山药停掉。我抽时间说一说山药的禁忌！”我说。

山药名字的由来

在《红薯真的是养生佳品吗》一文中我们介绍过，在唐代之前的医书中是没有“山药”这个名称的药材的，而是称为“薯蓣”。那为什么今天我们叫它山药呢？关于这个名称的变化，我在《红薯真的是养生佳品吗》一文中已经讲得比较清楚了。

薯蓣不是红薯，请不要混淆。

为何有如此多不同的山药

解释了薯蓣即山药之后，大家还会发现山药的品种有很多，如怀山药、淮山药、铁棍山药、毛山药、光山药等。抛开菜场中的食用山药不论，我们仅针对中药材的山药做一下解释。

怀山药，也有称淮山药的，“怀”是指道地药材的产地。古代有怀庆府，这个地区出产的山药质量最好，因此称怀山药，即今天的河南焦作温县、孟州、武陟、沁阳地区。所以山药是总称，其他描述指的是产地或品种的区别。如果需要药用，还是建议去药房购买饮片。

中医建议天天吃山药吗

山药历来是中医遣方用药的常用药材，在健脾治疗中不可或缺，如参苓白术散，在补肾中也很重要，如六味地黄丸，基本到了老少皆知的地步。但很少有人提到山药还可以平喘，运用此法最有名是近代名医张锡纯，因为喘为重症，所以一般老百姓很少会接触到。这也说明山药的药性强，所以不适宜的人用了之后副作用也会很大。

网上的文章、视频每每有介绍各种养生粥，养生破壁机配方，养生药材配方，山药是其中的常客，但这些内容都有一个共同点，就是强调其治疗作用，而有意或无意地忽略其用药禁忌。

目前中医治病开药以汤药为主，山药入药也是。如入汤剂煎煮，只喝药汁，药渣是废弃的，所以方中即便有山药，医生在方中加上适当的配伍中药，长期服药就不会有明显的副作用。但是如果老百姓自己每天 1 根山药当饭吃，时间久了就要出问题了。

山药为补益剂，并且药性收敛，因此，大便干结即大便不通而且大便很硬的人是不适合用药的。又因补药常常较为滋腻，所以脾胃运化功能不佳的人也不适合服用，比如一吃饭就腹胀，吃一点东西就不消化，此时山药为禁忌。这是开中药喝汤剂时就要注意的。如果每天食用山药，山药的收敛和滋腻的副作用会更明显。这就是为什么有人天天吃山药，反而把脾胃吃坏了的原因。

因此，中医没有在不讲禁忌的情况下极力推荐大家去吃山药，大家千万要注意！

中医小智慧

山药是好东西，但好东西也要讲究方式方法。比如野山参也是好东西，但是能每天吃一根吗？这个我想大多数人都知道不行，但是换成山药就可以无所顾忌了？

难道就是因为野山参价高而山药价格便宜？药材只有药性不同，并无贵贱之分。

千万不要万事万物都用破壁机，好像破壁机是万能的一般。如果不易消化的食物一被破壁就变得容易消化了，那中药也别煮了，都放破壁机里打一下不就行了？其实是不行的，以后有机会我再单独谈一谈破壁机的问题。

总结一下，山药平时正常偶尔当菜吃是可以的，但不要天天1根当养生药吃，时间一久，一部分不适合吃山药的人就会出现身体的其他问题。

银耳宜忌知多少

中医门诊实录

朱医生，我嗓子不好，能有什么好办法吗？患者问。

“你可以每天吃些百合。”我说。

“百合我已经在吃了，而且每天我都在炖白木耳。”患者说。

“白木耳？白木耳不行，你不能经常吃。”我说。

“啊？为什么？白木耳润肺润嗓子的，我为什么不能经常吃？”患者追问。

“你脾胃功能不好，所以能适量吃些百合，但不能多吃白木耳。”我说。

“我还是不理解，朱医生你能解释解释吗？”患者说。

“那好吧！”我说。

木耳与中医

有关木耳的中医记载最早见于东汉时期的《神农本

草经》，不过其是列于“桑根白皮”这一味药材的条目之下，且记载非常简短，其文曰：“五木耳名檽，益气不饥，轻身强志。”但文中提到的“五木耳”是不是当今的白木耳，并不能确定，因为按照《神农本草经》的记载，五木耳是生于桑树之上的，而今日的白木耳（即银耳，下文均称银耳）则不是生于桑树之上。根据现代的银耳种植技术，是采用阔叶树作段木栽培，阔叶树包含很多种树木，比如榆树、柏杨等。因此，如果将《神农本草经》中的记载生搬硬套到银耳上是不严谨的。

东汉之后直至明代，关于木耳的中医记载均未明确把黄、白、黑木耳进行区分，只是记载质地软的木耳可作为食物食用。而最早将银耳单独记载的书籍是唐代的《酉阳杂俎》，此书是一本唐代的笔记小说集，对于中医的参考价值较小。宋代的《清异录》也有银耳的记载，不过此书也非医书，而是古代文言琐事小说，也只能作为参考。

因此，关于银耳的中医药效在清代之前是不清晰的，以明代的《本草纲目》为例，在木耳的条目记载中，分别记载了桑耳、槐耳、榆耳、柳耳、拓耳、杨栌耳，当时的古人是以何种树木上的木耳来确定其药性的，《本草纲目》中并无银耳的明确记载。

直到清代末期及近代，才出现了银耳滋阴润肺的记载，而将其收载的医籍质量一般，参考价值欠佳。

综上，从整个中医的历史来看，银耳的药用价值应该并不显著，因为无论是药方还是医案，以银耳作为主要药材的记载非常稀少。银耳作为平时的饮食问题不大，但要论治病救人可能还达不到这个功效。

银耳的禁忌

虽然银耳是我们日常的食物，那它是否一点副作用也没有呢？答案显然不是这样。现代的绝大部分论述都认为银耳能滋阴润肺，并且药性偏寒，能祛肺火胃热，按照相关记载，应该是对于肺结核患者使用较多。

银耳药性偏寒，本身滋腻养阴，这对普通人问题不大，但对于脾胃寒湿的人是不适合的。举个例子，脾胃寒湿的人就如被浸湿的棉被，棉被被浸湿后非常沉重，这也是为什么湿气重的人总是感觉身体沉重。中医治疗上需要温阳健脾，换句话说，就是把湿棉被放到太阳下晾晒，那样棉被才能被晒干晾透。银耳如同一杯凉水，脾胃寒湿的人经常吃银耳，就如同棉被还没放到太阳下晾晒就又被浇了个透心凉，所以我和这位患者说她不适合吃银耳。

同时，因为银耳是偏寒性的食物，所以阴虚咳嗽的人可以适量食用，但寒性咳嗽或者痰湿很重的咳嗽不能吃。如何判断咳嗽的性质？有一个简易方法，无痰或少量黄痰多为阴虚咳嗽，大量白痰多为寒性、痰湿咳嗽。如果大家没有能力自行判断自己咳嗽的性质，最保险的做法还是询问专业医生，不乱吃至少不会雪上加霜。

中医小智慧

银耳是食品，日常可以吃。古人将黑木耳、银耳、桑黄等混为一谈，因此对于明代之前记载的木耳功效不能生搬硬套到今日的银耳之上。

有关银耳的中药功效，清代及近代记载开始增多，但就目前来说，银耳还是不能成为治病的良药。

银耳对阴虚咳嗽有治疗作用，但对于寒性和痰湿咳嗽需要禁用，同时脾胃寒湿的人也不适合长期食用银耳。

百合虽然也会影响脾胃虚寒之人，不过菜场中买来的百合与药用的百合还是有区别的，所以食用级别的百合是可以适量食用的。

牛奶到底能不能天天喝

中医门诊实录

“朱医生，我一直有一个疑问，你为什么不让我天天喝牛奶？”患者问。

“哦！这个是和你的疾病有关，因为长期每天喝牛奶对你的病是有影响的。”我说。

“怎么会呢？不是都说每天喝牛奶补钙又有益健康吗，怎么会和生病有关系呢？不过我看网上有人说牛奶是寒性的，不能喝，不知道究竟是怎么一回事。”患者很是不解。

“这个问题的确有很多患者问我，那我找机会详细说一下！”我说。

中医与牛奶

牛奶最早记载于南北朝的《本草经集注》：“羊乳，温。补寒冷虚乏。牛乳、羊乳实为补润，故北人皆多肥健。”由此书记载可以推测，当时羊乳可能比牛乳更普遍，因为牛乳被记载于羊乳的条文之下，牛乳并没有单独被记载。

唐代的《食疗本草》记载：“牛乳，寒。患热风人宜服之，患冷气人不宜服之。”同时代的《千金翼方》对牛奶的记载较简略：“牛乳，微寒。补虚羸，止渴。”这些记载可能是目前比较流行的“牛奶为寒性”说法的由来。那么牛奶到底是不是寒性的呢？我们再来看看《本草纲目》的说法。

《本草纲目》对牛奶的记载为：“乳，气味甘，微寒，无毒。时珍曰：乳煎荜茇，治气痢有效。”关于牛奶能治疗痢疾的记载比较有意思，书中记载了唐太宗治疗痢疾病的故事。

当时唐太宗因为痢疾不能治愈很苦恼，这时有一个叫张宝藏的金吾卫献上一方，治愈了唐太宗的痢疾。唐太宗很高兴，于是让他升为五品官。当时魏征故意没有让张宝藏升官，随后唐太宗的痢疾病又复发，遂再用同样的方法再次把痢疾治好了。这时唐太宗就问，张宝藏怎么还没升官呢？魏征回答，还没有为他办理，唐太宗大怒，责备了魏征，并授予张宝藏三品官。故事可能并不一定是真实的，但这个治疗痢疾的药方却记载得很明确：“牛乳半斤，荜茇三钱，同煎减半，空腹顿服。”根据中医的组方药理，牛乳与荜茇应该为一阴一阳方能治疗痢疾，而荜茇为辛热之药，那么牛乳就应该为寒凉之品，因此《本草纲目》也记载牛奶为寒性。

综上，根据中医典籍的诸多记载，牛奶为寒性基本上是确定的。所以网上说牛奶是寒性的，从中医的角度上来说是正确的。

酸奶与胃寒

正因为牛奶偏寒性一些，所以对于体质偏寒的，特别是胃寒的人来说，需要适量，并且特别要对酸奶适当控制。很多人说酸奶营养价值高，但是我胃不好，喝不了凉的，所以我放在常温下，热一点了再喝。

首先，如果你的胃不好，就尽量少喝酸奶。一方面，酸奶的酸性对胃不好的人来说是不友好的；另一方面，存放在 2～4℃的酸奶在室温放置后其实仍然偏寒，进食后也会引起不适。其次，酸奶一旦放置在室温下，时间一长就容易变质，反而会危害健康。所以，把酸奶热一热再喝的做法是不可取的。

还要一点是大家很少注意到的，那就是酸奶里添加的糖。如果你有机会吃到没有放糖的酸奶，你就会发现无糖酸奶是比较难入口的，因为只有在酸奶中添加了足够量的糖之后，酸奶才会变得酸甜可口。但在酸奶中添加过多的糖，对血糖有些问题的人来说，酸奶也是不友好的。

牛奶与肿瘤

中医门诊实录

“朱医生，你上次说牛奶是略微偏寒性的，正常人适量喝是可以的，对吗？”患者问。

“是的，正常体质的人饮用是可以的。”我说。

“但是你又说有些疾病是不能长期大量喝牛奶的，到底是哪些疾病呢？”患者又问。

“牛奶影响的疾病有很多，但从我肿瘤科医生的专业角度来说，有一部分恶性肿瘤与喝牛奶可能有关联。”我说。

“具体是哪些疾病呢？”患者问。

“那我就来详细地说一说吧。”我说。

营养与肿瘤

现代人的生活习惯和作息规律与20世纪已经大相径庭，繁重的工作造成睡眠时间的紊乱，不合理的审美造成的身材焦虑导致饮食的严重失衡，过剩的食物供应造成的因进食过量引发各种代谢性疾病，我们面对的是一个全新的医疗局面，而并非一个可以按照书本知识来简单描绘的世界。

营养过剩是目前大部分现代人需要客观面对的问题，而不是营养不良。我们现在所常说的营养不良实际上是“营养不均衡”。所以还拿着“老黄历”的中老年人们，千万别再以为造成疾病的原因是营养不够，实际情况是营养太多。

肿瘤的发生除了遗传因素之外，营养过剩也是诱因之一，肥胖不仅可以诱发肿瘤，而且能够影响肿瘤的复发。与大家通常所理解的相反，乳腺癌术后患者如果越是肥胖，那么乳腺癌复发率就越高。所以我在门诊一直劝说我的患者不要再天天吃甲鱼，大补特补，你不是在防癌，是在致癌。

那么一直被称为“营养界天花板”的牛奶到底是能防癌还是致癌呢？我查阅了一些文献后发现了一个非常奇怪的现象，过量饮用牛奶是否会导致某些肿瘤在医学界是有争议的，也就是说，有一部分研究认为牛奶与肿瘤无关，而另一部分研究得出了相反的结论。更让人哭笑不得的是，有一半的研究称过量饮用牛奶可以预防前列腺癌，但有相同数量的研究表明过量饮用牛奶会增加前列腺癌的患病概率。下面我介绍一下我目前查阅到的部分肿瘤与牛奶的关系。

乳腺癌与牛奶

一共有 14 篇论文研究了乳制品与乳腺癌是否有关，其中 8 篇论文认为乳腺癌的发生与乳制品没有关系。3 篇论文认为多喝牛奶可以降低乳腺癌的发病率，2 篇论文认为牛奶或奶酪摄入量越高，患乳腺癌的风险越高。还有 1 篇最新的论文发现当人们每天喝牛奶超过 450 克，就会增加患乳腺癌的概率，而低于这个数值时不会增加患乳腺癌的风险。

根据目前的研究，不能完全排除过量食用牛奶与乳腺癌的发生没有关系，这些研究大部分是针对西方人群，肿瘤在欧美人与亚洲人之间有着比较大的发病和预后区别。而且往往这些与饮食相关的研究一般都不是十分精准，因为你不可能把一群人关起来每天严格按照科学研究的食谱让人进食，一直持续 20 年，等到他们之中有人患病再开始分析研究从而得出结论。更多的是以回顾性的形式来做这方面研究，所以精度和准度方面有非常多的干扰因素。还有一个因素我们要考虑到，因为奶制品是一个非常庞大的产业，所以从经济角度上也可能会对科学研究的结论产生影响。

因此，我建议在目前结论不一致的情况下，正常人可以适量饮用牛奶，而乳腺癌患者最好不要长期大量饮用，因为牛奶中的雌激素会对乳腺癌产生不良影响，这个结论是比较肯定的。

卵巢癌与牛奶

卵巢癌与乳腺癌的情况类似，我总共梳理了 30 篇论文，其中 26 篇论文认为奶制品与卵巢癌无关。4 篇论文认为过量的奶制品会造成卵巢癌的发生率上升。其中有 1 篇论文认为全脂牛奶会增加卵巢癌发病率，而低脂牛奶能减少卵巢癌发病率。

根据这些研究结果，我建议卵巢癌患者还是尽量减少牛奶的摄入，等待更多的医学研究证明牛奶与卵巢癌的关系。

前列腺癌与牛奶

我一共查阅了 30 篇论文，其中 13 篇认为奶制品和前列腺癌没有关系。有 2 篇论文认为奶制品摄入越多，得前列腺癌的概率就越低。另外 15 篇论文显示喝更多“全乳制品”、牛奶、低脂牛奶或食用奶酪等乳制品会增加患前列腺癌的概率。其中 2 项研究得到了一样的结论，即食用全脂牛奶的男性患前列腺癌的概率是食用脱脂牛奶男性的 1.5 倍以上，并且食用全脂牛奶的男性前列腺癌复发率会更高。

基于以上的研究结果，我建议患前列腺癌与前列腺增生的男性不要天天喝牛奶，因为这样做可能存在很高的患病风险，而我在近十年门诊上已经是这样嘱咐患者的了。

子宫内膜癌与牛奶

与前面几个肿瘤不同，对于子宫内膜癌与牛奶关系的研究结论出奇的一致，研究均认为牛奶增加了子宫内膜癌的患病风险。

因此我建议子宫内膜癌患者不要长期大量饮用牛奶。

中医小智慧

我认为正常人适量喝一些牛奶是可以的，虽然其性质略偏寒，但普通健康人饮用是没有大问题的。

如果你脾胃偏寒，一遇冷风或吃了冷的食物就腹泻，那么就要尽量避免长期大量饮用牛奶，特别是酸奶，因为你的体质不适合。

如果你有某些特殊的疾病，如肿瘤，那牛奶是要忌口的，大部分肿瘤是营养过剩引起的，不是营养不良引起的。因此如果出于营养不足的理由来天天补充奶制品是不合理的。

牛奶与肿瘤之间的关系，研究结果呈矛盾或者截然相反的结论，这需要我们合理地解读研究结果，但至少有一点可以肯定，牛奶并非100%都是优点，毫无缺点的。

根据现代医学的研究结果，我给大家这样的建议，正常人可以适量饮用牛奶，但如果你有乳腺癌、卵巢癌、前列腺癌与子宫内膜癌的病史，那么牛奶可能并不适合大量长期饮用。

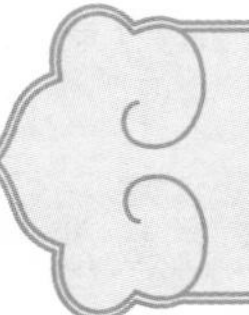

鲤鱼除了能跳龙门，还能“大禹治水”呦

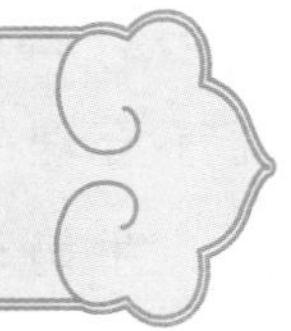

中医门诊实录

“朱医生，在你这里看病什么都好，就是有一点不好，你什么都不让我们吃，社会上流行的东西都让我们忌口，我好馋呀！”患者说。

“我不是说了嘛，等你脾胃功能恢复好了，想吃啥吃啥，但是要有节制，就是因为我开一个口子你们就无法无天了，所以我只能一刀切，不让你们乱吃瞎吃了。”我说，“不过呢，我也觉得这样你们太可怜了，今后我还是多说点大家平时能吃的吧。但是有一点是事先讲明白的，能吃不代表能大吃特吃哦！”

“好的好的，都听你的，朱医生！”患者兴高采烈地欢呼。

“你不是总是手肿和脚肿吗？而且也查不出原因，如果你想疗效好一些，我推荐你可以吃点鲤鱼配合治疗。”我说。

"鲤鱼？菜场里卖的鲤鱼？这个可以消肿？"患者问。

"对的，食物也是可以治病的，而且副作用小。"我说，"如果有手脚肿，或胸水、腹水的人是可以适量吃一些鲤鱼来辅助治疗的。"

鲤鱼

鲤鱼作为药用的历史可以追溯到东汉时期，在最早的中药学专著《神农本草经》中就有相关的记载，不过在那个时期用的是鲤鱼胆，鲤鱼胆是寒性的，可以治疗眼睛红肿疼痛。鲤鱼肉治病最早记载于唐代，据记载，鲤鱼煮汤可以治疗全身浮肿、腹水、咳嗽气急等，并且鲤鱼的牙齿磨粉与醋混合可入药治疗尿路结石，历代医书记载鲤鱼治病功效较多，《本草纲目》也有详细记载，虽然现代中药学并未过多地研究证实，但在现代国医大师的医案经验中多有提及，同时我家传医术中也有记载，因此以鲤鱼治病是可信的。

中医治病用药普遍有个现象，就是动物类的药物药效比植物类的要强，相对于草药，动物类的药效在一些方面更好，最明显的例子就是冬季进补的膏方其主要成分阿胶就是驴皮所制作，中医称之为"荤膏"。有一味治疗肺虚平喘的中药叫“蛤蚧”，蛤蚧就是动物药材，对于常规用药效果不佳的哮喘，蛤蚧一对配合人参常可获奇效。

鲤鱼治病的药膳方

鲤鱼治病的药膳方做法都不复杂，我这里简单介绍几种家常菜式。

鲤鱼赤豆冬瓜汤 四肢浮肿、小便少者可用。鲤鱼250克，冬瓜50克，赤小豆30克，煮汤后食用。浮肿改善即停服，因鲤鱼赤豆冬瓜汤虽能将人体中过多的、有害的水分排出体外，但如果有害的水分已经排出体外，再继续排水的话，那人体正常的水分就会受到影响，反而会对人体造成不利的影响。所以水肿治愈后就不用再服用此方了。

鲤鱼陈皮汤 肝硬化腹水、腹胀者可用。鲤鱼1条，赤小豆120克，陈皮6克，煮汤后食用。此方与鲤鱼赤豆冬瓜汤相比，赤小豆用量更多，并配上理气健脾的陈皮，因此具有改善腹胀的作用。但此方利水作用很强，不适合久服。对于配合正规治疗、改善腹水腹胀，可适量食用。

鲤鱼粥 水肿者可用。鲤鱼1条，生姜6克，葱白4根，将鱼煮烂，将汤汁倒入半熟的大米白粥中，再一起煮熟。

以上 3 个药膳方对于胸水的患者也可以食用，尤其是对肺癌术后 CT 总是显示有少量胸水的患者，经常吃鲤鱼汤对于胸水的消除是有帮助的。

中医小智慧

中医对于鲤鱼的运用历史悠久，并不比“鲤跃龙门”的成语逊色。

鲤鱼煮汤、煮粥对于治疗水肿有辅助作用。有些老年人常见不明原因的下肢浮肿，到医院检查也找不到原因，平时家常做菜的时候可以适量喝点鲤鱼汤，吃点鲤鱼粥，有助于改善症状。让小毛病在日常饮食中被治愈，这才是中医的古老智慧。

对于乳腺癌上肢水肿的患者，在治疗的同时也可以适量吃些鲤鱼赤豆冬瓜汤配合治疗，能够取得更好的疗效。

为什么不让患者吃杂粮

在门诊我经常对患者说这么一句话：“生姜、红枣、红薯、芋艿、麦片、玉米，所有杂粮的米，所有杂粮的豆，都暂时不要吃，就算要吃，最多半个月吃 1 次。水果 1 天吃 1 种，1 种只能吃 1 个。暂时先忌一下口，等脾胃功能调理好了是可以适量吃一点的。”患者往往很迷惑地看着我，觉得我说了一件匪夷所思的事情，我的说法和社会上大家的普遍认识是相反的。患者一般都会反驳我道：“不是都说杂粮有营养吗？要多吃杂粮吗？朱医生你怎么不让我们吃呢？”

其实我不是对所有的患者都这样说的，我只是对脾胃功能差的患者这么说。这一类患者或多或少有胃肠道的不适，比如胃胀、胃堵、肚子胀气、大便次数多，舌苔又厚又腻等情况。这类患者是不适合吃上面所说的东西的。

生姜是指自己腌制的生姜，红枣就是普通的大枣，这两样不能天天吃，因为上海的水土气候使得上海人体质偏于湿热，生姜、红枣虽然是好东西，但是长期食用会使人出现内热加重，如果患者本身湿气比较重，那么一旦变成湿热病治疗起来就比较麻烦，费时费力。大枣对于上海人的体质来说还是偏于热性了，如果长期吃，一些人会出现上火和腹胀。

红薯、芋艿，社会上都盛传能消结节，所以天天吃的大有人在。但是根据我的考证，这两种食物和消结节半点关系也没有，更谈不上抗肿瘤了。而且多食用会造成腹胀、泛酸等胃肠道疾病。

杂粮一般是指除了米和面粉以外的粮食，我们日常多见的如玉米、麦片、小米（秫米）、赤豆、黑豆，有很多患者会将这些杂粮当主食吃。正常人长期这样吃都会出问题，更不要说是生病的人了。因为生病的人首先受到影响的是脾胃功能，比方说感冒发热时常会胃口变差，这时候再吃不容易消化的食物，那是雪上加霜。所以，特别是脾胃功能不好的人千万不要吃杂粮来养胃。这里特别要指出的是“小米养胃”的说法，我国北方有“小米养胃”的说法，其实这个说法是不正确的。据我考证，“小米”正式的名称叫秫米，自古秫米就是一味中药材，古籍中很少提到秫米有养胃作用，反而在《本草纲目》的记载中反复提到秫米不能长期食用，多吃后容易引发其他疾病。而中医认为大米粥是最养胃的，所以大家不要被误导了。

豆类也是老百姓喜欢大量食用的一类食品，因为“绿豆解毒，赤豆补血”的说法根深蒂固。我这里主要指出，豆类一般不容易消化，因此脾胃功能不好的人应当少吃点，中医运用豆类作为药物有一半都是用“皮”的，比如穞豆衣、绿豆衣，所以吃豆也不要过量哦。

患者在调整了饮食习惯之后，治疗的效果事半功倍，一部分患者甚至可以不药而愈。《孙子兵法》的最高境界是“不战而屈人之兵”，我想，医道的最高境界应该是“不药而愈”。

为何粗粮伤脾胃

中医门诊实录

“朱医生，我来找你看病有一点我非常不理解，不是大家都说粗粮好吗？但为什么你不允许我们吃粗粮呢？”患者问。

“不允许你们吃粗粮不是我决定的，是你们自己的身体决定的。”我说。

“啊？到处都说粗粮好，粗粮有营养，我就是为了身体好才拼命吃粗粮的。”患者追问。

“坏就坏在一个‘拼命吃’上，凡事都不能过头，过头就过犹不及了。”我说。

阴阳与脾胃

脾胃是人体最为重要的脏腑，脾为五脏之一，胃为六腑之一，五脏六腑在中医中是有明确意义的。如果用阴阳来观察大自然，那么灼热的太阳为阳，清冷的月亮为阴，熊熊的火焰为阳，潺潺的流水为阴。同样，在我们身体中，属于六腑的胃为阳，属于五脏的脾为阴。

这里我需要强调一点，这里的“脾”不是单单指西医解剖学意义上的脾脏，而是中医对于具有运化食物的器官和功能的总称，换句话说就是中医的“脾”不单单指能看得见摸得着的脾脏，还包括看不见的消化食物的功能以及统摄血液的功能。所以有些人说我做脾脏手术切除了一部分脾，那我就没有脾胃功能了吗？答案显然不是这样，脾脏被切除了，一部分人还是能活得很健康，这是因为虽然脾脏受损，但“脾”的功能没有被破坏，这是中医与西医比较大的区别之一。

阴阳平衡，人体健康，脾属阴，胃属阳，中医在调理人体治病的过程中也需要调整脾胃这一对阴阳，因为脾胃是“后天之本”。

“先天之本”与“后天之本”

人为什么会生病，归根结底与脾胃功能有关，因为不管你是感冒、发热、咳嗽，还是高血压、糖尿病、高脂血症，最终都会影响到脾胃，而中医治疗都需要顾及脾胃，这是因为脾胃为“后天之本”。

一个人的健康程度大体上与两方面有关，一方面是先天因素，中医说就是“先天之本”，那是什么呢？那是肾。为什么人人听到“肾亏”就会觉得病比较严重？因为肾是父母给你的先天馈赠，你的身体优劣与肾精是否充足密切相关，这就是西医所说的遗传因素。那先天好身体就一定好吗？不尽然。因为人活百岁不但需要肾气，还需要食物的水谷之气，而水谷之气用肾是吸收不了的，要靠脾胃来运化，脾胃能吸收食物的水谷之气不断地滋养人体，因此脾胃被称为“后天之本”。

如果脾胃功能出现问题，人体最基本的吸收功能就受到损害了，吃进去的食物都不能吸收，那身体怎么会好呢？

那么粗粮对脾胃到底是有好处还是有害处呢？

粗粮与米面

粗粮对脾胃是有害处的！

我经常对患者说除了大米和面粉外都是粗粮，粗粮还包括红薯、芋艿、玉米、杂粮的米和各种豆类。从中医的角度上认为这些食物对人体的脾胃是有损害的，比如《本草纲目》记载燕麦是饥荒的时候用来充饥吃的，除此之外无药用功效，荞麦和苦荞吃多了难以消化并且损伤人体。其余的诸如红薯吃多了泛酸，豆类吃多了胀气等，都是大家或多或少在日常生活中能遇到的情况，所以先不管营养成分如何，首先要保证吃下去人要舒服吧。

稻和麦是五谷中的佳品，浮小麦、淮小麦均能入药，稻米即粳米，自《伤寒论》中已然入药治病。中国人自古是吃大米和面粉长大的，这不是单单营养学解释的营养成分那么单纯，这是中国古代劳动人民千百年来总结出的生活智慧。

那情况就很清楚了，患病之人，特别是脾胃患病之人，是吃大米和面粉做的食物呢？还是吃粗粮呢？肯定是吃大米和面粉呀！

中医小智慧

健康的身体需要有好的脾胃功能，而良好的脾胃功能需要优质的食物。如果把脾胃比喻成一辆汽车的发动机，那么大米和面粉就是优质的汽油，粗粮反而是劣质的汽油。你要汽车保养得好，是长期用优质汽油还是劣质汽油，答案不言自明。

治病期间吃大米和面粉是养脾胃，养身体，长期吃粗粮是损伤了脾胃，害了自己。

我们毕竟是中国人，生活在东方这片世世代代休养生息的土地上，在大家急着 180° 调转成西方人的生活方式时，是否也要考虑考虑新的理论是否经过了历史的验证呢？我们的身体是否能适应长期吃粗粮的生活呢？一味强调食物的成分，忽视其对人体真正造成的影响，这可能是我需要认真思考的命题。

零食养病不养人

中医门诊实录

“朱医生，我本来胃病已经看好了，但是这几天胃的老毛病又犯了，你说这是怎么回事啊？”患者问。

“你又胃胀了？而且你的舌苔怎么又这么白腻啊？”我问。

“朱医生，你要求我不吃水果，不吃粗粮，我都照做了呀！”患者说。

“那你除了一天三顿饭之外还吃点什么吗？”我继续问。

“我最近太胖了，主食吃得少，饿了就吃点零食。”患者回答。

我看着年过半百的时髦阿姨哭笑不得地说：“零食不能多吃啊，你不是3岁小孩子了，怎么还喜欢吃零食啊？”

“零食不好吗？”患者问。

“吃多了当然是不好的。”我肯定地说。

减肥与零食

我这里所说的零食是指我们一日三餐之外的加工食品，比如蜜饯、膨化食品以及干果等。在现代社会，人们对于身材与容貌的焦虑催生了无数的新型进食法，以帮助人们达到减肥的目的。比较普遍的做法是不吃晚饭，当然有人能通过这个方法获得暂时的快速减重，但也有很多人饿到半夜爬起来狂吃零食，回头一算，吃的零食都能顶上两顿饭。

“816 减肥法”是最近流行的一种减肥方法。所谓“816 减肥法”是指在起床后的第一餐到最后一餐中间的三餐，集中在 8 小时之内完成，剩下的 16 小时不进食，而在这 8 小时内可以随意进食。有人成功就有人失败，失败的人扛不住了，扛不住饿的时间段一般是非饭点，这时候会有一部分人选择吃点零食来缓解饥饿。

以上这些都是为了减肥而越减越肥的部分情况，还有一部分患者纯粹就是因为“嘴馋”，吃零食是为了解馋。但是大家不知道零食是健康的大敌。

零食与重口味

一日三餐是为了吃饱，吃饱后再吃零食是因为零食味道好，但这个“好”字是带有贬义的。零食为了口味佳采取的最普遍的做法是加大对味蕾的刺激度，就是过甜、过酸、过辣、过咸等，因为只有零食有了比主食更刺激的口味，大家才会喜欢吃零食。但过度的味道对健康是有很大伤害的，我们都知道多吃糖会生蛀牙，多吃盐对血压不好，可能很多家里掌勺的对放多少油、多少盐斤斤计较，但对零食却非常放纵，恰恰零食是重油、重糖、重盐的重灾区，大家如果有心的话看看零食的配料表就知道我并非危言耸听。

《黄帝内经》对于过度的五味有着这样的记载："酸伤筋……苦伤气……甘伤肉……辛伤皮毛……咸伤血。"所以从中医的角度上来说，味道也要适量，超量就会给人体带来损害。

零食与过度加工

食品界有一个规律，经过越少加工的食物越健康，经过越多加工的食物即超加工食物对人体越有害。我这里介绍一个最简单的鉴别超加工食品的方法：能够看出食物原材料的食物，不属于超加工食品，比如香蕉、苹果；而如果仅仅通过看食物外观并不能认出食物原材料的食物，绝大部分是超加工食物，比如巧克力、蛋糕、冰激凌等。

大家都有这样的常识，自己去菜场买新鲜的食材煮饭做菜是健康的，吃方便面是不健康的，原因有很多，过度加工的食物是其中一个主要因素。

我以前很喜欢吃曲奇，当时对制作曲奇的原材料没有什么概念，当有一次我给老婆打下手亲自做过一次曲奇之后，我才知道一片小小的曲奇竟然需要这么多黄油和糖，所以现在已经很少再无节制地大吃曲奇了。

零食加重了脾胃负担

零食最大的坏处是增加了脾胃的负担，我一直说只要你嘴一动，整套脾胃消化系统就跟着你动，换句话说就是只要你吃一口，哪怕是半块蛋糕，我们人体的整个消化系统，胃、小肠、大肠、肝、胆、胰腺都得为了这小小的半块蛋糕全员工作一遍。大家想想，一日三餐消化系统工作 3 次，吃块蛋糕工作 1 次，吃点瓜子工作 1 次，吃个牛肉干工作 1 次，吃包薯片又工作 1 次，这 1 天就多了不止 1 倍的工作量，哪怕你吃得不多，但脾胃负担还是增加了很多。那你不胃胀谁胃胀呢？

少食多餐是对一些特殊患者下的医嘱，不是通行的养生方法，这一点大家千万不要搞错了。

中医小智慧

在现代社会，大家的经济条件都比较充裕，几乎已经很难遇到单纯性营养不良的患者，大部分都是营养失衡的患者。因此我们除了一日三餐外要尽量少吃些，这样才能更健康。

有句话我觉得很有道理："饭菜是养人的，零食是养病的"，我们千万不要错把吃零食当成补充营养，偶尔吃可以，过度依赖真的不行。

吃得越多，身体越好吗

中医门诊实录

“朱医生，我每天大便3～4次，吃了你开的中药，我身体其他情况都调理得挺好了，就是每天上厕所次数太多了。”患者问。

“你一天吃几顿？都吃些什么东西？”我问。

“我除了一天三顿饭，早上吃山药，下午吃白木耳、红枣，晚上吃水果，因为听说吃坚果好，我每天还要吃一把坚果，还有……”患者滔滔不绝。

“停！停！停！你一天吃这么多东西，能不拉肚子吗？”我急忙拦住患者，阻止了她继续再报她的每日食谱。

“朱医生，这些可都是专家介绍的，都是营养丰富的食品，而且我特意天天坚持吃2段山药，中医不是说山药能健脾胃吗？你怎么说吃多了会拉肚子呢？”患者疑惑不解。

“并不是吃得越多，身体就越好，饮食有节才能延年益寿！”我说。

饮食与养生

《黄帝内经》中关于饮食与养生的论述颇多，我简要介绍几句。

“食饮有节，起居有常，不妄作劳，故能形与神俱，而尽终其天年，度百岁乃去”。这是《黄帝内经》开篇《上古天真论》中的一句话，既然此句放在《黄帝内经》的第一篇，那它的重要性不言而喻。这一段话描述的是古人通过饮食节制，起居有规律，不过度劳累，使身体与精神都健康，从而才能活到百岁，终其天年。因此，有节制的饮食是长寿的一个关键因素，并不是吃得越多寿命就能活得越长。

“饮食自倍，肠胃乃伤”。这句话出自《黄帝内经·痹论》，此篇主要讲述了引起人体疾病的原因，其中一个原因就是饮食过量会造成肠胃损伤，中医最讲究脾胃功能，脾胃好身体就好，适量的饮食是补脾胃气血的，过量的食物却会损伤脾胃功能。

这里我再举一个例子。比如工厂的产能是一天生产

1 000 份产品，那每天给工厂运输 1 000 份材料，到晚上就能生产出 1 000 份产品，工人能准时下班，第二天能精神饱满地继续生产 1 000 份产品。这材料就是我们正常的饮食量，产品就是维持身体健康的气血，而工人就是“脾胃”。如果按照上面这位患者的做法，那就是每天堆 2 000 份材料到工厂，工人加班加点也干不完。给工人的选择只有两种，一种是做到 1 000 份产品准时下班，因为要休息，那多出的 1 000 份原料就变成了负担被扔掉，反映在人体身上就是“拉肚子”，因为脾胃来不及消化，只能“扯烂污”（上海话：比喻不负责而坏事）。第二种就是为了不“扯烂污”，“工人”加班加点，放弃休息时间，把自己活活累趴下了，造成的结果反映到人体上也是“拉肚子”，因为“工人”累趴下了就是脾胃受损了，脾胃受损就会造成腹泻，就算不腹泻，腹胀、胃堵、便秘也会随之而来。所以，产能是 1 000 份产品的工厂就给 1 000 份原料是最合理的，过多或过少都会对人体造成损害。

中医小智慧

一日三餐是千年总结下来的饮食规律，每餐只吃七分饱这是许多人都知道的养生法则。可是现在的老百姓被各种养生信息搞得晕头转向，以为只要把有营养的食物吃进去，就能获得健康。

正常的饮食，节制的饮食，规律的饮食，才是真正的养身法宝。

什么才是最佳补品

中医门诊实录

“朱医生，我每天吃1根海参，提高免疫力的！”

“朱医生，我每天吃1根冬虫夏草，提高免疫力的！”

“朱医生，西洋参每天3片泡水喝，提高免疫力的！”

“朱医生，你说我能吃深海鱼油Omega-3吗？我想提高点免疫力！”

这些是我在门诊常常被问到的问题，但往往这些患者都有一个通病，天天挖空心思吃各种粗粮、水果，囤着大量的保健品，却忽视了一天三顿的饭菜。而恰恰是最普通的饭和菜才是人体最佳的补品。

舍本求末

俗话说得好，“人是铁，饭是钢”，普通的家常饭菜虽不起眼，但却是人体健康的基石。很多养生节目都宣传某某食品、某某药品富含人体必需的营养素，多吃能增强免疫，改善体质。话虽没错，但老百姓多在盲目执行，今天说红枣好就每天吃红枣，明天说菊花佳，就天天泡菊花，也不管体质如何，脾胃功能是否合适，只要保健品含有对人体有益的成分，那就拼命往肚子里塞就是了。但你们是否想过，如果保健品是人体必不可少的东西，那我们的祖先是怎么繁衍生息到今天的？答案其实很明显，补品并非是“必需品”。

如果补品不是必需品，那什么才是呢？我认为，人要健康，最基本的“必需品”是“一日三餐”。

一日三餐是健康之“本”，补品是养生之“末”。

举个大家都能听懂的例子，一个人的健康是建立在一日三餐的基础上的，如果把人体的正常功能比喻成“灶台”，那一日三餐就是“锅里的饭菜”。

身体不好的人大致有两种情况，第一种就是灶台下面煤气太小，火开不大，所有锅里的饭菜煮不熟，天天吃“夹生饭”，身体肯定是养不好的。所以这一部分人需要增加煤气的量，火开大了，饭菜烹熟了，那么身体就会恢复健康。这里的煤气就是补品，补品实质上是给人体添加火力的。所以这一类人吃了适合的补品后，确能增强免疫，获得健康。

第二种情况是煤气火力正常，而锅里的饭菜不足，或者饭菜的质量不好，或者比例不佳所造成的身体不健康。这类人吃了补品后加大了煤气的火力，非但没有改善体质，反而把锅里的饭菜烧焦了。正确的做法是，调整锅里饭菜的品种和质量以及搭配比例，而不能一味地吃补品。这也是为什么老法说“小孩子不能吃人参，吃了要僵掉”的道理。这一类人不缺煤气，盲目地加大煤气等于一把火把健康给烧坏了。

所以，同样是不健康，养生的手段却是天壤之别。

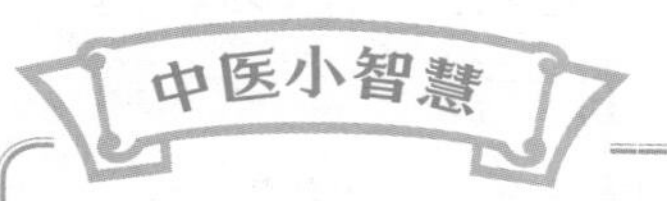

想要身体好，一天三顿少不了！

把每天的一日三餐做好了，做规律了，做合理了，哪怕不吃补品，身体也是会往好的方向发展的。

反之，天天把保健品、补品当饭吃，健康只会离你越来越远！

我最后还想和我的患者们说一句真心话：粗粮、水果真的要少吃，不是不让你们吃，真的是因为你们暂时“无福消受”。你们就是因为生病了才来找我的，身体功能本就不如健康人，别人能做的事情放到你身上就未必是合适的。说句不好听的，哪怕你吃得和奥运会冠军一样，但是她能拿金牌，而你行吗？所以，适合自己的才是最好的，不要盲目跟风，因为健康是自己最珍贵的财富，需要好好守护！

请莫轻视一日三餐

中医门诊实录

“朱医生，我为什么会胃胀，胃堵？”患者着急地问。

“因为你饮食不规律，加上平时吃得太多。”我说。

“朱医生，你瞎说，我哪里有吃得太多？”患者不服气并接着问道，“对了，我胃不好可以吃点什么东西补一下？”

“都说了不能多吃。”我说。

“蛋白粉能吃吗？”患者问。

“不行！”我说。

“海参能吃吗？”患者问。

“不行！”我说。

“深海鱼油呢？”患者还问。

“停！除了正餐之外其余的东西都不吃。”我说。

“朱医生，为什么？这样我的身体不会缺乏营养吗？”患者疑惑道。

"……"我沉默些许后继续说，"原来你们都这么看不起一日三餐呀！"

名气与健康

当代人对于大部分的事物都以"价格"作为一个评判标准，但往往忽视了其事物本身的"价值"。人们往往认为越是有名、越是昂贵的补品效果就越好，错误地把价格与价值画上了等号，但人们忽视了有些事情并非越有名才越有价值，事实上经常是越平常的、没有名气与高价的东西才越有价值。

我举个例子，大家都知道汉代最有名的皇帝是汉高祖刘邦，他被称为封建皇帝里最厉害的皇帝之一，可是刘邦的晚年是在战争中度过的，他自己最终也是在讨伐英布的战争中重伤而亡，可以说刘邦的名声与战争密不可分。但战争不能带来老百姓需要的安居乐业，在刘邦的时代，战争造成的生灵涂炭与其名气是不符合的。汉代最和平的时代是著名的"文景之治"时期，文指的是汉文帝，景指的是汉景帝，几乎所有的人都非常熟悉汉高祖刘邦，但并非人人都说得出汉文帝和汉景帝的名字，汉文帝是刘恒，汉景帝是刘启。虽然刘恒与刘启并不被人所熟知，但他们却是汉代繁荣的缔造者。如果把汉代的皇帝与健康对号入座的话，汉文帝与汉景帝是“一日三餐”保身体健康，而汉高祖刘邦则是“补品”，名气大但并不能带来国家的和平。所以补品名气虽大，但单单依赖补品并不能带来身体的健康。

主业与副业

如果把人比喻成一个家庭，把身体健康比喻成稳定且富足的家庭收入，那一日三餐就是工作收入，而补品是副业收入。大家都知道家庭收入要稳定就需要有一个稳定的工作，只有工作稳定才能有幸福的家庭，而副业是锦上添花的，有固然更好，没有则不影响整个家庭的收入稳定。但现代社会往往给大家看到的都是一日致富，做做自媒体就月入过万的极端例子，让年轻人以为副业可以远超主业，老年人认为补品可以代替一日三餐带来健康。但现实情况是，绝大部分情况下自媒体并不能带来月入过万的收入，大量的补品并不能带来健康。

不可否认，现实生活中是会有个别情况下患者在服用一些补品后出现了病情的好转，但这种情况往往是建立在正规的医疗手段基础上实现的，不是单单依赖补品来实现的。如果把偶然的事件当作常规可出现的事件来看待，那“守株待兔”的寓言则是最佳的诠释。

中医小智慧

民以食为天，健康以三餐为根本，这是最有“价值”的生活方法，但不是最有“价格”的社会潮流。其实大家只要想一想，我们是靠一日三餐长大的，还是靠天天吃补品长大的，答案是显而易见的。

一日三餐是人体健康的根本，补品只是锦上添花，而非正途。

要成就一番事业总需要一步一个脚印去实干，而身体健康是靠一日三餐规律饮食，一口一口饭吃出来的，不是靠所谓的补品补剂黑科技一日造就的。

冬季严寒，如果大家想要食补，在这个营养太过丰富的时代其实不能再遵循以往的经验，反而清补才适合现代人的身体状态。如果是冬天怕冷的老年人，可以每天吃1～2勺黑芝麻核桃粉，补肾效果很好；如果是消化功能不好的，可以在芝麻核桃粉里加一些炒麦芽粉；如果是消化功能不好且夜尿多的老人，可以把炒麦芽粉换成炙鸡内金粉，这样既能消食又能改善夜尿多，一举两得。推荐的比例是10份黑芝麻+10份核桃仁+1份炒麦芽或1份炙鸡内金。但经常上火的人不宜服用，至于你的体质如何，还是需要专业的医生来判断更为稳妥。

第六章

四季有序，顺时而养

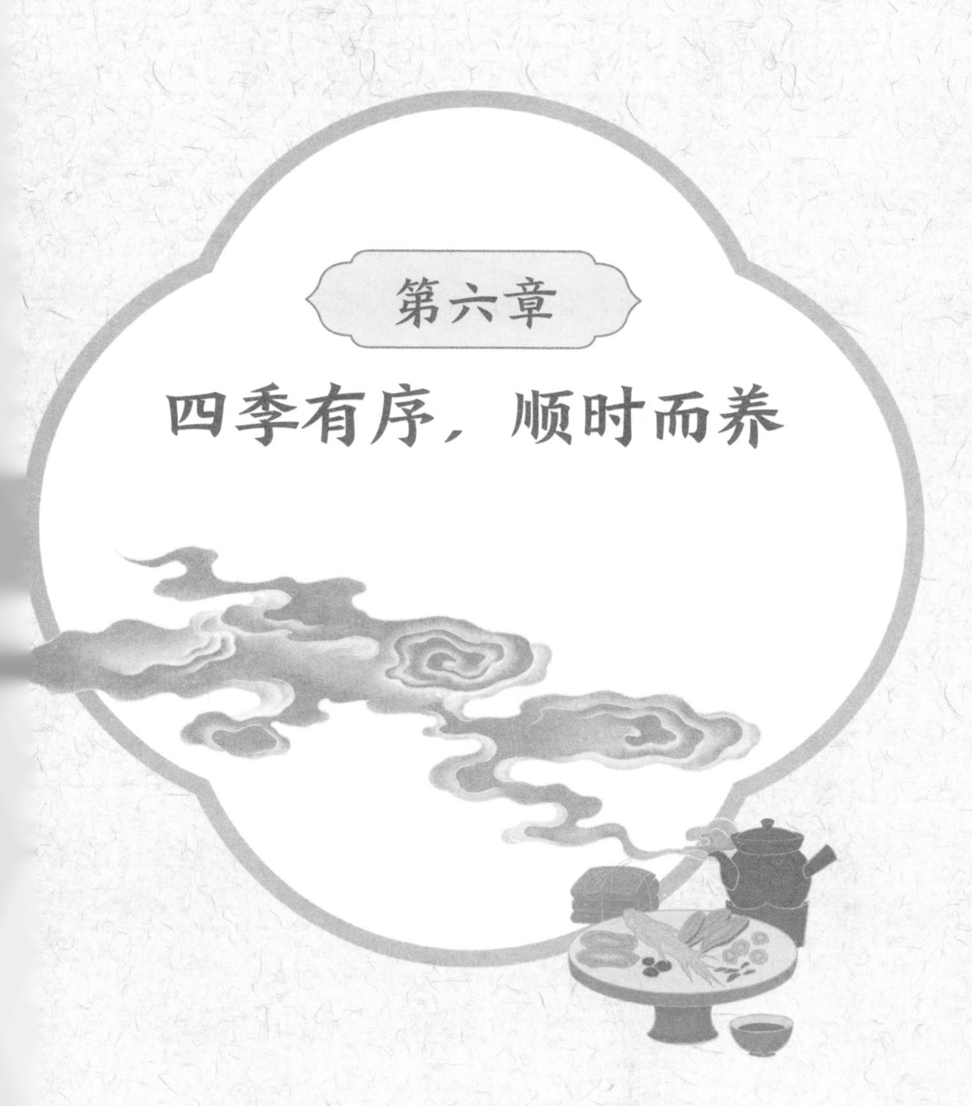

春眠不觉晓，为何我睡不好

春回大地，万物复苏，树枝吐出嫩绿的新芽，花儿缤纷绽放。暖风拂面，盎然的春意给人带来了温柔的惬意。

不过对于患者和医生来说，春天并不是一年中最美丽的季节，反而是最麻烦的一段时间。一年的气候变化以春、秋为善变，而又以春天更为明显，惊蛰、春雷都标志着生机的勃发，同时也标志着身体不平衡的状态更为突显。

在春季，门诊患者有头晕、腰背痛、胃不适、睡眠质量下降、睡不着的情况大量增加，其中又以睡眠障碍最为多见。本来老年人睡眠质量就差，春天一到，情况就变得更为严重，年轻人也有反映睡眠做梦增多的，许多人都说自己一睡觉就做梦，醒来觉得一个晚上就像没睡过一样，第二天头晕脑涨的。

为何如此呢？从中医的角度来说，春天是五行中的木，木对应的是肝，肝气不疏畅，醒时情绪不佳，睡时不能安稳。

肝与风相对应，自然界流动的空气是风，这是外风。

人体内流动的风是内风，内风扰动会造成人觉得眩晕，所以在这个时期，原来血压挺稳定的患者可能会出现血压波动的情况，这就是因为春天自然界的变化影响到人体而造成的。而这一情况往往到夏天就自然会好一些，因为自然界的气候变化趋于稳定，人身体内的变化也趋于平衡。所以中医治病需要顺势而为，比如在春天治疗高血压，就应该在原有辨证的基础上适当增加一些疏肝的药物，治病求因是中医治疗的主要思想。切勿盲目根据药理学理论堆砌大量有降压作用的药材，药物气味混杂，很难取得理想的疗效。

同样的道理，春天的失眠、睡眠质量差也要根据春天的特点配合用药，不能一味地增加镇静助眠的药物，而是适量地增加疏肝解郁的药物以治疗不寐，才能有良效。

中医小智慧

春天容易发生失眠、睡眠质量下降、头晕的情况，这是因为身体对气候变化产生反应的原因，因为人与自然界是息息相应的。

中医治病要顺着四时而行，不尊重自然变化的进程，仅依靠药物的“蛮力”解决疾病的想法是不符合中医思想的。

如果普通人遇到春季睡眠障碍，可以试试以下的小药方。

生麦芽30克，玫瑰花6克，绿萼梅6克，养生壶煮一煮。如果用沸水泡也可以，剂量需要减半。此方无安神药，因重镇安神药会影响白天的精神，妨碍正常工作生活。

此代茶饮是顺应春季的季节特点而设，药性平和却有“四两拨千斤”之效。

除阴虚体质的人，普通人都可饮用此方，药方中没有妨碍脾胃的药，因此就算胃不好的人也可以饮用。

如果睡眠问题比较严重，可以在此方的基础上增加珍珠母30克，珍珠母既能助眠又能平肝潜阳，对于睡眠不好且伴有春季头晕的人更为妥当。不过需要注意的是，如果增加珍珠母的话，就一定要煮过才会有效。因为珍珠母不经过煎煮是无法发挥药效的，所以不加珍珠母可以泡服，加了就需要煎服，大家千万要记住哦！

炎炎夏日话绿豆

门诊经常有患者会问我，朱医生，百合绿豆汤可以喝吗？绿豆会解中药吗？对于绿豆的种种冷、热知识，今天我就来聊一聊。

绿豆，中药饮片的一种，中医用来消暑、利水、清热解毒。

消暑　消暑就是清解暑热。夏日炎炎，持续高温，在空调没有普及的年代，人们应对暑热的侵袭会用到很多办法，比如扇子、井水、西瓜等，而最普遍的做法就是煮上一锅绿豆汤来解暑。绿豆药性寒凉，对抗夏天的高温恰到好处。

我很反对大家把赤豆当保健品吃，因为诸多医书记载，多食用赤豆会造成人体脾胃功能受损，进而出现消瘦，对人体的健康不利。绿豆虽然也是“豆”，却没有赤豆的这一缺点，绿豆是不伤脾胃的。当然，这里的不伤脾胃是指适量食用的情况下，与其他豆类食品比较而言不伤脾胃，并不是胡吃海喝也没有问题。

所以普通人在夏天适量地喝点绿豆汤没有问题，而且对人体是有益的。所谓四季养生，就是顺着季节的变换而改变生活饮食的方式，夏天喝绿豆汤就是较为常见的一种方法。

利水　绿豆有退水肿的功效，如果老年人脾胃功能没有问题，但是经常会脚浮肿，检查又查不出什么问题，这种情况可以适量食用绿豆汤，一来解暑，二来也可以退肿。绿豆的利水作用不是很强，对于老年人因为身体功能下降引起的浮肿，食疗的方法是比较适宜的。

清热解毒　民间盛传绿豆会解中药的说法主要出自绿豆的这一功效，因为很容易出现误读，包括我自己早年对此也有些模糊的认识，今天我再仔细地梳理一下。

绿豆解百毒，这里的百毒不是“一百种毒药”，也不是“所有的毒药”，而是“热毒”。因为绿豆药性为寒性，寒能胜热，所以对于热性疾病以及热性药物绿豆是有对抗作用的。

因很多本草古籍对绿豆都有相似的记载，如《本草备要》:“清热解毒，一切草木、金石、砒霜毒皆治之。”《本草从新》:“清热毒而解渴，眉批：一切草木、金石、砒霜毒皆治之。”《本草便读》:“清热解毒，故一切丹石诸毒，皆可解之。”乍一看觉得绿豆可以解百毒，其实并非如此。

一来古人写书也有抄录前人记载的情况，所以很多中医的说法都是一脉相承的，二来古人写书较为简洁，比如对于绿豆的记载就较为简单，不过根据这类书籍所载，其本义是指“绿豆可以解所有热性药物引起的中毒”。

古人有炼丹服药的风气，而我们现代人都知道丹石是有毒的，所以古人服丹中毒的情况并不少见。因此才有可解“丹石诸毒”的记载。比如，在古人服用的丹药中，雄黄比较多见，雄黄就是热性的矿石类药物。

大家都知道砒霜是剧毒的毒物，可能也有人知道中医自古有用砒霜治病的情况，但是很少有人知道砒霜的药性是“大热”。因为砒霜药性为“大热”，所以绿豆的“寒”可以抑制砒霜的“大热”，故而会有绿豆可解砒霜中毒的记载（需在医生指导下用药）。

因为丹石、砒霜都是热性药物，所以引申到其他的“草木”上，实际上这一类“草木”指的是热性药材，比如附子、巴豆等。

经过这么一解释，大家应该明白了，从中医的角度来说绿豆解的都是热毒，所以如果您服用的中药属温热药物，那绿豆汤就不能喝了。如果是补益脾肺的平和药物，绿豆汤是可以适量饮用的。至于你服用的中药是热性的还是寒性的，请患者询问开方医生，不要自己判断，避免猜错。

中医小智慧

绿豆能清解暑热，百合药性平和，无寒热偏性，如果是健康人群，在夏天是可以喝百合绿豆汤的。

如果你在服用中药，同时你又想喝百合绿豆汤，那需要询问开方医生，让他来帮你判断是否能喝百合绿豆汤。服用热性方药时是不建议喝绿豆汤的。

一般情况下，绿豆不会解除抗肿瘤中药的药性，但是因为情况复杂，很难一概而论，所以我建议我的患者食用绿豆需适量，不要每天食用。

特别说明一下，要等真正的夏天来了之后再喝绿豆汤，如果还没有“出梅”（梅雨季节结束），先不要急着喝绿豆汤哦！

此外，因为现在空调普及了，一部分年轻人一开空调就是18℃、20℃，所以一个夏天都不怎么出汗的人比比皆是。如果是这样的情况，绿豆要少吃，因为夏天反而是这一类人寒气最重的季节，“寒”上加“寒”反而损害了身体，切记！

还要啰唆一句，年轻人千万别吹着空调大口喝冰镇的绿豆汤啊！在35℃的酷暑下喝绿豆汤是解暑的方法，但躲在空调房间大口喝冰镇绿豆汤那就是“自残”的方法，我可不想看到大家为图一时爽快而到医院里来报到哦！

夏季的健脾祛湿茶

中医粉丝留言

“朱医生，你说姜枣茶不太适合大部分上海人喝，喝了容易上火。但网上都说这个季节要祛湿呀！那我们能喝什么茶来祛湿呢？”患者粉丝留言。

“我找个机会说一说吧。”我答复。

“朱医生，你太忙了，不要忘记哦！”患者叮嘱着。

“好的，好的，一定一定！”我回复道。

今日我正好在做上海人民广播电台的《活过100岁》节目，恰恰提到了这个话题，于是在节目结束后，我趁热打铁，把夏季的健脾祛湿茶和大家介绍一下。

我一般很少介绍具体的药方，是因为担心大家乱用，所以大家在服用之前还是要找靠谱的中医医生确认好身体体质是否适合哦！

祛湿为什么要健脾

很多人都知道要祛湿，但不一定知道为什么要健脾。我举个例子给大家听，如果将自然界的湿气比喻成天上下的雨，那祛湿就好比一把伞，伞可以挡雨，但小孩子也知道，伞不撑开是无法抵御雨水的，所以伞和撑开伞的力量缺一不可。换到人体上，祛湿就是伞，而健脾是撑开雨伞的力量。

而且从中医的角度来说，脾的功能正常才是真正能抵御湿气的关键因素，即“本”，那些祛湿的方法其实只是表面功夫，可能短时间有效，但时间一长“本”都丢了，后果可想而知，伞面做得再好不能撑开又有何用？如何抵御风雨？

健脾祛湿家传方

上海地区是处于中原版图的东南处，按照中医的五行理论，东方属木，南方属火，因此我经常说上海人的体质偏湿热的会多一些，这既是临床上的实际情况，也是有中医理论支持的。因为地域不同，所以可能适合北方人的祛湿方法，上海人并不适用。反之，更南方的养生方法，比如广东地区的养生方法也不一定适合上海地区的人，祛湿方法可以参考，但不能照搬。我这里介绍一个家传的健脾祛湿药方供大家参考。

上海地区祛湿首选薏苡仁，薏苡仁略偏寒，正好适合上海人的湿热体质。大家可能只知道薏苡仁可以祛湿，但其实薏苡仁还可以治疗肺痈、肠痈和关节炎，这些疾病中医辨证大部分属于热证，比如肺痈咳出的痰是黄脓痰，肠痈也多是热毒为病。所以薏苡仁不单是食品，也是一味重要的药材，并且薏苡仁主要适合湿热重的人群。

那如果湿热不重但湿气重的人该怎么办呢？可以在薏苡仁中加山药。健脾首选山药，山药是中药中较为常用而且副作用较小的健脾良药。同时还能补肺、补肾。薏苡仁祛湿力强而健脾药效较弱，因此薏苡仁配山药，祛湿健脾两不误。

临床上还有一部分人，早上起来舌苔厚厚白腻一层，这种情况可能用薏苡仁加山药还不够，还需增加一味白扁豆。白扁豆是一味药材，也是食材。白扁豆有几个好处，一是药性偏温，符合健脾化湿的治法，湿气属于阴邪，需要阳药来温化；二是白扁豆本身能祛暑湿，符合夏季的时令；三是白扁豆能配合薏苡仁中和其寒性。别看白扁豆在养生界出镜率不高，但其作用有着一锤定音的效果。

中医小智慧

薏苡仁山药白扁豆茶的剂量比例也有讲究，薏苡仁用量要大，一般50克起步，山药9～15克，白扁豆9～15克即可。

关于服法有一个注意点，只能饮汤，不能吃薏苡仁、山药、白扁豆这些药渣，这些药材、食材本身不易消化，吃下去之后反而增加脾胃的负担，就好比把撑伞的力量给削弱了。运化功能减弱，更加助长湿邪，千万别犯这个错误哦！

薏苡仁还有生、炒之分，建议在夏季用炒薏苡仁，可以加强健脾的功效。

最后还是要提醒大家一点，该用薏苡仁，还是薏苡仁山药，或者薏苡仁山药白扁豆，这是要医生来决定的，自行判断误判很多，切记！

金秋时节话水果

秋季是一个充满果香的季节。常常有患者问我："医生，每天要吃 3～5 种水果，你说我到底吃什么水果好？怎么搭配好？"我问患者："你从哪里听到这个说法的？"患者基本上一致回答我，这个说法是从养生节目或者网络上看到的，而且这个观点得到了大部分中老年人的认同，所以不管自己体质如何，不管自己血糖高不高，每天吃 3 种水果变成了他们的"例行功课"。但是这个说法是中医说的吗？这个观点真的对吗？其实中医医师都知道，这个说法是错误的。

首先，从人体的功能谈起。中医有一句入门的名言："肾为先天之本，脾胃为后天之本。"每一个学习中医的人都会接触到这一句话，所以如果哪个中医医师建议大家多吃水果，那就是把自己学的知识都还给老师了。这句话的意思用通俗的话来解释就是，肾亏不亏是先天的，遗传的，父母给的，先天肾精的多少我们是很难改变的，但我们能够靠后天的饮食来补充肾精，使身体更健康。后天饮食调理是通过脾胃来消化食物，把食物消化所得的精华补充到肾中去，这就是大家一直说的“我们要补肾”。但是脾胃功能是需要温养的，我们常说吃饭吃菜要“趁热吃”，但是大家很少想一想，这是为什么呢？答案其实很简单，因为人的脾胃就像一个锅，脾胃的阳气和肾中的阳气就是炉火，吃进去的东西都需要靠炉火煮熟了之后才能吸收。热的食物不需要长时间加热就能被很好地吸收，但是凉的食物却要先靠炉火加热到合适的温度才能被吸收。偶尔为之是没有大问题的，但是长期吃凉的东西，炉火就会被过度消耗，导致炉火变小了，就连正常的温热食物也吸收不好了。炉火小了，就是脾胃的阳气和肾中的阳气少了，一个人“肾亏”了，身体还能好吗？这并非危言耸听，每天大量吃水果还真能吃出“肾亏”来，特别是老年人和体质本来就偏寒的女性。

说到这里我想肯定有人会提出来说，医生，那我把水果热一下再吃不就好了吗？热过的水果只改变了水果的温度，却没有改变水果寒凉的本质，一样会耗伤脾胃和肾中的阳气。就比方说我们都知道喝生姜水可以发汗驱寒，但是生姜放在冰箱里就失去这个功效了吗？显然，生姜就算在冰箱里放过，拿出来煮水也一样能够发汗驱寒。

所以，水果能吃，但是不要吃得过量，合理的吃法是每天只吃 1 种水果，1 种水果只吃 1 个，特别是在秋冬季吃水果千万要控制量，天气寒冷，水果生冷，很容易伤到脾胃。大家要注意，水果并不是吃得越多就越健康的。

秋天给肺加点“油”

这几天有好友问我，秋天到了她经常会干咳，想喝流行的秋梨膏，但是买商家现成的怕质量不过关，自己熬又太麻烦，是不是有润肺止咳的保健小药方可以用，我想了一想还真有一个简易版的秋梨膏，这就奉送给大家！

前几天我在理发，发型师是一个年轻小伙子，在理发的时候我听到他不断地在干咳，声音不大但是一直咳，因为就在我耳边，我听得很清晰，所以引起了我的注意。因为我和发型师相熟多年，所以我就问他，你最近是不是感冒了？发型师说他最近没有感冒，也没有发热，就是近 2 周一直干咳，家里人帮他炖了冰糖雪梨，他喝了几天也不见好。我看他的舌苔偏红，嘴唇干裂蜕皮，就告诉他一个小药方回家煮水喝。3 天后他微信告诉我，干咳终于好了，问我为什么他自己吃冰糖雪梨没用，我的小药方却有效？要知道他就是吃了我的简易版秋梨膏哦！

咳嗽有很多原因，不单单是因为细菌感染所致的肺炎引起，这位发型师就是典型的“肺燥咳嗽”，他的特点是没有痰，咳嗽也不剧烈，但是却发作时间很久，往往吃药效果也不好。究其原因是因为肺脏在秋天容易受到干燥气候的影响而引起咳嗽，因为肺脏需要湿润的环境濡养才能功能正常。如果肺部的水分减少，就如同家里的大门门轴没有机油了，开关门就会发出“吱呀呀”的声音，肺部没有“机油”了就会出现干咳。

我开给他的药方是：芦根30克，梨大小适中1个，百合30克。三者放在一起煮水喝，这是应季小药方，主要用于改善秋天的干咳。

芦根是清热药，它主要是清肺热和胃热，因为芦根的药性十分平和，所以对于普通人比较适宜，一般菜场都有，干芦根和新鲜的芦根都可以，新鲜的效果更好。

梨是大家都很熟悉的养肺佳品，但是这里有一点要注意，梨其实对胃寒的人是有影响的，因为梨的药性偏凉，所以脾胃功能不好的人用梨的量可以减半。

百合是润肺主药，不同于前面2味药品只有润肺的功效，百合是有止咳功效的，因此如果没有百合，这个药方止咳的效果就不明显了。而且百合有安神定志的作用，在秋天天气变化的时候，有些人会情绪波动比较明显，较容易烦躁，百合恰恰能在这方面起到很好的疗效。

这3种药食两用的食物组成的食疗方能治疗秋季咳

嗽，就算没有咳嗽，在秋季干燥的天气里，服用这个食疗方对于肺的保健也是效果很好的。

这个食疗方相对于冰糖雪梨更适合秋季服用，止咳的效果也更明显。如果条件允许，各位喜欢养生的朋友可以在秋季给肺加加“油”了。此方与现在流行的秋梨膏其实原理相同，但是价格相对亲民，制作简便，大家可以根据自己的要求各取所需。

最后提醒大家一下，有病还是要到正规医院检查治疗，如果得的是肺炎，这个方子是搞不定的，如果检查都没有异常，仅是干咳的话，可以一试。

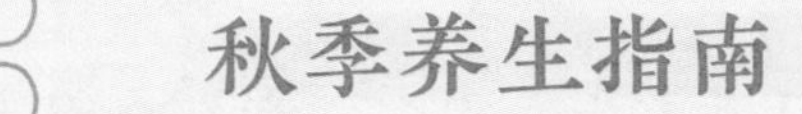

秋季养生指南

中医门诊实录

“朱医生，我这几天鼻炎又发了，总是打喷嚏，清水鼻涕也老是流个不停。”

“朱医生，我这几天喉咙不舒服，像有东西卡着，很难受，去西医看了，说是慢性咽喉炎，每年到这个季节都会这样。”

“朱医生，我荨麻疹又犯了，每年这个季节都会有，而且一发就很久，很难好。”

“朱医生，我最近情绪又开始不好了，很容易发脾气，本来还挺好的。”

这是我这些天门诊频繁遇到的情况，四季变换总与疾病相关联，秋天是收获的季节，但对于体质较差的人来说，收获的可能是“旧疾新患”。那要如何才能在秋天获得较好的抵抗力呢？这就要从中医的秋季养生说起。

中医与秋季

一提到中医秋季养生，很多文章都会引用《黄帝内经》这一段话："秋三月，此谓容平，天气以急，地气以明。早卧早起，与鸡俱兴，使志安宁，以缓秋刑，收敛神气，使秋气平，无外其志，使肺气清，此秋气之应，养收之道也。逆之则伤肺，冬为飧泄，奉藏者少。"看似复杂难懂，其实重点就是秋季要"养肺"，但这是《黄帝内经》关于秋季养生的一个方面，它并不全面，其实中医还另有一套关于秋季养生的理论。

中医是以阴阳五行理论来解释大自然和人体之间关系的。五行即木、火、土、金、水，相对应的人体五脏即肝、心、脾、肺、肾。按照中医的五运六气学说，其实一年非四季，而是分五个阶段，即木运、火运、土运、金运、水运，以 2021 年为例，金运的时间是从 8 月 30 日至 11 月 11 日，金运所对应的四季相当于秋季，而对应人体的脏腑是"肺"。时间上与"立秋"开始算起的传统秋季有部分重合，但又不完全一致。

这里要和大家讨论一下关于《黄帝内经》与"二十四节气"的关系，虽然两者都是中国古代劳动人民智慧的结晶，但我在《黄帝内经·素问》中没有找到相关的内容，翻遍了网上的文章，其实都没有拿出确凿的依据来说明二十四节气与中医养生的关系，绝大部分都是运用中医理论来做的推论。当然气候的变化肯定会影响到人体，人也应当顺应大自然的变化而养生，二十四节气作为古代农耕的知识体系如何与中医理论完美结合，则需要进一步研究。

我只是提出我的观点，也不一定全对，大家可以参考，因为中医对于一年中气候对人体的影响变化有一套完整的理论，被称为“五运六气”，它并不是以二十四节气作为时间节点的，关于五运六气，《黄帝内经·素问》中是有明确记载的。所以如果有人拿二十四节气来讲中医养生，大家需要斟酌一下。

言归正传，为什么2021年8月30日至11月11日这段时间容易出现咽炎、鼻炎、皮肤病、情绪问题呢？这用五行理论来解释比较容易理解。金运属肺，肺如果出现功能异常，最常见的就是呼吸道疾病，如鼻炎、咽炎、咳嗽等。肺主皮毛，因此皮肤病在秋季容易发作，这也是湿疹、荨麻疹到这个季节发作的原因。金克木，肺属金，肝属木，肺气在秋季偏旺胜则克制肝脏，肝气不舒畅则出现情绪低落，如果肺气在秋季受到损害，偏衰弱，则木会反过来侮金，则会出现情绪暴躁的情况。这也是为什么秋季容易动肝火的原因。

虽然秋季与肺相关，但大自然是一个整体，人也是一个整体，不可能仅考虑“补肺”来养生，除了清肺补肺外，还需要考虑到养肝柔肝。且脾胃为后天之本，脾属土，土生金，补脾胃能起到养肺的作用，这就是中医常用到的“培土生金法”。

总结一下，在秋季除了补肺外，还需要兼顾到疏肝和健脾胃，如此这般才能更全面地进行秋季养生。

秋季养生的误区

根据网上流行的说法，秋季要多吃水果来润肺，因为秋季太干燥容易伤肺。不过这里其实少提了一个前提，那就是这个人脾胃功能要好，因为入秋后天气转凉，如果本来脾胃虚寒的人再多吃水果，那就是在损伤脾胃。上文我说了，土生金，脾胃功能不佳会导致肺的功能受到影响。因此养生也是要看每个人具体情况的，非一概而论。

这里特别要提醒一点，如果入秋后皮肤病发作的人水果要少吃，不然会加重病情和延长病程。这一点我以往的文章有很多次论述，这里我就不再赘述了。

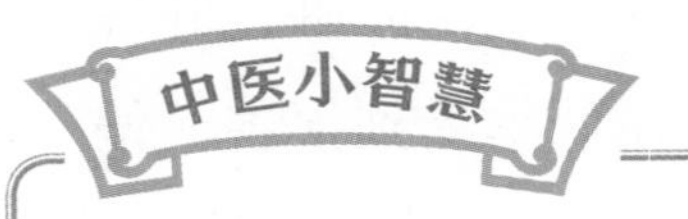

秋季养生需要根据每个人不同的体质情况，既往的病史，针对性地制定养生方法，不能生搬硬套网上的养

生方法，何况有些养生文章写得西不西、中不中，明显就是七拼八凑出来的，大家可不要盲从。

秋季当季养生食品，同时又不那么挑人，能适用于大部分老百姓的，其实是有的，那就是百合。百合能清肺，养肺阴，并且还能调节情绪，对于脾胃基本没有损伤，所以百合是可以在秋季多吃的养生食品。不过百合在秋季可不要和绿豆煮在一起哦，因为盛夏已过，再吃绿豆不是养生而是害人呀！最后祝大家在秋季身体棒棒！

冬季祛火的灵药

中医门诊实录

“老朱，我嘴巴很干，而且上火严重，你看我嘴唇左边的溃疡刚下去，右边的又起来了，一到冬天就这样，你有什么好办法吗？我不想喝中药，太苦了！”朋友对我说。

“哦，你喝一点金银花茶或者菊花茶祛祛火？”我说。

“我胃不好，一喝这些东西就胃痛，喝 2 天就扛不住了。”朋友很无奈。

“那这样，我教你一个食疗方，你可以试试看。”我说。

“食疗？就是吃饭就能解决问题？这个可以有，来来来，教教我。”朋友一下子有了兴致。

饭桌上的清火食材

今天我们要说的主角就是“荸荠”，荸荠有很多别名，如：马蹄、水栗、芍、凫茈、乌芋、菩荠、地栗、钱葱、土栗、刺龟儿等。医书上多记载为“乌芋”，而上海地区老百姓多称为“地栗”或者“马蹄”，上海一些饭店会有一种饮品叫马蹄水，其实就是荸荠煮水，因上海市基本都是以地栗来称呼荸荠，所以接下来文中我都以地栗称呼。

地栗，味道甘甜，生吃药性偏寒，此物善于清热，尤其善于清除胸中实热。如果遇到冬日里经常上火，可以适量食用些地栗来清热祛火，改善口舌生疮的问题。

地栗煮熟可以入菜肴，比如我家中喜欢在肉圆中加入地栗，能增味添香。木耳青椒炒地栗、地栗炒蘑菇片也十分可口，总体来说，地栗作为食材是合格的。

地栗虽为食材，但却有消食的功效，换句话说就是可以改善消化食物的能力。地栗尤其善于治疗打嗝，被反复打嗝困扰的人可以适量吃一些地栗作为食疗方。接下来我介绍一些实用的地栗药膳。

地栗药膳

地栗汁　地栗去皮后切碎，煮熟后用纱布包裹后绞汁，注意这里不是用粉碎机榨汁哦！绞出的地栗汁可加少量冰糖，服用地栗汁可以治疗急性、慢性咽炎、喉炎，那些总是抱怨半夜喉咙干痒的患者可以试一试。

地栗粥　地栗适量，去皮切碎后与大米煮粥，因地栗本来就能消食，所以地栗粥可以增进食欲，同时因地栗清热，所以胸中烦热伴有口渴的人也适合食用。中医主张饮粥养生，现代人饮食结构的变化造成胃肠道负担加重，适时喝点药膳粥是养生的一个好方法。

地栗鸡内金茶　地栗 120 克，鸡内金 15 克，加入适量水煎煮半小时后取汁，汁水代替日常饮用水，可以治疗尿路结石、肾结石。如果嫌鸡内金太腥，将其换成金钱草 15 克也是可以的。

五汁饮　梨、藕、麦冬、地栗、芦根五等分，煮水后取汁，称为五汁饮。五汁饮适合感冒高热后出现的口干、口黏不爽，其清热生津的效果出众。我在门诊经常遇到一些患者出现没有病因的舌头、舌尖疼痛，口干，甚至灼口症，五汁饮可以作为食疗方辅助治疗。

中医小智慧

地栗性寒，生吃过量容易引起腹胀，并且脾胃寒的人不能多吃，吃了反而会引起腹痛。所以地栗祛火虽好，但并非每个人都可以无节制地食用。

地栗是典型的药食同源之品，根据朱氏家传医术，有一方为治疗小儿口腔溃疡散剂，此散剂制作工艺比较复杂，其中就要用到地栗。无独有偶，不但朱氏如此，上海地区的众多历代名医治疗口疮的用方均离不开地栗，在上海地区，地栗是治疗口腔溃疡的良药。因此，对于有冬季上火的人，用地栗煮菜或者饮水都是不错的选择。

第七章

又是一年膏方季

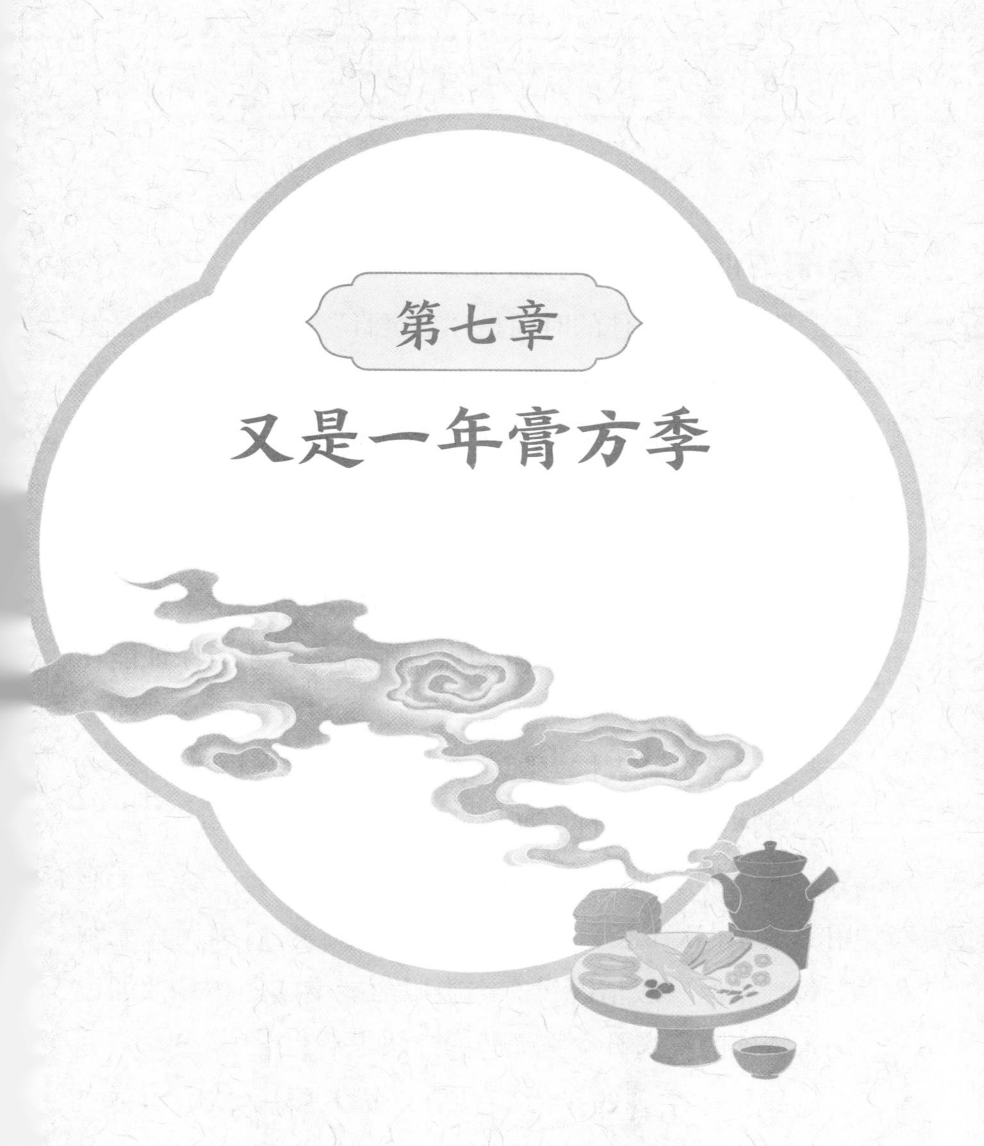

膏方宜忌

膏方服用的时间及方法

服用膏方最佳的时间是“冬至日”起 55 天左右，但是膏方是有制作流程的，一般制作完成需要 2 周左右。目前膏方无法使用现代化大规模快速生产，采用的工艺仍是古法流程。因此虽然是冬至日开始吃，但一般最好提前 1 个月左右就要在医院就诊，因为还要给“开路方”留出 2 周时间，加上 2 周的膏方制作时间，差不多正好是 1 个月。只有在这个时间点以前就诊，才能保证能在冬至吃上膏方。

有一部分“大忙人”在冬至前几天才来找我开膏方，因为身体条件不允许，所以错过了一年的膏方进补季。

如果你拿到的是塑料包装流浸膏，那膏方是每天服用 2 次，1 次 1 袋，用适量温水冲开，餐后服用，无须空腹，中医一般情况没有空腹服药能增加药物疗效的说法（特殊的疾病有空腹喝药的疗法）。

如果你拿到的是灌装膏方，每天服用 2 次，1 次 1 勺，用适量温水冲开，餐后服用，无需空腹。

出现以下情况膏方是禁止继续服用的

在肺炎高热、哮喘发作期、消化道出血等身体疾病急性发作期，膏方是绝对不能服用的。同时特别需要指出的是，在服用膏方期间如果发生感冒，膏方是要暂停的。同样，出现急性胃肠炎等是不可以再服膏方的，需要等病痊愈后才能继续服用膏方。因为在感冒期间服用补药会加重病情，中医有“闭门留寇”的说法。

膏方期间饮食要清淡

阿胶是由驴皮熬制，其虽为血肉有情之品，但性质比较滋腻，消化吸收膏方本身就会加重消化道的负担，因此在服用膏方期间饮食需要清淡，油腻辛辣、对胃肠道有刺激的食物需要适量减少，防止消化不良。

膏方不需要忌口萝卜

大部分的膏方中都会出现人参、黄芪等补气药，因社会上认为萝卜（白萝卜）、莱菔子有破气的作用，所以不适合与补气药同时服用，认为药性会抵消。关于这个问题我已经在《我想问中医——100个实用中医小知识》一书中有详细论述，在此我不再赘述。结论就是膏方期间可以吃萝卜。

咖啡、浓茶、可乐等饮品可以喝，只要您没有睡眠问题

如果您有失眠或者睡眠问题，那么在服用膏方期间，浓茶、咖啡、可乐需要适当减少，因为膏方中的一些补药有兴奋大脑皮质的作用，此时再饮用浓茶、咖啡、可乐等提神醒脑的饮品，可能会使人太过兴奋，影响大脑休息，进而造成睡眠困难。

如果你没有睡眠问题，那饮用咖啡是没什么问题的。至于茶与膏方能不能一起饮用，这个我在《我想问中医——100个实用中医小知识》一书中也做过详细论述，膏方期间服用茶叶是不会对药效造成影响的。

饮酒请适量，最好不喝

滋补之品总是偏于“温补”，也就是偏热性一些，酒为热性，热上加热无疑是火上浇油，因此服用膏方期间不宜大量饮酒。

膏方最好放在冰箱里冷藏

冬天气温较低，膏方放在阴凉处是可以的，不过现在冬天突然出现高温也时有发生，所以保险点还是放在冰箱里冷藏，注意千万不要放在“冷冻”里哦！

这里特别提醒，如果是罐装的膏方，请保持低温，温度太高容易霉变，用勺子挖的时候，保持勺子干燥，建议每次都用洗干净的勺子，以免碰水，否则膏方容易滋生霉菌，如果膏方出现霉变，就只能丢弃，不能继续服用。

女性生理期可以服用膏方

除非特殊情况，我开具的膏方女性在生理期都是可以正常服用的，为了以防万一可以具体询问我，我会再次确认。

如果是别的医生开的膏方请具体咨询开方医生，以开方医生的说法为准，不要照搬我的说法哦！

中医小智慧

膏方 1 天 2 次，每次 1 包，适量温水冲开服用。

感冒、发热、咳嗽、头痛、牙痛、喉咙痛、腹泻、湿疹、出血等，出现以上情况时不能吃膏方。

饮食要清淡，萝卜不忌口。

能睡得着，咖啡、茶叶不忌口。

饮酒请适量！

膏方最好放在冰箱里冷藏。

我开的膏方，女性在生理期是可以服用的。

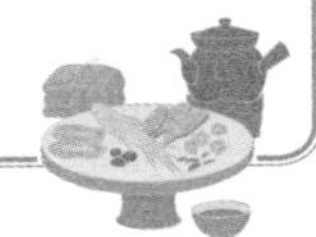

膏方时节话“膏方”

每年10月1日以后到冬至之前，各中医医院都会举办膏方节的活动，随着大家的经济条件日益提高，每年吃膏方的人也越来越多，不仅是老年人，年轻人也多了起来。年轻人的好奇心就是强，有一天有个朋友问我，朱医生，膏方里的阿胶、龟甲胶、鹿角胶等等，到底有什么用？膏方一定要用这些胶吗？这些胶又有什么区别呢？

现在，我就来聊一聊膏方那些事。作为开场，我先来说说阿胶。

食用阿胶宜忌

阿胶，老百姓最熟悉的名贵药材，几乎每一个膏方中都会用到阿胶，大家可能都知道阿胶是驴皮做的，它的作用可大了，按照《中药学》的记载，阿胶有补血、止血、滋阴润燥的功效，它是用于滋补强身的一味重要药材。历代的医书中都对阿胶有很详细的记载，对于其补虚的药用功效十分肯定。所有几乎每一剂膏方中都会有阿胶的身影。

阿胶特别适合血虚的患者，比如本来就有贫血，或者有大量失血经历的人，阿胶有提高红细胞和血红蛋白，促进造血功能的作用。因为我是肿瘤科医生，遇到放化疗后白细胞、红细胞降低的患者，我一般会采用阿胶类的制剂来提升血象，临床实践证明用阿胶的疗效要远远好于不用阿胶的疗效。阿胶中含有人体必需的氨基酸、微量元素等成分，对女性皮肤红润、光泽有很好的作用，又是一味美容佳品，总有女性朋友或者患者问我吃什么能让皮肤更好，其实阿胶就是其中一味药材。

虽然大家对阿胶的功效都很熟悉，但很少有人知道阿胶也是有副作用的，进补时也有诸多需要注意的地方。

首先，脾胃功能较差的人不能轻易吃阿胶，也不能大量服用其他的胶类药物。因为胶类都是荤胶，即动物类药物，相比较于植物类药物，胶类药物的吸收非常依赖于好的脾胃功能。脾胃功能差的人吃阿胶非但不能进补，反而会越补越虚。

什么叫脾胃功能差呢？老是觉得胃胀气，吃一点点就觉得饱了，吃了很多仍不觉得饱，刚吃完饭就又觉得饿了，不吃东西就觉得胃里嘈杂，一吃凉的东西就胃痛，吃什么都不胖，一天排很多次大便，一受凉就拉肚子，舌苔很腻，口苦，口咸，口淡，腹部隐痛，肚子胀气，等等。如果上面这些症状你有 2 项，那么至少你的脾胃功能不是很好，如果有 3 项以上，那么你的脾胃功能肯定出问题了。

大家都听过一句老话叫“虚不受补”，普通人理解的意思大概是，患者病太重了，吃补药也没用了，补也补不进了。其实“虚不受补”在中医中的含义更多是指脾胃功能受损严重，就算再好的药患者也不能吸收利用了。药都不能被身体吸收，还怎么能发挥药力来治病呢？

所以如果你是因脾胃功能不好想吃膏方来调理身体，医生会根据你自身的具体情况，调整阿胶的用量，不是不给你补，是怕把你补坏了。我一般对于脾胃功能较差的人都不会直接开膏方，而是提前让患者吃“开路方”，把脾胃功能先调理好，这样才能有效地进补。如此一来，真正开膏方的时候我就不用因担心患者的脾胃功能不好而开药束手束脚了。

什么是开路方

朱医生，你为什么要给进补之人吃开路方？为了回答这个问题，我举个简单的例子：如果说把人体比喻成一辆赛车，我们每个人在年轻的时候这辆赛车都能跑到时速 200 公里。随着年龄的增长，工作的压力，生活的不规律，疾病的损害，到了中老年这辆赛车只能跑时速

60公里了。是赛车的发动机真的坏了吗？其实不是的，是因为赛车的供油管道里阻塞了大量的垃圾，油路不畅通，发动机得不到足够的汽油，所以跑不快了。开路方就好比是给汽车的油路做了一个清洁保养，膏方就好比是质量更好的汽油，通畅的油路加上更好的汽油，发动机就能回到巅峰时速200公里的状态。

再举个例子，人好比一个环保袋，你到超市去买东西，环保袋够大你才能买回来更多的东西。开路方的作用就是给你换上更大的环保袋，这样你才能装得进更多的商品（膏方）。所以如果你想冬季进补膏方，应当先去找靠谱的医生把你的“脾胃打开”“袋子撑大”，才能补得进哦！

舌苔厚腻，经常口腔溃疡的人不要服用膏方，因为膏方比较滋腻，不适合这类人群。这类人群如果想要服膏方，需先服用“开路方”，把身体的湿热清除以后才能进补。

阿胶究竟是热性的还是寒性的

中医门诊实录

“朱医生，我最近怕冷，我想吃点阿胶补一补，暖一暖手脚。”患者说。

“但是你没有血虚的症状，你这种情况，吃阿胶改善不了你手脚冷的症状。”我说。

“朱医生，你又开玩笑了，大家都知道阿胶是热性的呀！我怕冷吃一点有什么问题？”患者反问道。

“谁说阿胶是热性的呀？”我厥倒。

我看着这位患者真的不知道该哭还是该笑。原来在老百姓的心目中，“阿胶”是一味补阳气的药材，人怕冷可以吃阿胶御寒吗？不过我转念一想，也对哦，老百姓对于阿胶产生这种认识可能是有一定依据的，因为很多人吃了阿胶糕会上火，冬季也都服用阿胶糕来进补。进补进补，顾名思义，补药肯定是温性的，温补温补，哪里会有什么凉补呢？所以一串逻辑推理下来，阿胶应该是热性的。

但事实真的是这样吗？

阿胶的溯源之旅

阿胶最早记录在东汉时期的《神农本草经》中，药性甘，平，无毒。治心腹内崩，劳极，洒洒如疟状，腰腹痛，四肢酸疼，女子下血，安胎。久服轻身，益气。东汉时期，阿胶的药性记载为“平”，所谓平，就是既不热也不冷。

同样是东汉时期的《伤寒论》中也有阿胶的记载，但因为《伤寒论》是一部临床专著而非本草著作，所以没有对阿胶做单独的论述，但根据“黄连阿胶汤”的条文显示，此方为泻心火补肾水的著名药方。换句话说，即这里的阿胶是用来治疗“热病”的，那么热病用寒药来治，如同灭火需用水的道理是一样的，由此推断阿胶非热性，不然热上加热，岂不是疾病越治越糟啦！所以《伤寒论》中记载的阿胶不是热性的。

但在唐代之前的阿胶并非今日之阿胶，因为那时的阿胶不是用驴皮做的，而是用各种皮制作，其中以牛皮为主，所以只可参考。

唐代之后阿胶的制作原料慢慢变为驴皮，与今日阿胶所用原料相同，因此很有参考价值。但令人奇怪的是，阿胶在随后的岁月里却并非当今社会上“如日中天”的补药瑰宝，反而诸多本草古籍中记载不多，并且对于阿胶的药性大多并未提及。直到金元时期的《汤液本草》中才再次出现较为详细的记载：“阿胶，气微温，味甘、辛。无毒。甘、辛，平。”根据此书记载，阿胶的药性记录为“平”。随后的主要本草著作如《本草蒙筌》及《本草纲目》均记载阿胶药性为“平”。

时至今日，《中药学》教材中记载阿胶为性平，归类为补血药。

自古到今，阿胶记载均为性平，而非热性，所以大家如果想用阿胶来御寒是不合适的。

阿胶如何能御寒

阿胶能不能用来改善怕冷的情况？答案是可以的，但是需要分情况。如果患者怕冷是因为气血不足，特别是血虚引起的，那么服用阿胶补血，在血虚改善的同时，畏冷的情况就能得到改善。

但如果不是血虚引起的怕冷呢？如果是肝气郁结造成的阳气被遏引起的怕冷呢？是脾胃寒湿太重引起的怕冷呢？是肾虚引起的怕冷呢？那非但不能用阿胶，反而会对身体产生不良的副作用。

医者不自医，何况是病家自己呢？上面这位患者是因为情绪不舒畅，阳气通行不畅造成的手脚不暖，因此正确的治疗方法应该是疏肝解郁，通行阳气，而非进补阿胶。

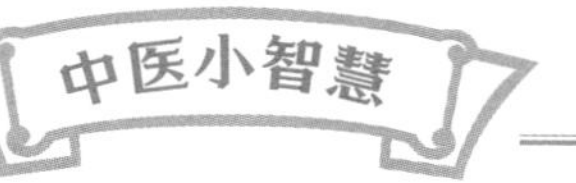

阿胶性平，千万不要搞错了哦！

没事别给自己下诊断，中医的寒证有真寒、虚寒、真寒假热、真热假寒、寒热错杂等非常多的情况，不是网上几句话就能说得清、道得明的。诊断一错，万盘皆输。让专业的人做专业的事！

由于现代阿胶的制作工艺会造成上火的情况，那是另外一回事了，总之用阿胶来御寒肯定是不适合的。

更年期潮热自汗的克星——龟甲胶

我先说一个小故事，甲骨文最早是怎么被发现的？1899年秋天，清代王懿荣犯疟疾，太医给出的处方中有一味药是“龙骨”。购药回家后，王懿荣无意间发现上面刻有非常古朴的文字，经过研究发现这些文字比“大篆”更久远，他初步断定这些刻在龟甲和兽骨上的文字是商代的文字。甲骨文就是这样被发现的，文字刻在了龟甲和兽骨上，可见我国对于龟甲的运用是非常早的，而龟甲作为药用早已经记载于现存最古老的中药学专著《神农本草经》中。下面我们就来聊一聊龟甲。

曾有患者给我留言：“我可能不能吃膏方，去年开的吃了火气大，然后呢，春天来了，就把膏方扔了！”一些吃膏方的人会遇到这样的问题，其实吃膏方上火除了与膏方本身的药方有关外，还与人的体质、饮食习惯、生活习惯都有很大的关系。与大家常规认为的不一样，膏方并非都是热性药。如果都是热性药的话，那么对于女性更年期的潮热盗汗怎么治疗呢？

“朱医生，我每天都会不自觉地感到潮热，坐着没动就一阵热上来了，热一上来汗就出来了，汗要出到衣服湿掉，一天要换好几次衣服。你说怎么办呀？”几乎每次门诊都会有女患者对我说这一段话。这就是女性更年期的典型症状，但是这个潮热出汗是无法用抽血化验、B 超拍片来检查出来的，因为这种潮热不是真热，是虚热，也就是说用清热解毒的药物比如金银花、菊花之类的是没有用的。治疗这一类症状需要用到退虚热的药物，这类药物中有一个重要药材，那就是龟甲和龟甲胶。

龟甲是乌龟的腹甲，龟甲胶是经过水煎煮，浓缩而成的固体胶，颜色呈深褐色，质地硬而且脆，对光照时呈透明。龟甲胶是血肉有情之品，最善于滋补肝肾退虚热。除了退虚热效果奇佳之外，对于甲亢引起的面红汗出也是有效的。此外，因为我祖父是儿科专家，从小我跟随祖父抄方，抄方凡遇小孩子囟门不闭合、行动迟缓、智力发育缓慢的，龟甲也是一味不可缺少的药物，治疗囟门不合时，祖父几乎在每张处方中都会用到龟甲。龟甲对于治疗骨质疏松、增强机体体液和细胞免疫功能、延缓衰老等都有积极的作用。

龟甲胶相比龟甲，其有效成分煎出充分，口味也较好，放在膏方中用于治疗阴虚内热的人是十分适合的。所以膏方并不是全部由温热药组成的，也有清虚热的药物，膏方讲究一人一方，根据不同人的体质采取相对应的组方用药。

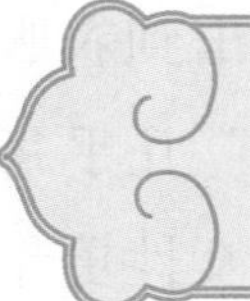

阿胶的“亲哥哥”——被遗忘的黄明胶

中医门诊实录

“朱医生，我既想吃膏方补身体，但又觉得膏方太贵了，请问你有什么好办法吗？”患者问。

“有啊，如果你体质合适，阿胶是可以用黄明胶来代替的。相比阿胶的高价，黄明胶的价格会便宜一些，但只要用对地方，便宜不等于疗效不好，反而可能疗效更好。”我回答。

“黄明胶？我怎么没听说过？朱医生，用黄明胶靠谱吗？”患者又问。

“其实啊，你不知道，黄明胶可是阿胶的‘亲哥哥’哦！简称‘阿哥’！”我笑着回答。

胶类药物的使用历史

胶类作为药物使用，在医药史上最早可以追溯至汉代马王堆汉墓出土的《五十二病方·白处方》，曰：“煮胶，即置其编于火上，令药已成而发之。”不过这里并没有提到是用什么材料做的胶。

东汉时期的《神农本草经》中就明确记载了“阿胶”二字，但《神农本草经》并未说明阿胶的制作材料和产地，在功效上与我们今日的阿胶有所不同，其文曰：“阿胶：一名傅致胶。味甘，平，无毒。治心腹内崩，劳极，洒洒如疟状，腰腹痛，四肢酸痛，女子下血，安胎。久服轻身，益气。”

晋代的《名医别录》与《神农本草经》不同，其明确记载了当时阿胶的制作原料以及产地，文中记述阿胶用牛皮制作，产地是东平郡东阿，大致在我们今天的山东省内。其文曰：“阿胶：微温，无毒。主丈夫少腹痛，虚劳羸瘦，阴气不足，脚酸不能久立，养肝气。生东平郡，煮牛皮作之。出东阿。”晋代是明确记载了用牛皮做的胶称为阿胶。

那么我们熟知的驴皮阿胶是什么时候出现的？据我查阅，应该是在唐代，唐代的《千金食治》中记载了用驴皮做胶来治病的情况。此后可能是存在一个用牛皮和驴皮都可以来制作阿胶的时期，不过当时认为驴皮做的阿胶治疗风病效果较好，《本草拾遗》记载说：“阿胶，阿井水煎成胶，人间用者多非真也。凡胶俱能疗风，止泄，补虚。驴皮胶主风为最。”唐代的阿胶对于水源的要求非常严格，一定要用阿井水，只有阿井水炼制的胶才能叫阿胶。

明代的著作《本草纲目》对阿胶的描述极为详细，先是说明其产地为“东阿”，再说明阿胶制作用水要用“阿井”之水，由官府管理，然后说明做胶的材料由“挲牛、水牛、驴皮”做出的胶为上品，但古方里用的阿胶多数用牛皮（这里的古方应该为宋代之前，因为在宋代之前用驴皮做的胶，称为驴皮胶）。

其实牛皮胶与驴皮胶在很长一段时间里是共存的状态，而且牛皮胶比驴皮胶更早出现，所以我才会说牛皮胶是阿胶的“亲哥哥”。之后根据两种药物不同的功效而逐渐分开，在唐宋时期阿胶包括了牛皮胶和驴皮胶，而在今天我们称牛皮胶为黄明胶，称驴皮胶为阿胶。

中医小智慧

黄明胶与阿胶相比更长于养阴，与龟甲胶相比更长于养血，在开膏方时，阿胶、龟甲胶、黄明胶各有所长，如果进补之人正好是阴虚血虚的体质，那么用黄明胶就既能在经济上获得实惠，又能在膏方中获得更好的疗效。

同时在中医具体开方用药上，我认为《伤寒论》中的“炙甘草汤”“猪苓汤”的阿胶应该用黄明胶更为妥当。欢迎中医同行与我交流，谢谢！

第八章

养生弯路避雷指南

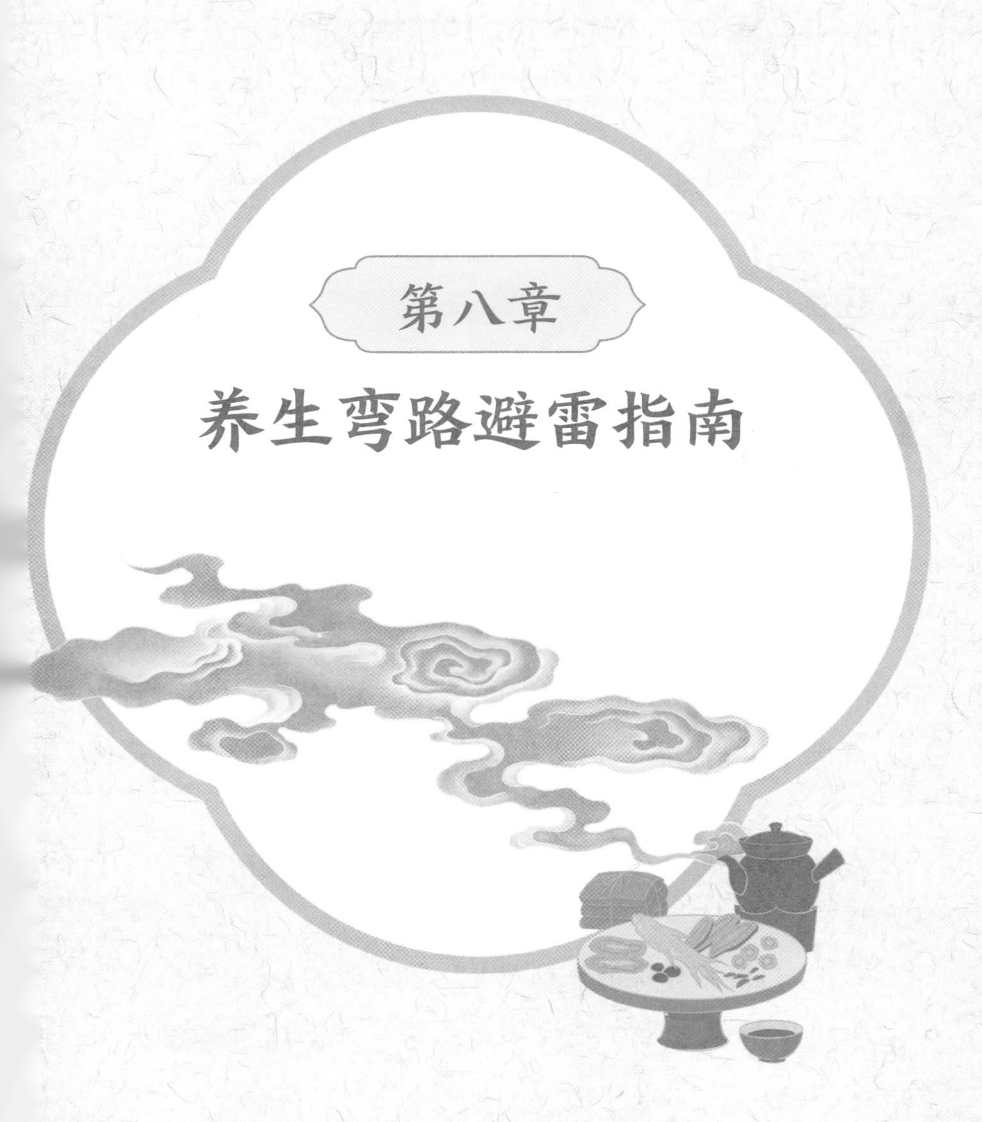

天天泡脚非良方

中医门诊实录

“朱医生，我天天怕冷，而且一动就出汗，你说该怎么办?”患者问。

“这个好办，注意忌口生冷的食物，水果不要吃了，我帮你开几帖药就会好的。”我说。

“好的，好的，谢谢朱医生！”患者开心地去拿药了。

2周后，患者复诊。

“朱医生，你的药不灵啊，我还是出汗，怕冷，只是微微好了一点点，但是基本和原来没有区别，你不是说吃了肯定会好的吗?”患者生气地问。

“你煮药的方法，忌口生冷都按照我说的做了吗?”我问。

“都按照你说的做的呀！”患者说。“我还天天泡脚呢！我用你的药方再煮第三次用来泡脚，每天泡半个小时！”

“哦？那你不能泡脚！”我说。

“为什么？大家都说泡脚好，我还怕冷，泡脚后我还会出汗，人就不冷了。”患者问。

“就是因为你泡到出汗，所以不让你泡！”我无奈地说，“都是聪明反被聪明误，我一个没嘱咐到位，就出岔子。”

关于泡脚的相关记载

我上网查了一下，关于“泡脚”的说法网上的观点基本一致，都言辞凿凿地说出自《肘后备急方》，看来网上的作家要么就是每个人都去通看了一遍《肘后备急方》，要么就都是一个中医培训班里出来的，论调无懈可击，出奇地一致。

《肘后备急方》因为诺贝尔生理学或医学奖得主屠呦呦而出名，因为屠呦呦研制的治疗疟疾药物的灵感就来自此书。但“泡脚”这一“中医养生疗法”是不是真的出自《肘后备急方》呢？我们来探究一下。

《肘后备急方》原书文字并不多，真正论述到泡脚可以养生的原文却几乎没有。而运用药物浸脚治病的相关记载却不少。如：

《肘后备急方·治卒心腹烦满方第十一》："治卒心腹烦满，又胸胁痛欲死方。以热汤令灼灼尔，渍手足，复易秘方。"

《肘后备急方·治卒霍乱诸急方第十二》："凡所以得霍乱者，多起饮食，或饮食生冷杂物。以肥腻酒鲙，而当风履湿，薄衣露坐或夜卧失覆之所致。初得之便务令暖以炭火布其所卧，下大热减之，又并蒸被絮若衣絮。自苞冷易热者，亦可烧地，令热水沃敷薄布，席卧其上，浓覆之。亦可作灼灼尔，热汤着瓮中，渍足，令至膝，并铜器贮汤，以着腹上。衣藉之，冷复易，亦可以熨斗贮火着腹上。如此而不净者，便急灸之，但明案次第，莫为乱灸。"

可以看到，《肘后备急方》中记载的泡脚方法是用来治疗急症的。为什么没有涉及养生方面？这是因为《肘后备急方》本来就是古代中医急诊书，涉及养生的内容少之又少，光看书名就知道此书是用来应急的，"肘后"古代意为"随身携带"，所以《肘后备急方》意思就是随身携带的急诊医书。因此，泡脚养生出自《肘后备急方》看来是一个美丽的误会！

网上还有文章称《黄帝内经》记载有泡脚十大药方，这更是子虚乌有。翻遍《黄帝内经》全文我都没有找到相关的记载。而且《黄帝内经》本身就是以论述中医理论为主的，方药记载很少，仅有 13 方，难道 13 方中就有 10 个方子是用来泡脚的？想想都不可能！

泡脚养生的注意点

那么中医就没有泡脚的疗法了吗？有呀，《肘后备急方》就有相关的记载，区别在于书中记载的泡脚疗法是用于治病，而不是养生，两者有很大区别，老百姓千万别乱来。

前文的这位患者是典型的“阳虚”伴“气虚”患者，这类患者会自觉畏冷，因为泡脚会提供热量，所以患者会觉得很舒服。但是他忽视了一个重要的问题，那就是泡脚如果太热，时间太久，泡到出汗甚至大汗，那么患者的阳虚与气虚会更为严重。

因为中医认为人体的气、血、汗是可以相互转换的，所以自古中医就有“气血同源”“汗血同源”的理论。本来气血就亏虚的人再被迫“发汗”，结果是气血更亏虚。泡脚会让患者产生舒服的感觉，而气血亏虚的后续副作用不会很快体现出来，因此往往患者都没有意识到自己在“饮鸩止渴”（这里的汗并不指正常运动和劳动后出汗，而是指不正常的出汗，甚至是被迫地出汗）。

这位患者，我在给她用药滋补气血，而她自己在伤气耗血，如同我女儿的数学题“一个游泳池一边进水 X 升 / 小时，一边排水 Y 升 / 小时，请问多久能把游泳池的水放满”一般，看了让人哭笑不得。

中医小智慧

泡脚的养生疗法可不是网上说的出自《肘后备急方》，也不是出自《黄帝内经》。

泡脚的中医疗法是可以治疗很多疾病的，比如足癣、皮肤病、关节炎、痛风等，但请在医生的指导下使用。

泡脚作为日常养生手段，水温不可太高，时间不可太长，更不能泡到出汗甚至大汗，能够起到暖脚的作用即可。

气血亏虚的人更不可以天天泡脚泡到出汗！

健康是每个人都追求的东西，但是“人间处处是陷阱，一不小心就踩雷”了。我作为中医医生，只能尽力科普一点是一点，希望大家能少走弯路，取得更好的疗效。

年轻人的养生误区

中医门诊实录

“朱医生，网上说熬夜水很好，我能喝吗？”

“朱医生，网上说八珍糕很适合小孩子吃，我女儿能吃吗？”

“朱医生，四神汤是网红保健品，我能吃吗？”

“朱医生，我气血很虚的，网上说女性都应该经常喝四物汤补身体，我可以吃吗？”

“朱医生……”

我说大家等等，先别急着买，急着吃，你们真的觉得自己缺补品吗？年纪轻轻就真的要时时刻刻进补了吗？现代人真的是缺乏营养吗？

中医与道家

《道德经》第七十七章有这样一句话：“天之道，损有余而补不足。”意思是说天地自然的规律是对过多的部分进行消除，对缺少的部分进行弥补，以达到自然的平衡。

自然界有很多这样的例子，比如超大型动物的繁殖率不高，这限制了其无尽地在食物链顶端的数量扩张导致的生态平衡被破坏，而小型的动物繁殖率很高，弥补了其高死亡率和食物链较低阶层的劣势。只有这样，大自然才能蓬勃发展，地球生态才能达到平衡。如果大象出现如兔子一般的繁殖力，那自然界的资源会很快被消耗殆尽。

道理转换到人身上也很好理解，比如你太胖了就要少吃点减肥，太瘦了就要多吃点增加体重，当人的体重在不胖也不瘦的正常范围内，就比较容易获得健康的体魄。

中医治病也是遵循一样的道理，患者热毒太重，就要用金银花、连翘、蒲公英等药物来清热解毒，把人体内过多的热毒祛除，这就是“损有余”。而如果患者气血亏虚，就要用人参、黄芪、当归等滋补气血的药材补益，将人体缺损的部分补足，这就是“补不足”。

人法地，地法天，天法道，道法自然。人要顺着自然规律养生，而非一味蛮补。

现代年轻人是“有余”还是“不足”

治病的道理与养生的原则是一模一样的，都是遵循“损有余而补不足”的道理。那当今年轻人到底是“有余”还是“不足”呢？我认为现代年轻人的饮食和营养是“有余”，而休息时间和平静的情绪心态是“不足”。

经济的高度发展，市场的空前繁荣，不要说食品，保健品都到了琳琅满目、眼花缭乱的程度，大部分的人都在忧虑体重的超标，但同时除一日三餐外还加上下午茶、夜宵、奶茶、咖啡，这样的情况要说营养不良那是谁都不会信的，这其实是营养过剩。

而现代人的生活节奏很快，工作压力大，年轻人熬夜的情况比比皆是，睡眠和休息的时间严重不足，工作日加班加点，休息日加倍娱乐。压力的增加造成平静的情绪和心态逐渐减少，为了缓解焦虑，就进行更多时间与身体的消耗，比如刷手机短视频，所以这是当代青年的“不足”。

既然营养已经过剩，那就应该正常一日三餐，荤素搭配均衡，奶茶、蛋糕、饮料应该减少，这是损有余，连饮食都要减少，难道还要增加补品？年轻就是本钱，身体的活力和精神都处于一生中最旺盛的阶段，如果这个阶段都需要靠补品维持，敢问你老了之后该怎么办？难道把人参当饭吃吗？

别熬夜，多睡眠，身体是革命的本钱，当你发现精力和体力大不如前的时候，凭着年轻气盛欠下的身体债务是会让你偿还的，所以尽量不要在未来背负过多健康的“贷款”。

中医小智慧

不管网络上有多么千奇百怪的补品，哪怕是“人参熬夜水”都比不上一日三餐和充足的睡眠。年轻人除非特殊情况，一般人是不需要进补的。

药毕竟是药，它是用药性来纠正人体阴阳的不平衡，所以药品本身就有阴阳偏性，是不平衡的。药品用在病体上是治病良药，而用在正常人体上就会扰乱阴阳平衡。中药服用不当，也是会有副作用的。

年轻人应该保持着良好的作息规律，运动与休息科学地结合，而不能一味追求依靠药物来“保健养生”。

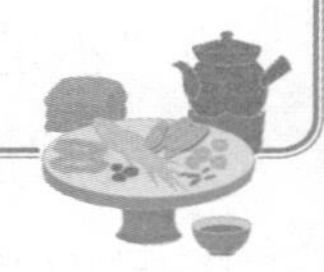

我们为什么越补越虚

中医门诊实录

“朱医生，我老公能吃海参吗？”患者家属问。

“不能。”我说。

“朱医生，那蛋白粉能吃点吗？”患者家属追问。

“不能！”我说。

“朱医生，那西洋参能吃点吗？”患者家属还问。

“不能！”我说。

“那我们还能补点什么呀？他现在胃不好，体重也不增加，急人呀！”患者说。

“一天三顿饭好好吃，吃饭吃菜，好好睡觉，按时服药，他的身体会好起来的。”我说。

“吃饭能有多少营养？不行，我还是要去给他买点石斛。”患者又有了新主意。

“……”我很无语。

重补品，轻饮食

这位患者来看胃病，一吃东西就胃胀，大便也不通畅，3 天排便 1 次很费劲。我在看诊的时候观察到患者是个没有主张的人，一切生活细节都是妻子打理，他妻子又是一个急性子，看到患者饭吃得少就拼命地找保健品给他吃，只要是市面上能买到的，患者几乎都尝试过一遍了。但妻子如此用心，造成的后果却是负面的，反而加重了患者的病情。

大家可以试想一下，患者在家中一日三餐一吃就饱，那肯定饭桌上的饭菜吃得很少，性急的妻子肯定会在两餐之间增加营养品，不然很难平复她焦急的心情。但就是这样的“好心”却办了“坏事”。

人们总认为高昂的价格可以买到高价值的补品，高价的补品等同于更健康的身体，其实这个观点是错误的。高昂的价格有的是因为产量低，有的是因为药材资源稀少，有的是因为加工成本高，甚至于是因为营销费用昂贵，但对于人体的健康不是用金钱可以来简单衡量的。

许多人都知道小孩子是不能大量吃人参的，人参是高价的中药材，但并不能解决小孩子的食积问题，反而越吃人参病情越重。因此在进补的时候关键是看人体是否需要它，如果人体缺乏它，那吃进去就是进补，如果人体不需要它，那吃进去就是身体的负担。至于人体到底需要哪些补品，不是用金钱来判断的，而是依照人体的状态来判断的。

不堪重负的脾胃

这位患者脾胃运化功能很差，用西医的说法就是胃肠动力不足，那中医的治疗方法是改善脾胃自身的运化能力。如果把他的脾胃比喻成 1 辆 5 吨载量的卡车，那在中医治疗阶段，需要减少卡车的运载量，如果把 1 天的食物比喻成 5 吨的货物，那么他的“运载量”应该改为 3 吨，这样才能减轻胃肠道的负担而有利于治疗恢复。

患者的妻子为了急于求成，增加了很多补品，擅自把卡车的货物提高到了 8 吨，这样下来，“卡车”非但没有机会修复，反而被过量的“货物”压垮了。但与此同时，患者又来求医，药喝下去等于又增加了 2 吨的“货物”，因此一辆运载量 5 吨的卡车天天背着 10 吨的货物，你说这个病怎么能治好呢?

清淡饮食，不用服药，脾胃也有自愈的能力。不给脾胃减负，补品越多，脾胃功能越差。这就是为什么我们总会出现“越补越虚”的情况，这是因为病家一味盲目进补的后果。

中医小智慧

治病并非永远做加法，人体需要阴阳平衡，有时也需要做减法，阴阳平衡了，人体才能健康。

补品，当人体缺乏它时，它就是补品。当人体不需要它时，它就是负担。不要把负担当进补。

现代人的通病是脾胃负担过重，而不是营养不足，这是我们经济条件优越了之后的“时代病”，不能总是用老黄历来应对瞬息万变的现代人的健康问题。

莫以运动抗疲劳

中医门诊实录

一位年轻的小姑娘来我门诊调理身体，主要的不适是感觉疲劳乏力。

“朱医生，请问一下，我能天天去运动吗?”患者问。

“你现在？不行，你不要经常做剧烈的运动。”我说。

“为什么？不是说生命在于运动，人没力气是因为缺乏运动吗？如果我不去运动不是更没有力气了?”患者问。

“没力气分很多种情况，而你这种情况是因为气血不足造成的乏力，所以越运动只会越乏力。”我说。

“不会的，朱医生，每次我运动后都发现人很精神，所以我以前一直都每天去锻炼的。”患者继续反驳。

“你这是饮鸩止渴，不可取的。”我说，“我给你详细解释一下为什么你不能用剧烈运动来应对你的乏力。”

乏力的原因

乏力是一种难以用指标来衡量的人体不适，它不像白细胞、红细胞可以通过血液检查来测定，不像血压能通过血压计来测量，甚至它有时候都不能算一个病，因为西医没有一个疾病的名称叫“乏力”。但乏力、没力气、疲劳感、精力不充沛等不舒服的症状正时时刻刻在影响着年轻人，为什么本应朝气蓬勃的一代会缺乏生命活力呢？原因有很多，每个时代都有每个时代的脉搏，我们当下的时代快节奏、不规律饮食、过度追求减肥、熬夜、高强度的娱乐和工作等，都是造成年轻人显现老态的原因。总结起来就是一句话“消耗过多，补充不足”。

“一日三餐定时定量，早睡早起”，这些是我儿时被教育的健康理念在当今社会似乎都被视而不见了。当你没有点标新立异的观点能颠覆人的三观时，那你就是落伍了，跟不上时代的节奏了。我只想问问现代的年轻人，你们有时间真正地停下脚步，低头沉思一会吗？我们的身体是按照自然规律生长的，还是按照时尚流行生长的？在这个把错误的审美观当健康观的年代，错误的健康理念促成了太多的“现代病”，这些本是可以被避免的。

这位患者体重不满 100 斤（50 千克），但对电子秤上的数字异常敏感，吃得很少，中医诊断为典型的气血不足，而且还是人为造成的，因此我给患者用的药以补气补血为主。

为何不能剧烈运动

患者是气血不足，吃药固然能加速身体的恢复速度，但不能打破身体恢复的规律。气血的源头在于吃饭，食物吃下去才能化生为气血，女孩子为了减肥吃得少，本来制造气血的材料就不够，所以我在开药的同时不断地嘱咐她一定要吃饭。我的天啊！现在治病让患者吃口大米饭都是非常困难的事情。

同时，当有足够的食物补充进人体之后，减少消耗也是必须要做的。什么是消耗？熬夜、过度的运动都是消耗。如果把人体比喻成一台手机，手机每天总需要充电吧，那吃饭就是充电，少开手机就是省电，而过度的运动就是刷视频、打游戏，手机的电量会很快消耗完。因此这位患者的情况就像是一台每天只有 50% 电量的手机，如果她想要手机能以 100% 电量开启新的一天的话，那就要好好地给手机充电（吃饭）并且少用手机（不要过度运动），这样才能使补充大于消耗，身体才能恢复正常。

中医小智慧

正常人适量的运动是需要的，但患者则要分情况，如果是气血不足的话则饭后散步即可，过量剧烈运动有害无益。

运动后的兴奋感会给人造成运动能恢复精力的假象，气血不足的人运动后也会有充满力量的错觉，但这只是一时的，第二天就又会回到无精打采的状态，这是因为气血不足的根本原因并没有被解决。

因此，吃饱喝足睡眠好，适量运动才健康，气虚血虚精力虚，过度运动伤身体。大家一定要根据自己的身体情况选择采取强度适宜的运动，这样才不会给自己的身体帮倒忙！

三伏天晒背究竟是对还是错

中医门诊实录

“朱医生，我很怕冷，现在三伏天能去晒背吗？”患者问。

“你到户外活动可以，特意去晒太阳？没必要呀！”我说。

“可是朱医生，现在都流行三伏天晒背，说可以排寒气，不是吗？真的不行吗？”患者追问。

“就你的体质而言是真的不行。”我说。

自媒体时代的到来催生了众多的新型养生方法，有些是符合中医和西医科学理论的，而有些则是违背常理的。但老百姓似乎都对有违常理的论调更感兴趣，就如自媒体博主们开篇常用的一句话：“这个视频将颠覆你的认知。”养生新观点层出不穷，但是否有理可循，有章可依，却要打上一个大大的问号。

六淫致病

三伏天晒背看来似乎是以中医理论作为依据的养生方法，其实并非如此。中医的众多典籍中并未记载三伏天晒背养生，以《黄帝内经》为例，全书并未有记载这种养生的方法和理论依据。大家有可能会把三伏贴与三伏天晒背相混淆，三伏贴是在夏日用中药敷贴与特定的背部穴位来治疗哮喘等肺部疾病的方法，与背部晒太阳养生相去甚远。

中医把大自然的致病因素归纳为六种邪气，称为“六淫”，分别为“风寒暑湿燥火”，其中“暑”是外邪的一种，关于暑邪伤人致病的情况，《黄帝内经》中却是有诸多记载的。

《黄帝内经·生气通天论》：“因于暑，汗，烦则喘喝，静则多言，体若燔炭，汗出而散……夏伤于暑，秋为痎疟。”

《黄帝内经·金匮真言论》：“夏暑汗不出者，秋成风疟。”

《黄帝内经·移精变气论》：“岐伯对曰：往古人居禽兽之间，动作以避寒，阴居以避暑，内无眷慕之累，外无伸官之形，此恬憺之世，邪不能深入也……当今之世不然，忧患缘其内，苦形伤其外，又失四时之从，逆寒暑之宜，贼风数至，虚邪朝夕，内至五脏骨髓，外伤空窍肌肤，所以小病必甚，大病必死。”

以上只是《黄帝内经》中关于暑邪致病的部分记载，举上述例子只想说明中医主张适度寒热才是养生的法度，极端的大热大寒都是对身体不利的。

寒气与正气

有些晒背的人认为，晒背出汗能排人体的寒气，人体的寒气、湿气可以通过出汗排出体外，这里有几个被混淆的概念。

中医有用“汗法”治疗外感病的，但均需中病即止。汗法不会被运用来养生，因为汗法是对人体正气有损的治疗方法，体弱的人反而需要避免用汗法治疗。

《伤寒论》第五十条：“脉浮紧者，法当身疼痛，宜以汗解之。假令尺中迟者，不可发汗。何以知然？以荣气不足，血少故也。”

《伤寒论》第八十三条：“咽喉干燥者，不可发汗。”

《伤寒论》第八十四条：“淋家，不可发汗。发汗必便血。”

《伤寒论》第八十五条："疮家，虽身疼痛，不可发汗。汗出则痓。"

《伤寒论》第八十六条："衄家，不可发汗。汗出必额上陷，脉急紧，直视，不能眴，不得眠。"

《伤寒论》第八十七条："亡血家，不可发汗。发汗，则寒慄而振。"

《伤寒论》第八十八条："汗家，重发汗，必恍惚心乱，小便已阴疼。与禹余粮丸。"

《伤寒论》第八十九条："患者有寒，复发汗，胃中冷，必吐蚘。"

以上是《伤寒论》中关于汗法禁忌的一部分条文，发汗并不是排寒气和湿气，而是会损伤人体正气的。因此，运用被动的方法迫使人体出汗都是治病时不得已的手段，而非常规的养生方法。

夏季应该如何养生

以上我引用了大量《黄帝内经》和《伤寒论》的记载，只是想告诉大家流行的说法并不一定是正确的，我们要客观理性地看待这个问题。

现代人长期处于空调的环境中，虽然没有接触到暑气，但也食用冷饮来祛暑，这样的情况下有人觉得晒背能改善怕冷的情况。但解决问题需要针对问题的根结，即治病求本，如果是空调和生冷的食物导致了畏寒，那不是应该尽量避免接触寒冷的环境和生冷的食物吗？一边待在空调房里避暑，一边晒背祛寒，那不是等于一边喝毒药，一边喝解药吗？

有些人说工作环境无法避免空调，那么这部分人可以适当地进行户外活动，有太阳光就晒晒，阳光太烈就在树荫下躲一躲，微微出汗即可。刻意跑到太阳下晒背我认为是有害无益的，夏天的太阳是带有暑邪的，多晒引起中暑可就得不偿失了。

有些人说我不是中午去晒，我是清晨和傍晚去，这里还有另外的问题。背为人体督脉的循行位置，最易受到风邪寒邪的侵入，感冒的人常会有后背发凉的异常感觉，就是背部阳气受邪的一种表现。背部晒后出汗，如果这时遇到凉风，则寒气反而进入人体，这不就是无用功吗？

如果一定要我给一个意见，我认为按照现代人的生活习惯，晒大腿、小腿和脚倒是比晒背的副作用更小。当然我还是不推荐大家三伏天到太阳底下去做所谓的“养生”。

中医小智慧

我发现社会上时常会有明显反常的错误中医观念，老百姓又不懂得分辨，久而久之就把错误的当成正确的了。

因此我觉得作为中医医生，朱氏内科非遗的传承人至少还得把明显对人体有害的错误观点给指出来，让大家至少能有兼听则明的机会。以上只代表我自己的观点，供大家参考。

一天究竟要喝几杯水

中医门诊实录

“朱医生，我想问你，人1天一定要喝满8杯水吗？”患者问，“我实在是喝不下去呀。你看，1天8杯水，加上1天2碗中药，再加上吃饭，这个肚子没有1分钟是不胀的，朱医生，我想少喝点水可以吗？”

“谁让你1天一定要喝满8杯水的？”我问。

“网上都是这样说的呀，科学研究说水喝不够会导致很多疾病，你看我都得肿瘤了，总希望身体能好一点。我宁可信其有，不可信其无。”患者说。

“你啊！饮水要适量，很多流行的说法不一定是正确的。”我说。

“那我害怕呀，朱医生，你倒是来说说，这个水到底该怎么喝？”患者问。

关于饮水的研究报告

1 天喝 8 杯水是一个比较流行的健康知识，但这到底是不是真的呢？让我们简单地来回顾一下近年来关于饮水量的科学研究吧。

2022 年《科学》杂志曾发表 1 篇文章，推翻了 1 天喝 8 杯水的观点，文章认为 1 天喝 8 杯水对于绝大部分人是超量的。研究指出，不同的人，男女性别的差异，甚至一个人在自己不同的年龄阶段，每天的饮水量都是不同的。研究结论指出，1 天喝 4～6 杯水就足够了，这个研究结果让大家对于 1 天究竟喝多少水恢复了一些科学的认识。

不过科学研究也如同生活中许多时事热点一样，可能会经过反转再反转，喝水的科学研究也是如此。2023 年另一本医学顶尖杂志《柳叶刀》发表了一篇关于饮水不足会导致过早死亡，并且提高了患慢性疾病风险的论文。研究表明，不足的饮水量会导致不好的结果，但一个人究竟 1 天该喝多少水，研究并未给出答案。

之后 2023 年又有研究表明，如果 1 天的饮水量不足 1 500 毫升，就会增加患阿尔兹海默病的概率，不过有意思的是这里研究的饮水量是包括茶、咖啡、牛奶的，因此 1 500 毫升并非指纯水，还可以是饮品。这就让问题变得复杂化，结论也就没那么有说服力了。

结合近年的科学研究会发现，对于一个单纯的生活问题，科学研究往往会给出诸多解释，而且往往会得出相反的矛盾结论。这是因为科学研究观察的角度、方法、结论并非是普通人的日常生活，有些只存在于实验室中的理想状态，所以科学研究的结论可以参考，但不能盲从。

喝水的标准是人

如果要问我，朱医生，一个人1天到底要喝多少水？我的回答是“因人而异”并且“适量”。一个体重不足100斤（50千克）的女性与200斤（100千克）的男性用同一个“8杯水”的标准明显是不合理的。此外，8杯水，1杯水是多少毫升？要知道一杯相差50毫升，那8杯就相差接近400毫升。所以大家不用对一个非常模糊和不严谨的说法纠结，喝水多少是根据你自身的情况来定的。

《黄帝内经》中有这样的记载：“上古之人，其知道者，法于阴阳，和于术数，食饮有节，起居有常，不妄作劳，故能形与神俱，而尽终其天年，度百岁乃去。”文中的“食饮有节”就是指饮水进食要有规律和适当的量，太多太少都是不对的。中医一直以来都提倡适度，以治疗疾病为例，攻伐疾病的药物不能过量使用，过度攻伐则会损害人体，补益剂也不能过量，一味蛮补则过犹不及，这里需要讲究一个适度。

我这里按照临床经验给大家一个大致的参考标准，饮水多的人不能喝到胃胀，饮水少的人不能出现口唇干裂，在此范围中，大家可以根据自身的情况正常地生活。毕竟生活不是一板一眼的计量器，生活是丰富多彩的，许多的快乐幸福是不能被量化计算的。

中医小智慧

有患者来就诊时说，总觉得自己的肚子里有水在晃来晃去，这就是水饮停留在胃肠的表现，这类患者就不适合饮用太多的水。而有些患者，特别是小孩子，平时只喝饮料不喝水，这类患者则需要把饮料换成水。所以，情况不同，饮水量各不相同，不能整齐划一地执行。

中医是以人为本，仁心仁术，我反对机械化、数字化、僵化的医学，毕竟医生的责任是让大家重获健康，而不是进入“数字养生的牢笼”。

人是鲜活的生命，不是冰冷的机器，切勿用简单粗暴的结论来束缚灿烂的生活，毕竟心情愉悦也是治病的良药。

让身体听话，还是听身体的话——从一个胃病患者说起

中医门诊实录

“朱医生，我胃胀，很不舒服，一吃冷的东西就容易胃痛，严重的时候还拉肚子，而且人也很没力气。”患者说。

“那你最近水果和生冷的东西不要吃，米饭要吃的。”我说。

“朱医生，你这个就说得不对了，不吃水果，营养不够了怎么办？米饭是碳水，吃多了对血糖不好。”患者振振有词。

“我只是让你这段时间不要吃，等你的胃好了以后再吃不就行了？”我苦笑着说。

“不行的，不吃水果营养不够的，吃了米饭血糖会高的。”患者仍坚持着。

“行吧，那我问你，你血糖高，吃水果血糖不是更高吗？不吃米饭你哪里来的力气呢？”我实在是不知道怎

么才能把这个道理在门诊的短短几分钟内说明白。

“朱医生，你就治我的胃就好了，不要管我吃什么东西呀，西医说了不要吃辛辣刺激的就可以了。”患者说。

“你可知道治疗脾胃光喝药，不养生，等于白治，不能完全治愈的。”我说。

“这是为什么呢？”患者疑惑了。

我们到底应该听哪种声音

现代社会崇尚时尚，喜欢新鲜事物，网络时代的到来更是加速了这一趋势，以往可能流行大半年的事物在当今社会可能就几天的热度而已。这种情况在中医养生界也是愈演愈烈，有些语不惊人死不休的意味，如果一种新的养生方法不颠覆一下大家的认知都不好意思说出口。抓眼球、标题党充斥着各个网络平台，到处都是要求你改变你以往的生活习惯、养生方式，要采用最新的方法来“生活”，仿佛自打我们出生开始就没有做对任何一件事情一般，要在现代网络世界上颠覆无数次的认知。

可是无论养生的方法多新奇，我们人体自身在几万年来并未随着社会潮流做出改变，并没有按照养生博主标新立异的养生方法而出现基因突变、改变人体构造。我们还是以前的我们，但养生方法却已经今非昔比。

那到底我们应该命令身体听我们的，还是我们要仔细倾听身体的声音？

大道至简

我们要听得懂自己身体对我们说的“声音”，这个声音不是网络的一些论调能否定的。

比如人觉得饿了，那就得吃饭呀！减肥是给一些特殊工种的人做的事情，标准体重在屏幕上肯定是显胖的，所以看上去胖瘦正好的脸庞大概率是搭配了消瘦的身体，而荧幕上肉眼可见的显瘦大部分都搭配了不健康的身体。不是说不可以去追求更好的外貌，只是我经常对年轻女性患者说“身体养好了才能考虑减肥”，毕竟在身材和健康之间，孰轻孰重，我想大家应该知道怎么选择吧。

觉得困了，就应该睡觉休息呀！所谓“熬夜水”能依靠补药抵消熬夜造成的身体损害，这是无稽之谈。

胃不舒服就要少吃生冷，好好吃饭呀！人要尊重自然规律，先把什么营养放一边，把胃先养好，胃好了才能吃得下食物，食物入胃才能进一步被身体消化吸收，胃一出毛病，任凭你吃再多的水果，身体不吸收又有何用呢？

中医小智慧

中医把人看成一个整体，如果你胃痛就治疗你的胃，而不管其他问题，那不就是“头痛医头，脚痛医脚”了吗？治胃病要结合正确的饮食习惯，同时也要考虑身体的其他情况，不能用以胃论胃的思路开中药，不然中医的水平很难进一步提高。

中医医生应该都是和善的语言艺术家，倾听身体发出的声音，知道问题出在哪里，然后用中药诉说着身体能听懂的语言，指导身体逐渐康复。中医治病从来都不是把病“治”好的，而一直是让身体自己把病医好，中医只是在堵点上适当疏通，而非一味用蛮力杀死疾病。身体的疆域上生机全无，那把疾病赶跑了又有何用？

“以人为本”是我们医生全心全意为人民健康服务的根本宗旨，“以身体为本”应该是健康养生的根本宗旨，不吃米饭可不是我们应该对身体发出的指令哦！

舌苔白腻莫进补

中医门诊实录

“朱医生，你总是不让我吃粗粮，不让我吃水果，我在你这里也调理了一段时间了，你看我能少吃点水果吗？而且酸奶你也不让我喝，这些都是很有营养的，你不让我吃，我营养不够了怎么办？”患者问。

“粗粮、水果、酸奶、生冷食品是否能吃，不是我决定的，是你自己的体质决定的，更精确点说，是你的脾胃功能决定的。如果你的脾胃功能恢复正常，适量吃一些是完全可以的。”我说。

“到哪一天我的脾胃才算好了呢？朱医生，你很忙，你能否教我一个简便的方法来判断呢？”患者问。

“脾胃功能的好坏是要综合很多方面一起考虑的，你一时半会也学不全，但有一个简便的方法能大致判断你的脾胃功能是否正常，那就是舌苔不能‘又白又腻’。如果哪天你舌苔不发白也不厚腻了，你就可以来问我是不是可以吃水果了。”我说。

“朱医生，我天生就是舌苔发白的，我一辈子都是这样的。”患者说。

“一般情况下是不会的，天生花舌头（地图舌）是有的，但是天生白腻舌是不会的。”我说。

舌苔白腻到底代表着什么

正常的舌苔应该是薄白，或者说正常人的舌头是要有一些薄苔的，这些薄苔并不是疾病造成的，这是正常人体的表现。而舌苔又白又厚，用牙刷也刷不掉，这就是白腻苔。白腻苔是人体有问题的表现，但具体是怎么造成的，大家可能就不甚了解了。

造成白腻苔有这样几种原因。

其一，吃得太多。进食太多，脾胃来不及消化，表现在舌苔上就是白腻苔，我经常会举这样的例子给患者听，适量的食物是人体必需的营养，但过量的食物就是身体的“敌人”，因为脾胃不会说话，没有发言权，所以脾胃只能俯首甘为孺子牛，任劳任怨地工作，但当工作的负荷超过了脾胃运化的能力，这时脾胃会发出几大信号警告身体出了问题，其中有一项最明显的信号就是舌苔发白发腻，我称之为脾胃已经高挂“白旗”投降了，对谁投降呢？对过量的食物投降。所以我一直告诉大家一天三顿饭吃好就行了，盲目地增加营养品对身体无益。

其二，吃得太冷。脾胃喜温恶寒，换句话说，脾胃喜欢接受温热的食物，讨厌生冷的东西。因为脾胃运化食物好比煤气上煮汤，煤气火头足当然汤煮得又快又好，但如果端上灶头的是一大块冰块，煤气火头势必要开得更大，而且在规定的时间内肯定还没煮透。虽然还没有消化完，但下一班的食物已经在来的路上了，所以不管三七二十一，就让这些半成品先出锅了再说吧！这就是为什么脾胃不好的人吃冷的容易拉肚子的原因。所以我说脾胃已经“结冰发白”，吃再多的营养又有何用？

其三，湿气太重。患者总说湿气湿气，但湿气到底是什么？用最通俗的话说，湿气就是不正常的水堆在身体里。这些水其实应该靠脾胃这个煤气炉烧水，把水变成水蒸气蒸发掉的，但因为脾胃举“白旗”或者“结冰发白”后无力蒸发水液，造成水液堆积在身体里，这样就是湿气致病。湿气“堆”到骨头关节里就是关节炎疼痛，“堆”到人体的下部就是白带、尿路感染，“堆”到皮肤与肉之间就是湿疹或者荨麻疹，而“堆”在脾胃里就是腹胀、腹泻、便秘、嗳气、不消化。湿气太多，变成了“白雾”挥之不去，表现在舌苔上就是白腻苔，而且这种白腻苔缠绕人体，病情缠绵。因此湿气引起的疾病最为难治，病程颇长，用药讲究。

中医小智慧

大自然里的冰和雾最怕什么？最怕阳光，烈日一出，涣然冰释，云开雾散。所以中医治疗湿气是靠温热药。但治病必求于本，现代人舌苔白多是缘于错误的饮食习惯，因此我们除了需要“太阳”散寒湿，更重要的是不能制造更多的“冰”和“雾”。如果陋习不改，则冰变为坚冰，雾化为山岚瘴气，那仅仅依靠一个孤独的太阳是孤木难支的。这也是为什么临床明明药方开得很到位，但是病却治不好的原因。

舌苔发白是病态，舌苔发白就不要吃水果、粗粮、酸奶、生冷的食物。

舌苔发白提示脾胃已经罢工，因此吃再多的东西进去都是不消化的。养生不是公司业绩，工作量只能升不能降，养生需要“行”，更需要“止”。

最后提醒大家一下，人参、虫草、石斛、西洋参等补品，如果舌苔白腻就不要吃了，吃进去也是吸收不了的，而且会造成舌苔白腻更难治疗，切记切记！

莫把身体当战场

中医门诊实录

“张阿姨，你的指标都超标了呀！你看，血脂高、尿酸高、血糖高、脂肪肝，现在肝功能也有一点问题。”我说。

“啊？那肝功能不好，要吃保肝药吗？”患者很着急。

“保肝药要吃的，不过你自己嘴巴要管住，别瞎吃东西了！”我说。

“那我还要吃点什么保健品吗？”患者继续问。

“不吃！”我说。

“那要买点海参补一补吗？”患者问。

“不要。”我斩钉截铁道。

“那我就把家里的野山参拿出来吃点，冬虫夏草我也有，再不行我有很好的野生铁皮枫斗，西洋参我也有，朱医生你说我需要吃什么，没有的我可以去买。”患者滔滔不绝。

"……"我轻叹道，"其实你什么都不要买，也不要吃，少吃才适合你现在的情况。"

"朱医生，难道这些补品都不用吃？我的病能好吗？"患者很不理解。

身体需要休养生息

当今社会生活节奏很快，健康的理念也在飞速地更替，我儿时所受的健康教育是"早饭吃得饱，午饭吃得好，晚饭吃得少"。身在今时今日，对此大家早已忘却，改而换之的是品种丰富到炫目的保健品。随着大家经济生活水平的提高，总认为好身体等于更多更贵的保健品，说得再直接些，就是吃更多的药可以换取更健康的身体，但这真的是对的吗？答案是否定的。

如果我们把身体比喻成一片农田，春种秋收是大自然的规律，一日三餐就是春天播种，秋日收获，顺应着天地的大道。而药是杀虫剂，应对虫灾，保健品是肥料，可增加土地的产量。过量运用杀虫剂会摧毁土地和庄稼，过量使用肥料会使土地酸化，最终造成庄稼减产和绝收。临床上经常会遇到能吃能喝的小孩子却骨瘦如柴，弱不禁风，这就是因为家长把补品当一日三餐给小孩子过度进补造成的。

上面这位张阿姨进食没有节制，胡吃海喝，“三高”是营养过剩，不是营养不足，也就是土地被过度地施肥了，庄稼已经不能正常生长了。此时应该停止施肥，让土地得以喘息，大自然有足够的力量将失衡的土地恢复到正常。但她的做法是增加更多的保健品，也就是堆积了更多的肥料，最终的结果肯定是把庄稼给“压”垮了。对于这种情况，什么都不做要比盲目瞎做来得更为科学和理智。

一边喝毒药，一边服解药

张阿姨的肝功能异常是由于脂肪肝引起的，脂肪肝是因为吃了太多的食物造成的，正确的治疗方法是减少进食量，脂肪肝自然会缓解，肝功能也会好转。但根据老百姓的惯性思维，有病就要吃药，不管是何种原因引起的，先吃药再说。

俗话说“是药都有三分毒”，药物都是有偏性的，对身体是会造成伤害的，医生治病的时候用药是无奈之举，而非上上之策。对于张阿姨来说，过量的食物是“毒药”，保肝药是“解药”，身体是“毒药”和“解药”战斗的“战场”。大家都知道这个道理，城门失火会殃及池鱼，老百姓遇到打仗都是避之不及的，哪有一头往里钻的道理。

治病的方法有千万种，对于张阿姨目前的情况，就应当少吃，多运动，不乱吃保健品。老百姓往往能接受吃更多的药，但是很难理解什么都不做也能治病的道理。

中医小智慧

我们处在一个营养过剩的时代，目前大多数的营养问题是营养太多造成的营养失衡，而非营养不足造成的营养不良，所以不要凡事都以增加营养为治疗手段。

身体是大自然的馈赠，也是大自然的一部分，我们必须遵循自然规律，生命之花才能盛放，违背天地之道，就算堆积再多的金钱和山珍海味也是无法获得健康体魄的。

当今生活压力巨大，精神和身体已经承载了比以往更多的压力，所以在治病这件事情上千万不要把自己的身体当战场，一边吃毒药，一边喝解药哦！

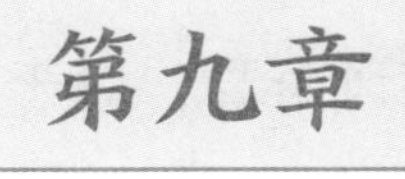

第九章

那些熟悉的中草药和中成药

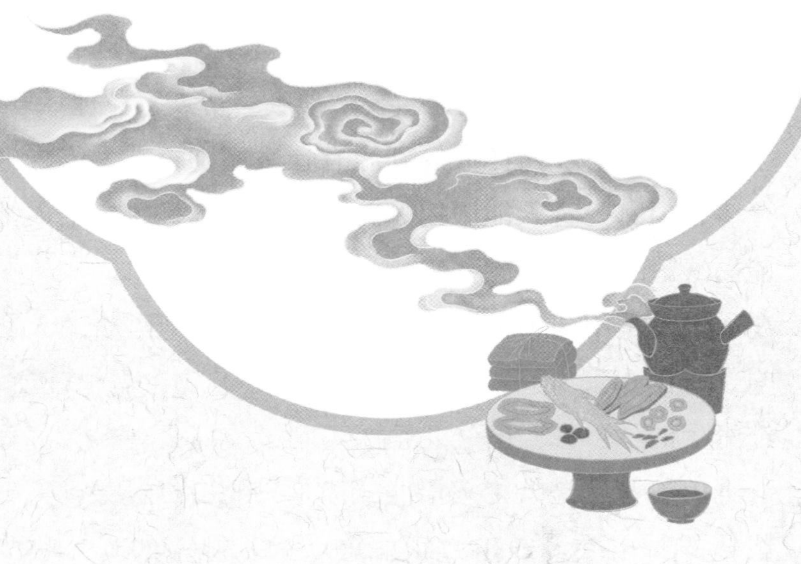

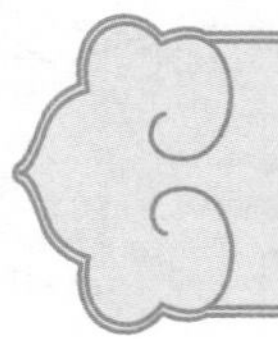

生晒参、高丽参、西洋参的异同

秋冬季来临，寒风萧瑟，对于广大老百姓来说马上要到冬令进补的大好时节了。最近我在门诊被问得最多的问题是：“医生，我家里买了很好的西洋参，我能进补吗？”“医生，我能吃高丽参吗？”其实每个人的体质都各不相同，因此在冬季进补的时候所服用的药材还是有很大的区别。

首先，我把市面上的主要“参类”帮大家梳理一下，生晒参、红参、西洋参等到底有什么区别，有人能大致分辨，但哪一类人能服用哪一种参，就不是每一个人都能搞清楚的了。

人参是中药中最为重要的一味药材，纯野生的人参叫“野山参”，简称“山参”，但是由于现在需求旺盛，纯野生的“山参”已经几乎买不到了。那么现在大部分的野山参其实是人工栽培的，但是只要质量过关，人工栽培的野山参药效也是很好的。人工栽培的人参称为“园参”，园参占目前人参的绝大部分，目前我们大家所说的人参其实指的就是“园参”。

什么叫“生晒参”？我们把经过晒干或者烘干的人参称为“生晒参”，或者俗称为“白参”。生晒参疗效偏于补气，性质比较滋润，主要有降血压、抗疲劳、增体重的作用。

什么叫“红参”？我们把经过蒸制后干燥的人参称为“红参”，红参的颜色偏红褐色，这也是红参和生晒参外观上的区别。市面上比较常见的“高丽参”就是“红参”的一种。红参在疗效上偏于补血，对于抗病毒和增强心肌收缩力比较强。

生晒参和红参有什么区别？红参和生晒参除了外观上的颜色区别外，最重要的差别是红参相比生晒参性质偏温热，因此，如果服用的人本身体质偏于湿热、容易上火，那么服用红参就不太适合。如果患者平时体质不错，但是容易口干的话，服用生晒参就比较适合。

西洋参是我们最为熟悉的保健品之一，所谓西洋参其实是从明朝传入中国的一种参，那么西洋参和我们祖国的人参有什么区别呢？西洋参和人参作用有较大的不同，西洋参性质偏凉，比较适合治疗肺热的患者，简单来说，如果是长期抽烟、干咳无痰的患者，会比较适合。还有一类人服用人参后会出现上火的情况，那这一类人可以用西洋参代替人参来服用以滋补身体。

人参和西洋参除了适应的人群不同外，作用上有什么不同呢？肿瘤患者应该服用哪一种参才合适呢？人参相比于西洋参来说抗肿瘤作用更强，而且大补元气，因此对于胃癌、肠癌等消化道肿瘤患者来说，如果不是体质十分特殊的话，服用人参的效果会比西洋参更好。对于肺癌等呼吸道肿瘤的患者，特别是放疗后的患者来说，因为西洋参比人参养阴生津的作用更强，所以治疗口干、舌燥、口苦等症状西洋参更合适。

人参是好东西，但正因为人参的功效大，所以体质偏热的人吃人参出现面红、发热，甚至出鼻血的情况还是会发生的。

西洋参也很昂贵，但是如果脾胃虚寒的人吃了，容易出现胃痛、腹泻，这点请千万注意。

因此在挑选保健药品的时候，在探望亲友的时候，特别是在慰问患者的时候，还是要根据具体情况来选择正确的“参”，需要根据体质和疾病情况，做到“选对的”，而不是“选贵的”！

葛根治病与养生

中医门诊实录

“朱医生，你好！我有一个要求，我希望你把药方里的葛根去掉，因为我当年乳腺癌发病的时候就是在吃葛根粉，听说葛根里含有激素，我觉得会影响我的病情，所以请你把它拿掉。”一位患者说。

“朱医生，你开的药方里怎么有葛根？人家说葛根是含有雌激素的，乳腺癌患者是不能吃的。我能不用葛根这味药吗？”又一位患者问。

这是我1周内遇到了2位患者要求不要用葛根这一味药，理由是一模一样的，因为听说葛根里含有雌激素会导致乳腺癌，但真的是这样吗？“人家说”这个“人家”真的靠谱吗？让我来分析分析。

葛根与乳腺癌

根据网上流传的说法，葛根会导致乳腺癌是因为葛根含有植物性雌激素。因为大量的文章都宣传说葛根有美容的效果，而这个能美容的原因是因为葛根有植物性雌激素，不过关于这一类物质是否会诱发乳腺癌，这些文章中并未提供明确的依据。相反，在学术界，葛根治疗乳腺癌的研究却比比皆是。近几年的研究均表明，葛根的有效成分能抑制乳腺癌肿瘤细胞的生长，换句话说就是葛根有抗癌作用，而这些论文都是正式发表的科学研究结果，而不是千篇一律的网络说辞。

所以葛根导致乳腺癌根本就没有依据，反而葛根抗癌倒是证据充分。眼见为实，耳听为虚，有些事情需要自己去查一查，而不是随便听一听。

葛根与葛根粉

大家通常以为葛根粉就是中药葛根做的粉，但真的是这样吗？

葛根作为药材和日常食物其实是有区别的。作为药材的称为“葛根”，而传统认为作为食物的被称作“粉葛”，两者其实并不是一种植物，葛根是野葛，而粉葛是甘葛藤。因为葛根的中医药效要强于粉葛，所以药用一般选用的葛根是野葛，粉葛作为食物运用的较多。

市面上的葛根粉一般都宣传自己是野生葛根，不过究竟是野葛还是甘葛藤那就不得而知了。所以大家也别盲目地把葛根粉的功效等同于葛根，因为有可能你手中的葛根粉并非真正意义上的“葛根”。

我常说凡事有一利必有一弊，葛根毕竟是药，并不适合长期当保健品服用。我用葛根是配伍在方药中，而非单一运用，在方药中会有其他药物平衡葛根的副作用，而普通人其实并无必要长期拿葛根当保健品来食用。

葛根与治病

葛根是一味良药，在临床上必不可少，比如落枕、颈椎病、背痛等均需要用到葛根。对于糖尿病，可配伍其他药物一起生津止渴；如果高血压患者觉得颈部板硬，服之也能缓解；它对治疗过敏性鼻炎也有良效，功效非常广泛。不过葛根单用达不到好的疗效，需要配合其他药物一起治疗才能取得佳效。

因此患者要求我把葛根这味药去掉，其实对她自己治病是不利的，因为这会直接导致疗效的降低。

葛根还有一个比较重要的功效就是解酒，但解酒不是用葛根而是用葛花，葛花泡水可以解酒毒。当然，虽然我会给嗜酒的患者常规方药中加入葛花，但不主张大家没有节制地饮酒，醉酒伤身的道理相信大家都应该明白。

中医小智慧

治病用药该用何药就用何药，国家对于药物的副作用和禁忌都有明确的规定，因此正规医疗机构开出的处方是对患者负责的，患者无须担心。但社会上各种传言却很有迷惑性，一来老百姓没有辨别是非的能力，二来医生也没有精力一一去辟谣，所以如果患者对药方提出质疑，医生有时间有精力的尽量解释清楚，但如果没时间、没精力而患者又很强势，那是不是会“多一事不如少一事”就很难说了。所以我还是建议，专业的事情就交给专业的人，毕竟医生的天职就是治病救人，“人家”的一句话要力压医生一头，是不合理，也是不符合逻辑的。

同时我也要提醒大家一句，除非你有100%的把握，不然你对病友说出的观点意见可能会造成不必要的误导，请大家一定要慎言！

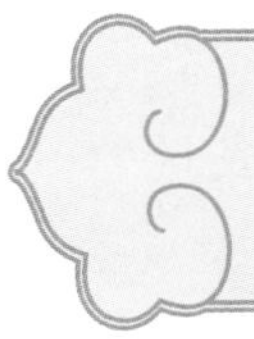
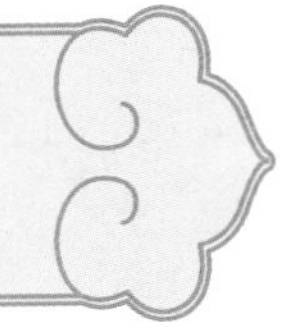

做肠镜看不清？可以试试番泻叶

中医门诊实录

“朱医生，我想复查肠镜，我去年做肠镜的时候肠子里粪便没排干净，消化科医生说看也看不清，他让我这次一定要把大便排干净，不然肠镜可能又要白做了。”患者说，“我其实很听话地喝药了，但是大便排不干净我也没办法呀。朱医生，你中医的办法多，能帮忙想想办法吗？”

“上次你喝的是复方聚乙二醇电解质散吗？”我问道。

“是的，就是这个，要喝好多水，我胃不好，一喝就胀，但我还是努力喝完了，但就是效果不好。”患者说。

“那你用这味药，你做肠镜前一天晚上泡水喝，3克就行。”我说。

“好的，我这就去取药。谢谢朱医生！”患者很高兴。

没一会，患者又折返回来，手里提着一小袋草药满脸狐疑地问我：“朱医生，你就给我这么一小袋草药，能有用吗？”

“你别担心，别看药少，效果肯定好！”我说。

数日后，患者复诊反馈说肠镜做得很顺利，肠道里粪便排得很干净，比去年成功。同时患者还说，相对复方聚乙二醇电解质散要喝大量的水不同，这次泡水喝的草药就喝了1小杯，胃也不胀了。

我对患者说：“我说吧，别小看中医哦！番泻叶有时可是比复方聚乙二醇电解质散强的哦！”

番泻叶——中药界的小弟弟

番泻叶作为中药材出现的时代很晚，直到清代才被《西药略释》记录，在此之前并无记载。《西药略释》成书于清代，全书记载的大多为产地非中国的西药，旨在补全《本草纲目》的西药缺失。《西药略释》记载番泻叶当时名为“新拿”，俗名“洋泻叶”，其原产地为印度和埃及，功效仅一项，就是通大便，服法为泡水口服。

1935年的《饮片新参》正式记载“番泻叶”的名称，所以我们当今所用的番泻叶名称是在1935年之后才广泛运用的。

1959年《药材资料汇编》中记载番泻叶为重泻剂，主治胸腹胀满、便秘积滞，并治臌胀水肿，多服令人腹痛及反胃。

在此之后，番泻叶才被编入中药学的教材中，被中医专业的人学习。因为番泻叶为外来药物，并且出现的时间非常短，因此历代方剂中罕有组方用到番泻叶的。

不过，虽然番泻叶出现的时间不长，但临床上运用于通便，疗效是比较理想的，特别是对于肠镜检查服用西药效果不好的患者，番泻叶3～6克开水泡服前一晚19:00服用，也可以达到排空大便的效果。此法无需喝大量的液体，对于脾胃功能不好的人比较适合。

番泻叶的误用

在我刚参加工作的时候，番泻叶就是用于肠镜前的肠道准备用药，其通便效果很好，但因为其通便效果好，所以会被一些便秘的人用来作为常规通便药服用。这样做其实是不利于治疗便秘的，因为在长时间使用番泻叶后，便秘反而会加重，甚至对番泻叶产生依赖，出现不喝番泻叶就排不出大便的情况。

我曾经诊治过的一名患者，就是用番泻叶来解决常年便秘问题的，到最后喝了番泻叶也无效，经过一段时间的治疗，虽然便秘明显改善，但疾病断根却变得异常困难，比普通便秘患者的治疗难度要高不少。

所以我奉劝大家，如果有便秘问题，千万不要依赖番泻叶，同时龙荟丸、日本小红丸等都有这方面的副作用，长期依靠这些药物解决便秘是不妥当的。

中医小智慧

服用常规复方聚乙二醇电解质散做肠道准备效果不佳的人可以服用番泻叶，能取得更好的效果，并且对人体的负担更小。

番泻叶是通便的速效药，但不能作为治疗便秘的常规药。

过量服用番泻叶有腹痛的副作用。

脾胃虚寒的人千万不能长期服用番泻叶，不然排便只会越来越难。

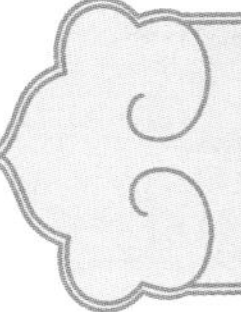

野生的中药好，种植的就差吗

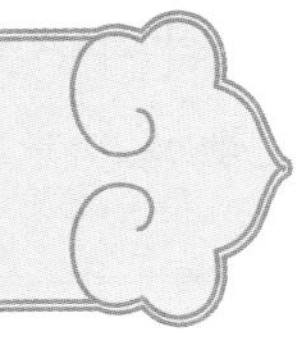

中医门诊实录

“朱医生，你说我的病怎么一点也没好？都1个星期了，骨头还是痛，鼻炎算好了一点点，但还是不舒服，而且荨麻疹还是发作？”患者问。

“这个我在你第一次就诊的时候就告诉你了，你的病好得慢，不能急。都是慢性病，哪有1个星期就能全好的？”我说。

“不是的，朱医生，我听他们说，中医效果不好是因为现在的药都不是野生的，而是种植的，所以效果很差。你说对不对？”患者问。

“这个观点有很多人对我提过，我却不这么认为，你要知道，从古到今中药并不都是野生的！”我说，“有很多中药材自古就是种植的。”

“啊？不是说以前的中药都是山上采的吗？”患者还是不信。

"一部分是野生采来的，一部分本来就是种植的。"我肯定地说。

道地药材

我经常听患者说日本、韩国的中药材质量比中国国内的好，因为他们用的是野生的药材，而且用的药材质量比国内的好，这个看法其实是不对的。日本与韩国甚至于全世界的中药材几乎都出产于中国，因为中药材是有地域性的，也就是有道地药材这个说法。所谓道地药材，简单理解就是特定地域出产的优质药材。比如贝母各地都有，但浙贝母质量相对于其他地区的贝母质量要好。所以与大家想象中的不同，日本、韩国人是蹲在中国人的田头收购中药材的，因为野生的药材质量和产量远远不能够满足市场的需求，而且日本和韩国也不出产大部分的中药材。

中医更为看重的是药材产地。因为一方水土养一方人，药材也是一样，某药材一定要在某地区出产的质量才好，这种情况是很常见的。我再举个例子，江浙地区最有名的叫"浙八味"，意思就是浙江地区有 8 味有名的道地中药材，其中大家比较熟悉的有浙贝母、杭白菊、麦冬等。而四川是天府之国，也是诸多有名中药材的产地，比如川贝母、川芎、附子等。而大家熟知的怀山药，其实指的就是古代怀庆府地区出产的山药。

大家可以思考一下，中药材的产地是决定中药材质量的重要因素之一，而由于地域的限制，如果都采用野生药材的话，不要说当今社会，哪怕在古代也是不能满足医疗需求的。所以早在晋代，中国就已经开始大规模种植中药材了。

古代的中药材

与大家普遍认为的不同，在中国古代并非所有的药材都是上山去采集的，与之相反，有一大部分药材自古就是用栽培种植的，很多书籍中都有寻常百姓家中种植中药材的记载。

比如，中药里最普遍使用的生姜，在东汉时期就已经大量种植使用了。

人参，中医的四大主药之一，现在我们都知道东北的人参质量好，其实早在魏晋时期就有种植人参的记载，而今天几乎所有的人参都是种植的。

川芎，四物汤中著名的一味药材，临床运用上至头痛，下至妇科疾病。其实早在唐代的《新修本草》就有记载，种植的川芎品质要高于野生的。明代的《救荒本草》更是直接记载，四川地区人人家中种植川芎，可见种植中药材并非现代的发明，自古有之。

再比如我当年在云南支边的时候，当地的农民在每周赶集时会拿着自己种植的三七来卖，三七最初是野生的，但随着时代的变迁，野生的品种已经逐渐没落，退出市场。如果固守野生的药材比种植的药材质量要好这个观点，其实是片面的，而且也是不符合中医实际情况的。

中医小智慧

种植药材并非只为了增加产量满足市场的需要，另一方面是为了培育更好的品种。

中医的疗效不佳不应该由中药材的种植来“背锅”，因为中药材的各项国家标准制定之后，正规的医疗机构已杜绝了掺假的情况。中药材自古就有掺假造假的情况，历代医书都有记载，所以从整个中医大局来看，肯定是现在的情况优于过往。

虽然药材不可避免的有优劣之分，但据我的临床经验表明，只要辨证正确，中医的疗效还是非常肯定的。而且哪怕有某一味的药材疗效的确不如30年前，但中医与中国文化是博大精深的，完全可以有其他的药物组合和药品选择来解决某些小问题。

大家别被某些说法给蒙蔽了，中医是中国的伟大医疗技术，可不是随随便便就能被“野生”这两个字否定的。

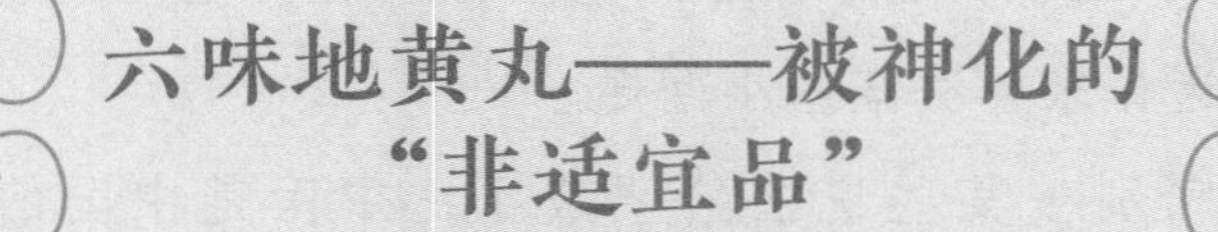

六味地黄丸——被神化的“非适宜品”

中医门诊实录

“朱医生，你开点六味地黄丸给我吃，我要补补肾。”

“朱医生，他们讲六味地黄丸很好啊！你帮我开点，无病也能用来强身呀！”

“朱医生，你怎么说我不能吃六味地黄丸呢？大家都说这是好中药，补肾的，难道补肾的也不能吃？”

从六味地黄丸的源头说起

门诊上我有时真的会被患者说的话憋出内伤来，骂又骂不得，解释又一时半晌解释不清。不给患者开吧，患者不理解，有时还闹情绪！给患者开吧，实在是药不对症！今日有闲，我就来说一说老百姓眼中的“神药”——六味地黄丸。

我有个习惯，解释中药或者方剂时，都是先要从源头说起。如同给患者治病时，不能患者说什么不舒服就看什么病，一定要治病求本，把病因找出来，那样治病才是治本，不然就是治标，甚至有时连治标都治不好。之所以我要啰唆几句，是因为患者现在在医患关系中处于强势地位，就算没有一点点中医知识，也经常指挥医生开药，希望读者看完此篇文章可以对中医的精深略有了解。

我们先来看一下 2 个方子的组成和服用方法。

肾气丸

干地黄八两，薯蓣四两，山茱萸四两，泽泻三两，茯苓三两，牡丹皮三两，桂枝、附子（炮）各一两。

上八味，末之，炼蜜和丸梧子大。酒下十五丸，加至二十五丸，日再服。

六味地黄丸

熟地黄八钱，干山药四钱，山萸肉四钱，泽泻三钱，茯苓三钱，牡丹皮三钱。

上为末，炼蜜丸，如梧子大，空心，温水化下三丸。

注解：

（1）薯蓣＝干山药。山药本来叫作薯蓣，因避唐代宗李豫讳改为薯药，又因避宋英宗赵曙讳，所以改为山药。

（2）山茱萸 = 山萸肉。

（3）肾气丸剂量是两，汉代一两 =15.625 克，六味地黄丸的剂量单位是钱，宋代一钱 =3.69 克。两方药物比例一致，但肾气丸剂量大，是成人用的，六味地黄丸剂量小，是儿童用的。

六味地黄丸的前身是“肾气丸”，因肾气丸最早出自《金匮要略》，所以也称为“金匮肾气丸”。与六味地黄丸不同的是，肾气丸是由八味药组成的，而且肾气丸还有诸多别名，如“崔氏八味丸”或“八味肾气丸”。因《金匮要略》为《伤寒杂病论》的杂病部分，所以一般认为肾气丸的年代为东汉。

肾气丸是组方平衡的药方，这里为什么要强调“平衡”？因为方中 8 味药所主阴阳药性是平衡的。干地黄用量最大，为补阴药，药性寒；桂枝、附子用量最小，为补阳药，药性热。其余 5 味药药性虽有偏凉、偏温，但与干地黄、附子、桂枝相比，药力相差较远。总的来说，金匮肾气丸按照药味的剂量安排来看，药方以滋阴寒凉的干地黄占绝对主导的地位，剂量用到 8 两，占到整个药方比重的 30%。桂枝、附子为温热药，但仅占到整个方子比重的 7%。根据这个比例，推断出金匮肾气丸应该是补阴为主的药方，但事实是这样吗？

恰恰相反，仅占 7% 的桂枝、附子才是金匮肾气丸的点睛之笔，因为肾气丸是补阳药，而非补阴药。

人体是由阴阳组成，阴阳的不平衡造成了人体的疾病，而中医治病就是靠药物的阴阳来调节人体的阴阳失衡。但是在治病的过程中，中医先辈们经过临床验证出调节人体的阴阳并不是简单的1+1=2。相反，在肾气丸所治的病症中，仅需要一点点温热药物就可以达到补阳的目的。张仲景组方时并不靠大剂量的温阳药物来补阳，反而是靠少剂量的温阳药物就能达到目的，这又是为何呢？

道理对老百姓来说太复杂了，我举个例子来说明。就好比我们去给煤气点火，你只需要转动电子打火器，转动阀门打开煤气，小小的火星就可以点燃煤气灶火，并不需要你拿着火把去点煤气灶火。这里的“小小火星”就是桂枝、附子，大量的“煤气”就是干地黄。肾气丸中阴阳药物配伍得当，所以治疗肾阳虚衰的患者疗效显著。

接下来，我们请出今天的主角“六味地黄丸”。六味地黄丸出自宋代钱乙的《小儿药证直诀》，本名“地黄丸”，地黄丸是从肾气丸中减去2味药组成的新方。而减去的这2味药正是“小小火星”桂枝和附子。所以六味地黄丸其实基本以补阴为主而并无补阳药配合。中医认为阴阳如同太极图，阴阳必须互相存在才能互根互用，一起发展壮大，只有阴没有阳，或只有阳没有阴，即所谓“孤阴不生，孤阳不长”，是病态，并不是中医要达到的阴阳平衡状态。那为什么宋代的名医钱乙会“犯”这种中医的“低级错误”呢？

事实上六味地黄丸的组方并没有“犯错”，因为《小儿药证直诀》是儿科著作，六味地黄丸所治疾病也为小儿病。小儿的身体有一个特点，就是阳气充足如同朝阳。大家都知道小孩子是不怕冷的，好动不好静，一动就出汗，睡觉踢被子，声音洪亮，很少自己要求去睡觉，这些都是小孩子阳气足的表现。随着年龄的增长，到成年之后，我们会渐渐发觉精力减退了，有时会觉得冷，需要加一件衣服了，这不是生病了，而是我们儿时过剩的阳气趋于正常化了。那么显而易见，小孩子本身就阳气过剩，如果用肾气丸中的桂枝、附子再点一把火，肯定就不合适了，这时需要余下的6味药就能达到补肾的目的，因为小孩子是自带“点火器”的。所以在治疗儿童疾病的时候，六味地黄丸看似阴阳不平衡，实则深得阴阳平衡的奥义。

那么现在问题来了，作为中老年人，你有足够的火去“点燃”这六味地黄丸吗？答案是肯定的，中老年人，特别是老年人没有这个能力。

首先，老年人肾阴肾阳都渐渐衰退，特别是肾阳亏虚会严重一些，这也是为什么老年人都穿得比较多。阳气已然不足，再天天补阴，如果将阳比喻成火，阴比喻成水，时间一久，水漫金山，可是要将火苗扑灭的哦！

其次，长期服用地黄会阻碍脾胃的运化功能，老年人消化功能本来就弱，如果天天给胃肠道增加负担，日积月累，胃口都会受到影响。人吃饭不香，身体怎么能好呢？

中医小智慧

六味地黄丸是名方，用在合适的患者身上肯定是药到病除。不过世上并无万能药，哪有一把钥匙可以开世上所有锁的道理？

六味地黄丸原本是给儿童量身定制的药方，成年人别自己想吃就吃，老年人也别听风就是雨，连治疗什么病都没搞清楚就盲目地吃药，这是中医大忌！

六味地黄丸本身就有缺点，所以看似无用的泽泻、茯苓、牡丹皮，其实是起到制衡过度的药性。对中医有点基础的，知道“三补三泻”的道理。如果您连“三补三泻”都不知道，那就别自作主张拿六味地黄丸进补了。

六味地黄丸只是地黄丸家族中小小的一员，其他的同胞兄弟有：知柏地黄丸、七味都气丸、杞菊地黄丸、八仙长寿丸、耳聋左慈丸、归芍地黄丸、明目地黄丸、济生肾气丸等，想要搞清哪有那么容易。

是药都有三分毒，凡事有利必有弊，这是辩证的。医生开药与老百姓的区别在于，医生会将药用在对的地方，而老百姓一般都不懂，所以天天在“挖”自己身体的“墙脚”而茫然无知！

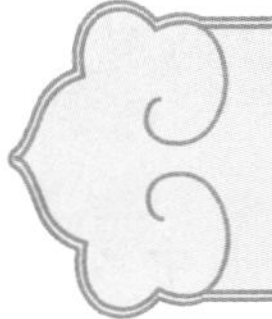
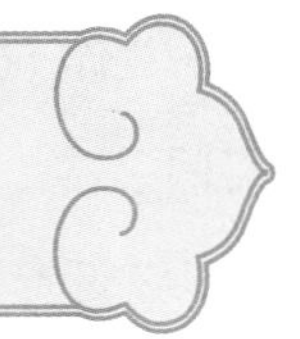

中成药与草药到底该选哪个好

中医门诊实录

“朱医生，我慕名而来，听说你能治很多疑难杂症，我想把我的情况和你说一下。

首先，我长期失眠，入睡很困难，就算睡着了，也一有动静就会醒，哪怕门外家里人上洗手间都会吵醒我。

第二，我有20年的头痛病，以前半年、1年发作1次，现在越来越频繁了，几乎每个月都会发作，我去西医医院能做的检查都做过了，就是查不出什么病，现在主要是一头痛就要吃止痛片，不然无法缓解，只能躺着，连班也不能上。

第三，我皮肤不好，湿疹经常会发作，一到春秋天换季的时候就特别严重，厉害的时候会渗水。

第四……

第八，我经常胸闷，心电图做出来说T波变化，一直有心悸的情况。”患者终于把症状说完了。

“你说的我都记录下来了，你自己能煎中药吗？”我问。

“啊？还要吃草药的？我上班没时间，你开点中成药给我就行了，煎药我是没时间弄的。”患者拒绝了。

“你这少说有七八种病集于一身，靠一两个中成药很难解决的。”我说。

“反正中药我是不会煎的，你就开点中成药有什么不行的？”患者一脸的不开心。

……

中成药

有一部分老百姓认为草药和中成药是一回事，其实不然。

中成药是预先配置好的药方，比如清热解毒的六神丸，补肾阴亏虚的六味地黄丸，补益气虚的补中益气丸等。预先做好的中成药优点是用药方便，但中成药内药物的品种和剂量都已经固定，无法改变，缺乏灵活性。一般情况下，中成药所治疗的病证都比较单一，针对的是一些常见病，这样才符合临床实际情况和发病的规律。而对于复杂的病证，很少有预先配置好的中成药，这是因为病情一复杂，情况就各不相同，如果做出一个中成药只能针对特殊的几个病患的话，那从实用的角度上就非常不适合。

如果这位患者要用中成药治疗的话，情况只能是这样，失眠用一个中成药，头痛用一个中成药，皮肤病用一个中成药，直到所有的病证都处理后，总计 8 种中成药，别说服药了，就是把这 8 种中成药一颗一颗数清楚都要花很长时间。同时，基本上不会有患者能接受这样的药物治疗，因为实在吃太多药了。

因此，中成药虽然便携，但临床运用其实并不灵活，面对复杂的病情比较无力。

汤剂

汤剂是中医目前的主要剂型，简单来说就是将患者所需的各种中药饮片放在一起煎煮，患者服用煎煮出来的药汁进行治病。常用的中药饮片有 500～600 种，因此针对复杂的病情由饮片组成的汤药就比较合适，针对不同的病证都能做到对证治疗，各类共有的病证用药可以进行合并，不会出现中成药的窘境。

同时针对某些特殊的情况，治疗疑难症时需要用到特需的配伍比例和临床偏冷门一些的药物，中药饮片能够满足医生开方的需求，这是中成药所做不到的。

但汤药煎煮费时费力，无论是干的草药还是代煎好的成品，体积都很庞大，缺乏便携性，同时汤剂有不耐保存的缺点，时间一长汤药就会变质，不能服用了。

中医小智慧

看病用药都是根据具体情况来决定的。比如一个患者就是普通的感冒伤风，煎煮汤药费时费力，效果与中成药也差不多，这种情况用中成药就可以了。同样解决问题，挑最节省时间和精力的方法。

中成药有便携、服用方便的特点，但缺乏灵活性，不能治疗复杂的病证。

汤剂能治疗复杂的病证，但缺点也很明显，汤药煎煮费时费力，对于工作较忙的人来说服用的确有困难。

那是否存在既有中成药的便携又有汤剂的灵活的中药剂型呢？

答案是有的！

中药临方定制加工即“一人一方”就可以做到用药灵活兼具便携性，它是运用中医传统的浓缩丸工艺将汤剂加工成丸剂，方便携带和服用。每2周可以对药方做出调整，能随着病情不断地变化而变化处方。

总结一下，病情复杂的患者别贪图方便，硬要医生开中成药；病情单纯的患者也无需费时费力，一定要服用汤剂；如果工作实在太忙没时间煮药，那“一人一方”的丸剂和散剂是不错的选择。

身体是革命的本钱，再忙也要把身体照顾好，你说对吗？

第十章

家庭效验方

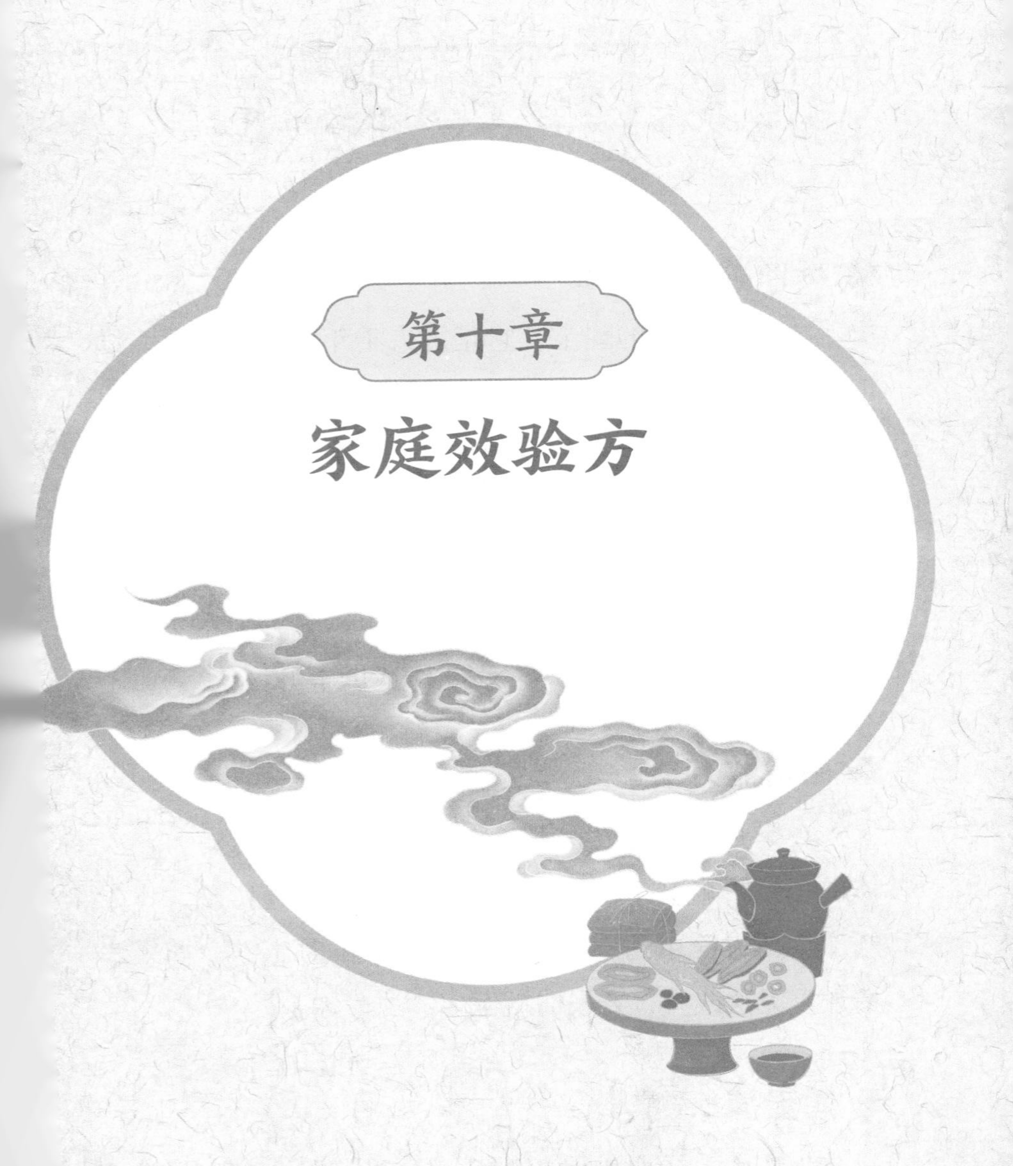

感冒方

民间验方显神通

中医为祖国的瑰宝，它是古人千年智慧的结晶，同时包含了普通百姓自古至今总结的医疗经验。民间验方具有2个特点，一来药材精简，往往仅1～2味药即可显效，二来药材获取方便，一般就是生活中随处可得之物。验方一般就是就地取材，我将一般家庭中常备的食材和药材的药方选出，争取一物多用，以帮助大家解决日常生活中一些说大不大、说小不小的毛病。

感冒验方

春季是感冒易发季节，如果再加上精神压力大，人体的免疫力就会下降，稍有不慎就容易引起伤风。我介绍3个药方简单的感冒验方以备大家不时之需，如果病情加重无法改善，要及时就医。

鸡蛋糖水饮

此法主要应对咳嗽、咽喉不适的伤风感冒。准备2

枚鲜鸡蛋，白糖15克，麻油几滴，将蛋打破后加入白糖和麻油搅拌均匀，用开水冲熟，一次喝完，然后盖上被子，出微汗最佳。服药时间放在中午最适合，借助一天中阳气最旺盛的时机帮助人体将邪气祛出体外。

这个药方平和，不会有副作用，特别适合小孩子，当然大人也是完全可以服用的。有一点要注意，糖尿病患者不适合服用。

这里还要注意一点，糖用“冰糖”最好，如果实在没有，可以用白砂糖代替。

生姜葱白汤

此法适合糖尿病患者，如果同时怕冷严重，生姜葱白汤尤为适合。用法：生姜5片，葱白30根。这个民间验方很多人都知道，我门诊也遇到患者会用，但往往剂量都没有掌握好，服用这个验方要注意葱白用量要够，30根是关键，少了效果不佳。

不过此方其实缺点也很明显，太过耗费葱了，如果家中葱不多，做菜都不够用，是否还有其他的验方可用呢？

神仙粥

神仙粥，听这个名字就有点年头了，对的！这个验方出自宋代，流传至今备受历代医家看重，疗效可信。

用法：糯米 50 克，煮成稀粥后加入米醋半杯，葱白 7 根（切碎），生姜 7 片（切碎）。然后煮沸 5 分钟后稍凉，能入口即趁热服用，服用后需要盖上被子睡觉，避免吹风，最好能裹得严实点，出点微汗最好。

此方也有注意点，方中生姜以老姜为佳，因为老姜散寒、改善食欲的功效比鲜姜好。这里的米醋必不可少，醋本身就有防治流感的作用，并能杀灭多种病菌，同时对于人体的脾胃运化功能有促进作用，药性能敛能散，与生姜、葱白配伍能增强疗效，迅速截断病程。

中医小智慧

特别注意，发热、高热、舌苔黄腻、咽喉灼烧疼痛的人，神仙粥不适合，生姜葱白汤也不适合。鸡蛋糖水饮倒是可以一试。不过这些都是在不便于去医院的情况下使用，如果条件允许还是要去医院进行正规的治疗。

再次提醒，有发热首先需要排除肺炎，大家千万不要误人误己！切记！

咳　嗽　方

流感流行与咳嗽

流感流行的时候大家如果遇到咳嗽是很尴尬的事情，不但自己害怕，旁人听见咳嗽声也惶恐。还有一部分老人有慢性肺病，在这个期间发作咳嗽连连，该怎么办呢？咳嗽药水如果喝完了，或者没有效果该怎么办呢？我为大家搜集了一些咳嗽的中医验方，大家可以根据自己家里的食材和药材自行选择。这里还是提醒一下，如果咳嗽症状加重，还是要及时就医，以免耽误病情。

燥咳方

燥咳即干咳无痰，方用川贝母粉 3 克，百合 9 克（研粉），可用开水冲服，亦可以用米汤拌匀后服用。燥咳方中本来有北沙参，但考虑到一般家中不备此药，所以未列出。但家中如果正好有西洋参，可放入西洋参 3 克于方中代替北沙参增加疗效。

川贝母粉味苦，口感不佳，如无糖尿病者可以适量加糖。同时需要注意川贝母药性略偏寒，本身脾胃虚寒，一吹冷风或者一吃冷的食物就要胃痛、腹泻的人就要注意，川贝母不宜多吃。

燕窝银耳汤

此方也用于干咳无痰。取燕窝6克，银耳9克，先用清水泡发后加入冰糖适量，隔水用文火炖2～3小时，待燕窝与银耳化烂后服用。燕窝一盏为6～10克，具体要看燕窝的大小，大家可以称一下确定。

此方也可用于治疗睡觉时的出汗，即盗汗。

银耳炖冰糖

如果没有燕窝，只有银耳，也可治疗干咳。银耳15克，用碗清水泡发，另取1个碗将冰糖融化，两碗合一碗后用文火炖煮2～3小时，煮到黏稠、银耳将化时服用，1天1次，可连服数天。

此方除了可以治疗干咳，也可用于改善心情烦躁同时伴有失眠。

鸭梨炖川贝

此方针对咳嗽有痰，但痰的颜色偏黄，偏稠厚，口干唇燥的热性咳嗽。

鸭梨1个，把顶盖切掉，然后把核挖空，放入川贝母粉 3～6 克，再把顶盖盖上，用牙签固定，放在 1 个小碗中隔水炖 1～2 小时，然后把鸭梨连汤汁一起吃完，1 天 1 次，可连服数天。

有很多人认为雪梨治疗咳嗽好，其实鸭梨才最佳。同样需要注意，脾胃虚寒的人不宜多吃，梨和川贝母都偏寒。

萝卜可治有痰的咳嗽

如果咳嗽有痰，但痰的颜色并不呈黄色，可服用本方。生萝卜 2 个，削去外皮后加水约 1 500 毫升，放入锅内不间断地煲煮 12 个小时，将汤水与蜂蜜适量混匀后服用，分数次喝完，连饮数日，对于咳嗽效果显著。

注意：此方萝卜为白萝卜，非胡萝卜，胡萝卜无止咳功效。

百合冰糖治年久咳嗽

如果老年人本身有多年肺部慢性疾病，咳嗽一直时好时坏，又遇到流感，引起发作，可以试试百合冰糖。此方出自明代《奇效良方》。

鲜百合 120 克，冰糖 12 克，放在炖盅里加水适量隔水蒸煮，早晚各 1 次，轻者连服 10 天，重者半月即愈。

百合以鲜百合最佳，如果无新鲜百合可用干百合代替，但干百合用量为60克，冰糖分量是一样的，无需变动。

中医小智慧

咳嗽是最为常见的临床症状，中医治病的必修课之一，如果你在家中喝了咳嗽药水不见效，恰巧又有这些食材和药材，那可以根据我的分类，干咳、黄痰咳、非黄痰咳，来选择验方。希望可以帮到大家！

口腔溃疡方

口腔溃疡

口腔溃疡，俗称“上火”，上火不仅只有口腔溃疡，同时还会包含很多其他的症状，比如口角生疮等，最近发生类似情况的患者比较多，我今天就提供一些方法帮大家改善这一类情况。

绿豆蛋花汤

用法：绿豆 30 克，鸡蛋 1 个，先将绿豆用开水浸泡 15 分钟后用武火煮沸 5 分钟，接下来将鸡蛋打散后倒入绿豆汤中，做成绿豆蛋花汤。早晚服用 1 次，连服数天。

绿豆清热解毒，性寒，中医历来称其为“解百毒”的圣药，不过此处“百毒”应为热毒，而非寒邪。因绿豆性寒，对脾胃有损伤，所以加上鸡蛋来缓和绿豆的寒凉。如果在酷暑三伏，鸡蛋可以不加，其余季节则不可或缺。

苹果胡萝卜汁

用法：苹果 200 克，胡萝卜 150 克，将苹果和胡萝卜洗干净并削皮，切片后捣碎搅拌均匀，或用破壁机打成糊，分2次口服，连服数天。

这个验方口感好，比较适合小孩子服用。

吴茱萸贴足底

此法为家传，对于顽固性的口腔溃疡效果很好。

用法：吴茱萸成人15克，儿童9克，研磨成粉末，加上食醋调成糊状，用纱布贴于双侧足心即“涌泉穴”，用胶布固定，每晚换药1次，一般敷药后3～5天溃疡即会愈合。

能治疗口腔溃疡的中草药和中成药

金银花9～15克，或蒲公英9～15克，每日泡水服用，可以治疗口腔溃疡。

牛黄解毒片、六神丸、黄连上清片等清热解毒药，都可以治疗口腔溃疡，选一种服用即可。六神丸成人剂量为10粒，小儿1岁1粒，如3岁即服3粒。六神丸也可外敷使用，成人取10粒，小儿依据口服的剂量根据年龄递减，用冷开水或米醋化开药丸后涂抹患处即可（创面出脓或穿烂，切勿再敷）。

如果大便本身比较干结的，也可以用胆宁片来治疗口腔溃疡，因其会引起腹泻，所以大便稀溏的人不能服用。

体外培育牛黄0.15克一瓶的规格，1天吃1粒。勿多服，溃疡痊愈即停。

熊胆粉0.3克，1天1次，熊胆粉比较腥，口感不佳，如果家里有空心胶囊可以装在胶囊里服用，有可食用糯米纸的可以将药粉包裹后服用。

连花清瘟胶囊也可以用来治疗口腔溃疡。

但总的来说，上述这些药品都是寒凉的，如果人怕冷，体质偏寒，还是要少吃。

中医小智慧

最后强调一点，口腔溃疡需要少吃甜食，少吃糖，因为糖会助湿热，造成溃疡长期难愈。并且治疗口腔溃疡也不能一味地清热解毒，对于长期不愈的口腔溃疡，则需要改换思路治疗，以取得较好的效果。

牙痛方

牙痛

俗话说“牙痛不是病，痛起来可真要命”，随着大家医疗条件的不断提高，虽然对于牙齿的防护意识也日益提高，但牙痛却还是经常会发生。如果发生牙痛，而身边没有药，该怎么办？或者有药，但是吃了没用该怎么办？

这里我为大家收集了一些单方和验方，供大家参考，希望可以帮到有需要的人。

蒲公英治牙痛

蒲公英 50 克，加两碗水，煮沸后煎至一碗水，可加入白糖少量，此为 1 次的服药量。1 日 2 次，服用 2～3 天。

蒲公英能清热解毒这是大家都知道的，单用蒲公英效果更强。但需要注意一点，蒲公英药性偏寒，脾胃比较虚弱的人服用可能会引起轻度腹泻。如果出现腹泻，就停止服用。

玄参治牙痛

玄参 120 克，加入红糖少许，加水 800 毫升煎煮成 100～200 毫升，1 日 2 次，玄参可以反复煎煮 1～2 次口服。加入少量红糖是为了改善口味，因为玄参口味偏苦，加些糖，这样小孩子也能喝。

玄参微寒，与蒲公英类似，脾胃虚弱容易腹泻、大便稀溏的人不适合服用。

花椒治牙痛

《经验良方全集》中记载了一个治疗牙痛方，药方为：花椒 6 克，白芷 6 克，细辛 6 克，防风 6 克，煮水煎取一碗，等水温合适了之后用来漱口，反复漱口，对各种牙痛都很有效。

此方因为白芷、细辛、防风非家中常备，所以如果正好家里有花椒的话，单用花椒也可取效。

白萝卜治牙龈肿痛

生的白萝卜削皮后切片，取 1 片放入口中嚼烂并含片刻，待萝卜片变热后吐掉再换 1 片。此方出自清代《验方新编》，虽然简单，效果却不错。家里没有中药材，但有白萝卜的可以一试。这里要提醒大家一下，白萝卜和胡萝卜是不同的，牙痛要用白萝卜。

地骨皮治牙龈肿痛

牙龈肿痛与牙痛不一样，有一部是因为饮酒和荤腥吃得太多之后造成的，如果遇到这类情况，可用地骨皮50克加水800毫升煎煮20分钟后饮用汤汁，一天数次，可反复煎煮。

大家一般只知道枸杞子，却不知道枸杞子的根皮也是一味中药材。地骨皮是枸杞子的根皮，性寒，除了可以治疗热性牙龈肿痛外，还可用于治疗盗汗（即睡觉醒来汗出）、鼻血、咳血等。

中医小智慧

牙痛、牙龈肿痛，如果服用抗生素无效，可以试试以上的方法。我发现其实很有必要在家里准备一个中药材的小药箱，哪怕平时放着不用，到紧急时却能发挥意想不到的效果。

中医其实很接地气，我粗略预估了一下，大概家中只要准备50味左右的药材，就能应对80%的情况。如果大家认可这样的想法可以留言或私信我，我有想法把朱氏内科的家传验方汇集成实用的小手册配合小药箱放置家中，以备不时之需。

失眠方

失眠

长时间在家，缺乏合理的运动，加上心理上的焦虑情绪，极易造成睡眠障碍，我最近被许多人问及如何能改善睡眠，所以整理了一些可行的方法供大家参考。

酸枣仁

酸枣仁是历代中医都认可的助眠良药，最早在《金匮要略》中就有记载，而且酸枣仁的优点是几乎没有副作用。至于用药剂量，各个医家说法不一，有的主张用量要大，30～60克才能有效，有的则认为10克足够。关于这一点我主张用量需大，根据《金匮要略》原文原剂量，酸枣仁汤中的酸枣仁每1剂用量约为80克，所以临床上我也一般30克起用。

这里还有一点需要注意，酸枣仁其实先煎效果更好，如果能单独煎煮酸枣仁，然后用药汁再煎煮其他药材是最理想的。

接下来我提供3个比较实用的酸枣仁失眠验方。

第一方：取酸枣仁 30 克炒黄后打粉，用大米 100 克煮粥，待米粥将成之时加入酸枣仁粉再煮。每日空腹服用，1 天 1 次，连续服用一段时间可改善失眠。

第二方：酸枣仁 30 克，捣碎后放入锅中加水 500 毫升煎煮，煮沸后将 2 个鸡蛋打入汤中，待鸡蛋煮熟后吃蛋喝汤，睡前服用，连续服用 3 天。

第三方：黑大豆与酸枣仁 1∶1 打粉，每晚临睡前吞服 1 调羹，也可改善睡眠。

灵芝

灵芝可以助眠，水煎内服用量为 10 克。如果是灵芝粉，则每次吞服 2～3 克。这里的灵芝粉是指用灵芝研成的粉末，而不是“灵芝孢子粉”。

灵芝药性缓和，需要长期服用方能奏效，所以只适合长期调理失眠问题而非立竿见影的良药。一般情况 1～3 个月方能见效。

灵芝煮水偏苦，口味不佳，我临床一般很少开灵芝也是这个缘由。

百合

百合也可以治疗失眠，但百合治疗的失眠是虚烦不眠，比如热病后余热未清，心阴不足导致的失眠。

用新鲜百合 100 克（干百合 50 克），加水 500 毫升用大火煮开后改为小火炖，将百合炖烂后加入少量白糖，糖尿病患者可以不放糖，分 2 次服用。此方除治疗失眠外，也可以治疗无痰干咳，甚至少量痰中带血的情况。

花生叶助眠

花生叶治疗失眠是民间常用的方法，具体用法为新鲜花生叶 30 克（如果是干花生叶用 15 克）切碎，开水泡服，代茶饮。

花生叶在上海取得不容易，好在有现成的中成药。上海市中医医院的落花安神合剂就是用花生叶制成，临床上我也经常会用到，对于轻症的失眠有不错的效果。但是如果对于重症或者长期慢性的失眠，光靠落花安神合剂，效果就不一定理想了。

这里我教大家一个方法可以试试，在服用落花安神合剂（或者花生叶）的同时一起服用归脾丸，有一部分人能取得不错的效果。

不寐方

如果家中有中药材，那可以试试这些验方。

生地 9 克，麦冬 6 克，北五味子 3 克，水煎服，1 日 3 次。

首乌藤 15 克，合欢皮 15 克，水煎服，1 日 2 次。

珍珠母 30 克，水煎 40 分钟，1 日 2 次。

中医小智慧

生活起居不规律，加上本身体质问题，很容易造成失眠。上面的方法大家可以尝试，我挑选的是无副作用的药方，这点大家可放心。

如果有人本来就长期服用安眠药，那上述方法需要和安眠药联合一起使用，把安眠药停掉只用验方，疗效肯定不好。这点切记！

第十一章

观剧有感

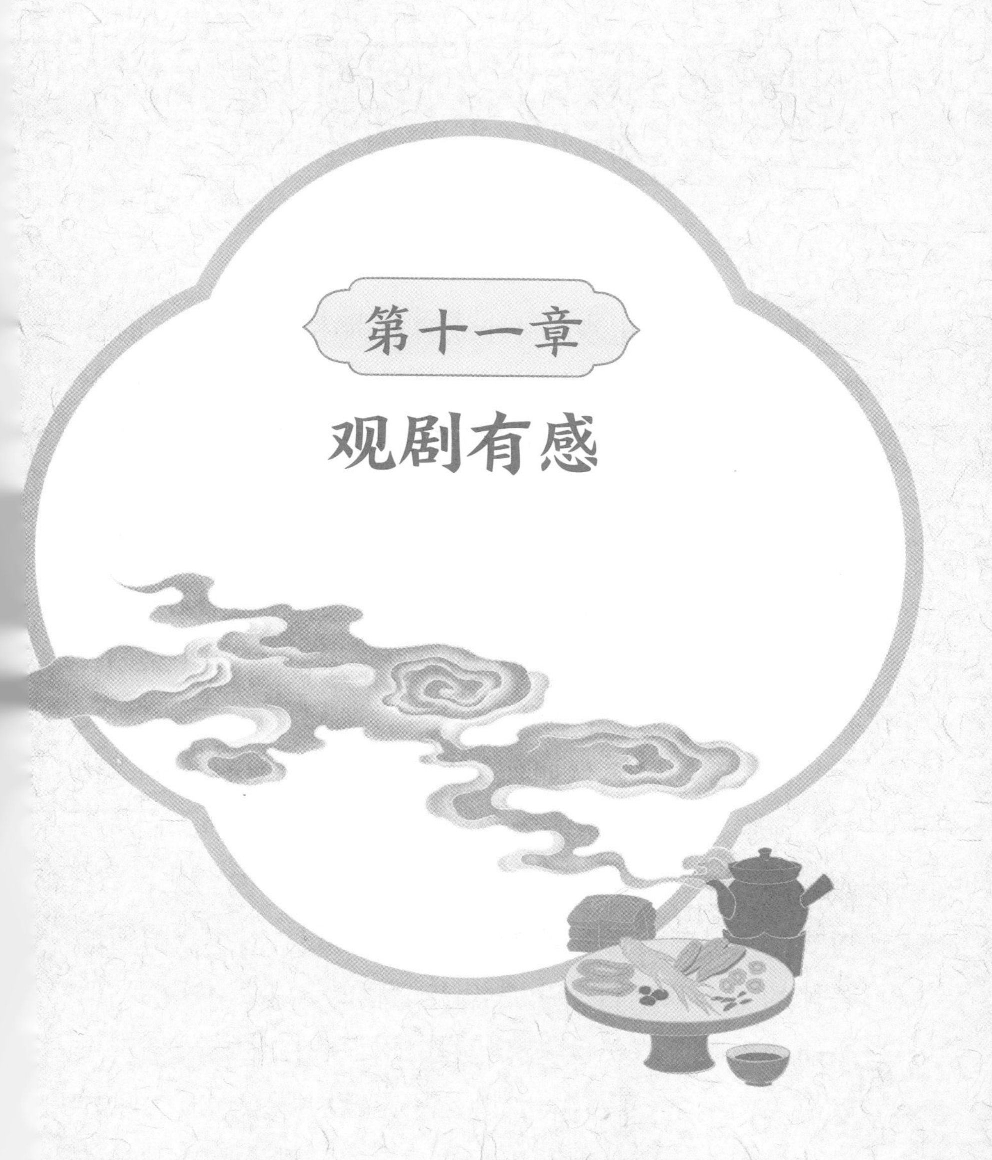

《小欢喜》中的“十全大补汤”真的有用吗

网上热播的电视剧《小欢喜》讲述了三个家庭的备战高考的艰辛历程，剧情精彩纷呈，但是其中一些小小的细节却触动了我。剧中时不时会出现这样的养生桥段：1天空腹吃1条海参能增强记忆力，无比神奇的十全大补汤。可以说，中医养生内容已经渗透到了大家生活的方方面面，电视剧只是把这些具体呈现在了老百姓面前。

但是，电视剧里演的真的对吗？作为一个中医医生，我善意地来“挑一下刺儿”。

首先海参，虽然叫作“参”，但是和他的众多“兄弟”并不是一个“集团”的。海参是营养品“集团”的，而人参、生晒参、高丽参、西洋参、太子参、北沙参、南沙参、苦参、玄参都属于药材“集团”。海参在明朝最著名的《本草纲目》中是没有记载的，在《本草纲目》之前的中医典籍中也未有记载，所以在中医的理论中可以说海参不是一味药材，既然不是药材那就谈不上具体的功效了。所以，现在流行的海参保健理论与各种功效主要是以现代科学研究为主，但是我的确没有查到能证实每天吃一根海参能增强记忆力这一说法的依据。

十全大补汤，中医的确有这个药方，这个药方最早记载在宋代的《太平惠民和剂局方》中，方中用药为：人参、茯苓、白术、炙甘草、川芎、当归、白芍、熟地黄、黄芪、肉桂、生姜、大枣，名为“十全”，但是用到12味中药。不过有一点要指出，十全大补汤的“汤”可不是我们生活中的“汤”，这是一种方剂的类型，即汤剂，区别于丸、散等。煎煮十全大补汤与煎煮其他中药的方法一样，并不是与食材一起烹饪，所以剧中煮一锅汤叫十全大补汤，从中医的角度上来说是不完全正确的。

十全大补汤其实是不适合高考学生服用的，因为这个方子本来是给极度虚弱的患者使用的，例如久病在床，不能进食，面色萎黄等。学生本来正当壮年，就算高考复习劳心劳神，但是也不至于需要用到十全大补的地步。如果真的有人这样做了，孩子出现上火，流鼻血，胸闷烦躁，暴躁易怒，那可怪不了别人，煮汤的家长要负主要责任哦！

中医真的有健脑补脑，改善体质，提高成绩的方法吗？答案是有的！影响成绩的不单单是智力，更多的是孩子的身体素质、睡眠质量、情绪稳定等多重因素。下面我来谈谈相对应的方法。

孔圣枕中丹

此方出自唐代孙思邈的《备急千金要方》。孙思邈是一位有趣的医学大家。为什么说他有趣呢？因为他的年龄，相传他寿命高达100岁以上，并且学术界现在仍然存在争议，究竟他是101岁、120岁还是125岁，没有最终的定论。但他是名副其实的唐代“百岁老人”，这是不争的事实。后世称孙思邈为“药王”，这么重要的一位中医大家的著作就是《备急千金要方》，他认为“人命至重，有贵千金，一方济之，德逾于此”，因此书名为“千金”正是取此深意。

回过头来说“孔圣枕中丹”，这个方子看名字像是孔子吃的丹药？其实古人也喜欢做广告，抬高自己的身价，如同《黄帝内经》并不是黄帝写的一样，这里只是给方药起了一个高大上的名字而已，就当他起了一个“马云枕中丹”名字般，请勿当真。

孔圣枕中丹有四味药物组成：龟甲、龙骨、远志、石菖蒲，主要改善心血不足引起的善忘，根据原书记载，本方能治疗读书善忘，久服令人聪明。

这里需注意，原书记载为“九节菖蒲”，经过我的考证，此处指的是质量好的石菖蒲，并不是现在药方里用到的九节菖蒲哦，九节菖蒲与石菖蒲是两种药，切记！

定志小丸

定志小丸同样出自《备急千金要方》，由人参、远志、茯苓、石菖蒲组成，主要治疗胆小、健忘、失眠。定志小丸治疗的症状要比孔圣枕中丹重。因为读书最耗伤心血，虽然现在孩子的营养肯定都非常充分，但是总有一些先天不足，或者本身心血方面比较弱的孩子，在学业加重了之后，这些问题就会体现出来。所以简单来说，如果有睡眠质量不佳的情况，定志小丸比较合适。

定志小丸虽然只有四味药物，但是剂量配伍有比例讲究，人参到底是用生晒参、红参还是西洋参也有讲究，要根据孩子具体的情况来决定，不要随意自行配伍哦！

逍遥散

逍遥散也是中医的名方，主要治疗肝郁脾虚的人群，比如孩子老爱发脾气，胃口又不好，女孩子月经不调等都是肝郁脾虚的表现。高考学习压力大，孩子抗压能力略差的话，很容易出现这种情况。因此逍遥散是非常适合这种情况的药方。

不过逍遥散自古就有很多变方，比如丹栀逍遥散、黑逍遥散等，具体哪种孩子用哪个处方是需要专业医生来考虑的。这里给大家一个建议，如果一定要自己用，请用“逍遥散”即可，相对安全，不会有很大的副作用。

芝麻核桃粉

黑芝麻，补肝肾的著名药食同源的药材，可能现在大家不知道，黑芝麻在20世纪是在中药房入药的，开具药方经常会用到，只是现在用得少了（其实很多好的传统就这样失传了）。

胡桃仁，同样是补肝肾的著名药材，是一味滋补佳品，同样也从现在的药房消失了。现代研究发现，胡桃仁中有多种氨基酸，其中以谷氨酸含量最高，谷氨酸有健脑作用，可促进脑细胞代谢。

这两种食材合用打粉，每天吃上几勺，对于增强记忆、改善体质也有很好的作用。

不过需要注意，因为黑芝麻和胡桃仁都有通便的作用，孩子如果脾胃不好，本身容易腹泻的话，这个药方就不适合哦！

《小欢喜》中乔英子自杀的情况，虽然是电视剧剧情，但是的确反映了一部分真实情况，如果能早一点用定志小丸改善乔英子失眠，加上逍遥散改善压抑的情绪，或许就不会走到最后的那一步。当然这只是假设，我姑且这么一说，大家姑且一听，别当真。

最后，我作为我女儿的父亲，非常理解现在孩子的辛苦，学业的压力，我自然想用我的专业知识帮助孩子们，让他们能学习得更轻松一些，但是最重要的是，让孩子能有一个身体与心理都健康的体魄！与各位家长共勉！

按：以上介绍的药方年老的人群也可参考，对于改善年老健忘一样有效哦！

观《老中医》有感

曾经一度在电视上热播的电视剧《老中医》人气很高，时不时有患者和我提及，我出于好奇也去看了一下，感触颇深。这部电视剧拍得很好，特别是对于老上海的中医行医，刻画得可谓入木三分，而且有些细节是非常专业的。所谓外行看热闹，内行看门道，我这里就拿《老中医》来说一说其中的门道。

看中医不要同时吃 2 张方子

电视剧的开场，主人公翁泉海大夫被患者家属告上法庭，原因是原告认为翁泉海用药不当，把富商秦老板毒死了。后来，随着剧情的开展，我们知道，原来是秦老板的夫人在他喝了翁泉海开的汤药后，又给他服用了赵闵堂、吴雪初两位大夫合开的药方，这才使他暴毙而亡的。而当时在开药后，翁泉海还特地关照秦夫人："喝了我的药，就不要再喝其他医生开的药了。"

如果看过电视剧的观众都能理解，不能随意地擅自吃 2 张药方，而我从剧情中看到了另外两层深意。

第一，两药相混要了人命，这是电视剧情，现实情况可没有这么可怕。中医自古就有“十八反”和“十九畏”的说法，它是指在开方药的时候，有些药物不适合放在一个方子里，因为违反了这些药物的配伍禁忌会减轻药物的疗效或增加药物的毒性。但现实情况是和大家的理解有所出入的。首先，自古就有很多“名方”违反“十八反”和“十九畏”的，比如《金匮要略》中的甘遂半夏汤，古人对于这些禁忌本身在中医界就有争议。其次，这些用药禁忌中涉及的药物多数是有毒药物，国家对于有毒药物的管控是非常严格的，在临床上已经很少使用了，所以大家并不必过分担心。

此外，电视剧有个小小的纰漏，因为翁泉海给秦老板开的是“补中益气汤”，补中益气汤中没有有毒药物，所以除非赵闵堂、吴雪初开的是一个有毒的药方，相合才会违反禁忌，而根据患者的病情，医生是不会开具有毒药物的。因此电视剧情中患者服药后暴毙，这样的情况从中医的理论上来看是不会发生的。

第二点就和服用中药的人息息相关了。不知道您有没有一边在服用中药，一边在自己给自己增加补品，比如枸杞、黄芪、芡实、米仁、赤小豆、大枣、枫斗、西洋参、海参等，如果您有这种情况，那么请问，您和电视剧中一个患者同时吃两张药方有什么区别呢？我们日常生活中很多流行的食品其实就是中医的药品，如果您自己过多地服用这一类食物，等于您在吃“第二张药方”，您就不怕两张药方起冲突吗?

我临床上遇到患者疗效不佳时，习惯询问患者平时自己在吃什么补品，而不是急于换方，因为很多疗效不佳的患者其实是吃了“2 张药方”。随着大家生活水平的提高，中医也要与时俱进，适应大家的生活习惯改变，这样患者才能接得到更好的治疗。

医生要以治病为本，要以医道为本

电视剧中出现了很多中医医生，有赵闵堂、吴雪初、假武齐峰等，虽然在片中这些医生各用各的手段追逐名利，比如赵闵堂用限号的手段“奇货可居”，吴雪初喜欢和“名人”合影以抬高自己的身价，假武齐峰用尽心机买通了全上海的西医诊所，放火烧尸，以掩盖其开给患者服用罂粟的事实，但结果都是失败的。这是为什么呢？究其原因其实很简单，一句话就能说清楚，那就是“一切不以治病为目的的医疗行为都是徒劳的”。中医世代相传为仁医，医术也是仁术，中医千年不衰靠的不是弄虚作假，而是大医精诚，实打实地帮助患者把病治好。无论过去还是现在，都有不良之徒拿着中医为幌子，谋财误病，虽然可能一时得势，但是如果治不好病，那什么花样都是无用的，疗效才是让中医流传千年的根本。

电视剧对于细节的还原到位，中药其实是药堂煎煮的

电视剧反应新中国成立前上海中医行医的林林总总，电视剧制作还是很考究的。从医堂药房的布景上来说，基本和实际情况一模一样，包括药材的放置，台面上放置哪些器具都非常规范，没有出现张冠李戴的情况。

对于服药的细节，电视剧拍摄的也很到位。新中国成立前和新中国成立初期，在很多中医堂不是配完药让患者自己回去煎煮的，都是医堂自己煎好药，并嘱咐患者来药堂喝药的。因为煎药有种种讲究，这对当时文化水平较低的老百姓来说，要做到位是比较困难的，所以电视剧里都是医堂自己来负责煎药，这点细节把握得很精确。

电视剧的小瑕疵

金无足赤，人无完人。虽然电视剧拍摄得很专业，但是在一些小的细节上我还是看到了一些小瑕疵。比如翁泉海在抓药的时候，应该是 3 帖药需要分别过秤称重，电视剧中是将全部的药称完后，没有分别称重，而是粗略地自行分到 3 帖药中，这从药物配置上是不严谨的。

另一方面，电视剧中演员有大量的中医术语台词，演员花了功夫背下来可真是不容易的，中医术语有《黄帝内经》等中医经典，还有中药学、方剂学的知识术语。观众可能没注意，关于中药的一些专业术语，其实是不对的。演员背诵的是现代的《中药学》教材内容，而电视剧所处时代的中医所学的内容是和《中药学》不一样的，就好比三国时代刘备和曹操煮酒论英雄时，突然刘备掏出一个手机来打电话一般。但是无论如何，《老中医》这部电视剧整体制作水平是很高的。

《老中医》对于中医医生生活中的点点滴滴、喜怒哀乐及悲欢离合都呈现得淋漓尽致，让观众真正地看到中医的另一面——中医医生也是普通人，也有家庭的俗务，也有子女的烦恼。

我也是一个中医人，从我的角度来说，《老中医》将中医人的很多心里话通过精彩的剧情传达给了广大观众，让老百姓对于中医有了更进一步的了解，是一部难得的佳作。

观《送你一朵小红花》有感

2021 年的开年第一部电影是陪女儿去看的《送你一朵小红花》，在观影之前我一点预告也没接触过，甚至在进场的时候我还在问女儿这部电影是讲什么内容的？当开篇就是手术室，耳边响起熟悉的心电监护声，手术台上躺着光头的易烊千玺时，我才意识到这是一部关于癌症的影片。

在观影后我去看了评论，发现褒贬不一，我只说我的感受，对于没有经历过癌症的人来说，在你们眼里，这可能不是一部 8 分以上的影片，你们或许觉得假大空，煽情作品而已。而对于与癌症有过交集的人看来，对于真正面对过癌症的人来说，这是一部佳作，细节到位，逻辑合理。与不会开车的人详谈开车感受，本身就是无法获得认同的。

在这里我不做太多的剧透，因为第二天我就推荐给我的 2 位研究生去看一下。我没有过多地讲述电影剧情，在知道了他们还没有看过此片后，我建议他们一定要去看一下。为什么要推荐我的学生去看《送你一朵小红花》，原因是这部佳片与我们从事的职业有关。

视角

影片的主角是2位身患脑癌的少年，述说了一段真实的生活，电影的视角完全是从患者的角度出发的，让我们医生看到了患者真实的一面，而不是面对医生的另一面。

我从事肿瘤科医生整整20年，对于肿瘤患者的喜怒哀乐、悲欢离合已经看得太多，我以为我能坦然地接受并理性地控制情绪，但看到患者角度的真实写照后，我还是不能释怀，我还是问了自己一句，我真的尽全力了吗？

我祖父患的是胃癌，作为曾经的癌症患者家属，我已经经历过肿瘤对于一个家庭以及家族造成的巨大冲击，但是当这个癌症患者在电影中变成孩子后，作为人父的我还是感到了沉重的压力。

疾病不分贫贱高低地降临时，在疾病面前患者是无助的，而医生也不是万能的上帝，在更了解患者真实的一面后，作为医者的我们是不是应该更坚强一些，努力一些，尽力将更好的方案和更佳的治疗提供给患者？

精气神

片中的假发店老板（岳云鹏）有句话：“人活着就是

个精气神”，片中病友之间都是相互鼓励，共抗病魔。这让我想起了上海市中医医院肿瘤科的病房里，肿瘤科的患者们可开心了，整天嘻嘻哈哈，在病房里，几乎看不到肿瘤的阴霾，女患者们聊八卦，男患者们聚在一起侃大山。去查房看到这样的患者，医生是真的开心的。在积极乐观的氛围这一点上肿瘤科还是及格的，所以我经常会收治一些不太乐观的患者进病房去感受一下，同样都是肿瘤患者，生活可以完全不同。

影片中对于病友群的写照与现实情况出入不大，学生可以正面地感受一下。我可不希望我教出来的学生比患者还“丧”，医生的一颦一笑真的能影响到患者的心情。我在门诊经常会和患者聊一些家常，并不是门诊时间充裕，而是不想让患者觉得来医院看病是一件又烦又累又沉重的负担，而是定期来和朱医生聊些开心的事，顺便把病给治了。

我想对学生说一些话！

医生不是万能的，千万不要觉得学成师满就可治尽天下病。

虽不能治尽天下病，但千万不能止步不前，医海无涯，如果说世上的一种病是一把锁的话，总有一把钥匙能打开它，只不过钥匙现在不在我们手上而已，而寻找钥匙的任务是我们一生的职责。

千万不要觉得医生高高在上，要善待每一位患者，因为就算贵为国医大师，医术炉火纯青，但是如果患者不挂号找你看病也是白搭。中正平和，上善若水，我爷爷比我做得好太多，我还有很多需要改进的地方，我尽力。

要相信奇迹，你们也看到了 TI-RADS 4A 的甲状腺结节 3 个月后能消失的，晚期胰腺癌患者活得好好的，总有些现代医学无法解释的现象存在。

千万不要觉得我的技术是高不可攀的，你们总有一天要超越我，学生如果永远不如老师，那你们以后的学生也不如你们，中医怎么会有希望，用不了多久中医就要被时代淘汰了。

推荐去看一下《送你一朵小红花》，如果你们以后从事临床工作，这是一部不错的电影！我的学生，我希望你们比我更强，愿你们在新的一年里身体健康，学业精进！

《繁花》中的养生智慧

趁着龙年春节的假期，我终于追完了沪语版的《繁花》，这是我多年来唯一一部从头至尾没有跳着 2 倍速快进看完的电视剧，剧中精彩无需多言，想必大家都已经耳朵磨出了茧子，我这里就趁着刚追完剧的热乎劲聊一聊中医医生眼中的《繁花》。

宝总泡饭

剧中宝总在夜东京晚上都要吃上一碗讲究的“宝总泡饭”，配菜要足，汤头要好，一时间全国人民对泡饭产生了浓厚的兴趣。我也看到有人认为泡饭配腌制品是不健康的，也是没有营养的，其实也不尽然。

泡饭，上海人的特色，我小时候就是吃泡饭长大的，隔夜的饭用开水煮一煮，吃点咸菜，吃根油条，那就是那个年代我的童年回忆。后来改革开放，经济蓬勃发展，我记得那时经常会听到这样一句话：“天天外面去吃，回来什么都不想吃，就弄一碗泡饭吃吃最舒服。”

宝总对于泡饭的评价并非仅仅是剧中的台词，而是当时生活真实的写照。时至今日，我倒是觉得现代人，特别是年轻人，其实可以把泡饭重新纳入生活中来，这是为什么呢？因为西方文化的冲击造成我们对于碳水化合物（简称“碳水”）避之不及，好像一个自律的、对身材有要求的现代人，与碳水是不能沾边的，太多的年轻人是不吃“饭”的。但我们恰恰忘记了自己是在中国这片大地上世世代代繁衍生息的中华民族，我们的基因里就带着米和面的印记，与西方人的饮食结构不同，中国人是有中国人独有的健康饮食结构的，我这么多年行医，一直在面对这么一个问题，有些临床问题明明可以靠吃适量米饭就能解决，可如何让患者接受这一观点呢？不吃饭的患者是很难获得真正的健康的。

人是铁饭是钢，力气的气字，繁体字是“氣”，不吃米面何来力气？所以吃适量泡饭未尝不可，小菜偶尔吃些也无伤大雅。

霸王别姬

《繁花》中的魏总为了抢宝总的风头，在至真园请客，每一桌都上了一道“霸王别姬”，出尽了风头，以至于剧中人物后来一看到魏总都直称其“霸王别姬”。虽然这是剧中的一个桥段，但从我看来，甲鱼炖鸡倒是真的有点说头。

霸王别姬是一道名菜，原名叫作龙凤烩，是徐州地区为了纪念推翻秦朝统治的西楚霸王项羽和大义凛然的妃子虞姬所创制的一道名菜，是当地喜庆宴会上不可或缺的大菜。

甲鱼，从中医的角度上来说是一味重要的药材，古时称其为团鱼，入药称其为鳖甲。鳖甲有治疗肝脾肿大的功效，也是散结的良药。而且在古时，用鳖甲做的团鱼丸是治疗肺结核的药方，要知道在医学不发达的时代，肺结核是非常难治的疾病，因此鳖的滋补疗效也从古至今流传了下来。但我这里要提醒肿瘤患者一点，大部分的恶性肿瘤是营养过剩造成的，不是营养不足引起的，因此甲鱼适量吃可以，过量食用有害无益，我临床上经常遇到患者 1 天吃 1 只甲鱼，再加上其他的营养品，吃出胃肠炎甚至胰腺炎的情况。

鸡自古以来都是滋补佳品，但因为上海地区民间流传肿瘤患者不能吃鸡，所以很多患者都忌口鸡，甚至连鸡蛋也就此不吃了。这里提醒大家一下，鸡与肿瘤就目前来说没有必然的联系，而且不吃鸡大概率就去吃鸭子了，但鸡偏温，鸡蛋性平，而鸭和鸭蛋均偏寒，鸭蛋不适合长期食用，食用日久会造成脾胃虚寒，经常腹泻。所以我建议鸡是可以适量吃一点的。

总的来说，现代人大多属于营养摄入过度，所以霸王别姬虽然是一道名菜，但在日常生活中大家还是需要适可而止的。

爷叔的金句

爷叔在剧中有这么一段台词："做生意不是要比谁赚得多，是要比谁活得长，不要想着一步登天，戏要一幕一幕唱，饭要一口一口吃，要一步一个脚印，稳扎稳打！"生意经如此，养生经亦是如此。

养生比的不是谁花的钱更多，谁去的医院更高级，谁做的检查更昂贵，而是实实在在活得健康长寿。三餐八分饱，早睡早起，这是养生的基本功，日复一日，年复一年，就如"戏要一幕一幕唱，饭要一口一口吃"一般，一口气吃不出健康长寿，想要延年益寿，其实就是要做好每天的功课。很多人连基本功都做不到，天天妄想以金钱买健康，一步登天，这是违反自然规律的。

中医的"繁花"

关于《繁花》我说的都是吃，泡饭可以适当吃一点，霸王别姬没事别多吃，养生是靠一口一口饭吃出来的，好的电视剧就是有过硬的内容，在观剧之余还能获得养生知识和人生哲理。

《繁花》是现象级的电视剧，它捧红原本名声不显的“排骨年糕”，一时之间全国人民都知道了上海还有这样一道小吃，其实排骨年糕已经存在了很多年，我儿时母亲一直会带我去吃，它是老百姓的美味。我想中医也能像“排骨年糕”一样，依靠我们中医人一代代默默地耕耘，相信总有一天终将大放异彩，迎来我们中医的“繁花”。

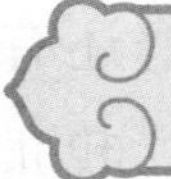

减重 100 斤，中医如何看待

贾玲的 100 斤

龙年的春节有一道不一样的风景线，那就是随着贺岁片《热辣滚烫》一同闪亮登场的“瘦身版贾玲”，作为影片的卖点之一，一年瘦身 100 斤的热点与影片一样席卷了全国，一时间媒体平台充斥着大量的报道，有正面的也有负面的，我虽然没有看过影片，但就这个减肥事例我想从中医的角度表达一下个人的观点。

饮食的规律

随着贾玲的减肥成功，一时间几乎所有能与减肥沾边的博主都拿出了各自的观点和方法来教导我们如何科学减肥，但千句万句化为一句，其实关键的一点就是少吃甚至是不吃。结合前一阵大力追捧的轻断食，“816 减肥法”等基本都是在一日三餐上做文章，把固有的饮食规律打破，以达到减肥的目的。

大部分有减肥经历的人都有这样的经验，在减肥初期，由于生活饮食规律的突然改变，身体会呈现一个快速掉秤的现象，但随着时间的延长，这种效果会越来越差，最后达到平台期。这个时候为了再掉秤，很多人就会采取更为极端的方法再次改变饮食规律以达到继续掉秤的目的。人体在减肥过程中为什么会有这种现象固然有很多科学的解释，但从中医的角度上可能有着和现代医学不同角度的观点，我在此举个例子可能会更形象易懂。

如果把人比喻成一条毛巾，把人体的正常功能比喻成日常洗脸毛巾的干湿度，把脂肪比喻成毛巾里的水，那减肥的过程其实就是用力拧毛巾把水挤出来，而用的那个力就是各种减肥方法。我们都有这样的生活经验，毛巾在最湿的时候稍一用力就会拧出很多水。同样的道理，减肥在最初的几天效果最为明显，但随着毛巾大部分的水被拧出之后，使用同样的力气就无法再挤出水来，这个时候就是干湿度适合的洗脸程度，这就是平台期，为了突破平台期，如果我们还要把毛巾里的水分变得更少，那通过手拧就没有效果了，需要采取烘干等。烘干后的毛巾虽然达到了十分干燥的程度，但毛巾却失去了洗脸的功能，也就是人体的正常功能失去了。

所以当人处于不健康的肥胖状态，那么通过减肥的手段到达健康平衡的状态，这个是可以的。但如果是为了特定目的，甚至是某些并不健康的审美标准，把人体变成“被烘干的毛巾”，那毛巾失去了洗脸的功能，人体也就处于一个不平衡的病态了。

一日几餐

减肥的核心方法就是打破原有的饮食规律，首当其冲的就是一日三餐，因为这个最容易做而且见效很快，那么到底人一日应该吃几餐呢？一日三餐是错误的吗？网上有很多为了证明轻断食或“816饮食法”这一类改变饮食规律的减肥方法有效无害而罗列的科学数据，但大家需要注意一点，最新的研究数据并不一定是完全正确的，而且因为这些研究都比较新，很多长期的影响还是不明确的。我认为自古以来的生活习惯也应该是一个重要的参考依据，毕竟我们人体不是被人类设计出来的机器，有着非常清晰的构造和功能，而是大部分功能仍处于有待研究的范畴。

一日三餐自古以来就有诸多记载，《庄子·逍遥游》曰：“适莽苍者，三餐而反，腹犹果然；适百里者，宿舂粮；适千里者，三月聚粮。”《战国策·齐策四》也有关于一日三餐的记载：“士三食不得餍，而君鹅鹜有余食。”因此，至少从战国时期我们就有把一日三餐作为饮食习惯的历史传统。

一日三餐是人体的基本规律，如非必要是不能随意被破坏的。中医是非常注重自然规律与人体之间关系的医学体系，违反人体的自然规律，哪怕一时间得到了你想要的结果，但对身体的不良影响终究还是会反映到日后的健康问题上，有一句话叫“天下没有免费的午餐”，同样从中医角度来看，天下没有不伤身体的过度减肥。

中医小智慧

过度肥胖是需要减肥，但现代人的审美标准与健康标准出现了混淆，明明是健康的体重却被“美女不过百”所绑架，为了追求非健康的体重，最终总是要为健康付出代价的。

中医其实并没有真正意义上的减肥之说，中医是把人调整到一个阴阳平衡的状态，而并非把人塑造成符合现代审美标准的非健康状态。一个人的体重应该有多少斤是根据每个人不同的体质决定的，而并非以大众的眼光来决定的。

贾玲的100斤虽然励志，但缺少了专业团队的支撑及专业人士的指导，普通人最好不要轻易尝试，以免减肥不成，换来一身的病痛。

第十二章

朱氏内科非遗

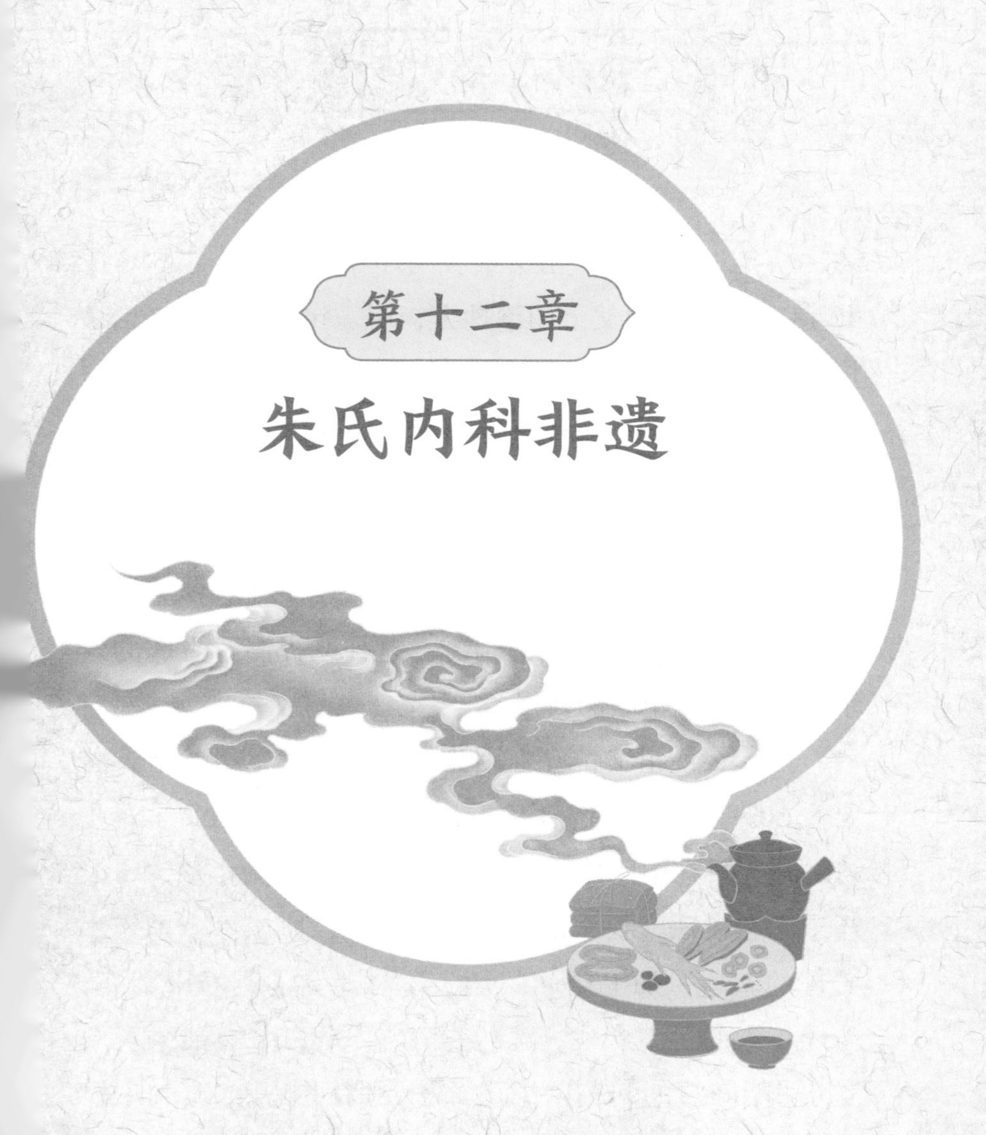

祖父的中医智慧

从我记事开始，祖父给我的印象就是一个字“忙”，我 13 岁就跟随祖父上门诊抄方，用一句上海滩的老话来说就是“学生意”。在那个没有电脑的时代，医生看病写完病历及处方后，需要再写一张处方笺交给患者，患者拿着处方笺去缴费，然后交给医院的中药房抓药。因为实际上中药处方需要在病历上书写一遍，然后在处方笺上誊抄一遍，所以工作量很大。所以中医才有抄方的传统，让徒弟帮助师父誊写药方，这样既提高了看病的效率，又传授了中医的技术。

为什么说祖父忙呢？因为在那个年代，祖父半天需要看 50～60 个患者，1 天看病过百人，并且祖父是看儿科的，儿科在中医传统中称为“哑科”，因为小孩子要么还未学会说法，要么语言表达不准确，所以更多是依靠父母的叙述，加上望闻问切，还有经验的判断来治病。与成年人的科室相比，儿科看病并不轻松，可能大人们 3 句话能问清的问题，小孩子需要询问十几二十句。但就算这么繁忙，在我跟随祖父十几年的岁月中，没有见到他对患者发过一次火，没有一次不耐烦。

说起祖父的好脾气，我想起一件往事。当时我每周六下午到上海中医学院附属曙光医院的专家门诊部跟随祖父抄方，当时的曙光医院还没有到上海浦东的张江开分院，医院就在淮海公园旁的普安路上。为什么会记得这么清楚呢？当时条件也没有现在这么好，不是一人一诊室，而是4位儿科老专家坐在一个大办公室里看诊，而我祖父的办公桌就面对着淮海公园，我坐在祖父对面，正好面对窗外，当时我才13岁还很贪玩，经常想去公园玩，所以对当时的环境印象很深。

专家门诊的房间真的不大，儿科看诊一个患者最起码进来2个人，1个家长带1个孩子，其拥挤程度可想而知。而且当时也没有电子叫号系统，看病排队全靠自觉。

我记得有一次，2位患者家长在看病排队顺序上出现了分歧，在门诊房间里大吵大闹，争执不休。声音吵闹到对面祖父询问病史的声音我也听不到。但是祖父并没有站起来呵斥家长，他依然在仔仔细细地询问在诊患者的情况。我当时很不理解，两次想站起来劝架，而祖父两次都把我按下，然后继续看病诊治。5分钟后家长们吵累了，也就不再吭声了，而祖父就如同吵架这件事从来没有发生过一般继续着一天的工作。

晚上回家的路上我就问祖父："爷爷，明明是插队的家长不对，老实排队的家长不买账吵起来的，为什么我们不去和她们讲道理呢？"直到今天我还记得祖父当时慈祥略带微笑的表情，他当时对我说了一番话，这一番话语对我一生行医都很有启发和警示作用。

看病的道理就如同这世界上所有事物的道理一样，任何事情你都要顺着事物发展的规律而行，而不是逆着规律而行。爷爷我为什么不劝架有几个原因。

第一，劝了没用，当时的情况下就算是爷爷我出面，家长们都在气头上，也不会买我的面子，反而会越吵越凶，就算当场平息，但矛盾其实没有解决，可能10分钟后又吵起来了，那劝了还不如不劝，不如让她们把事情争个清楚，公道自在人心。

第二，上海人吵架都是一个规律，动口不动手，两个妈妈，而且孩子都在身边，真的打起来的可能性不大，只是要在嘴巴上分胜负。那么这场架就如同一场感冒一般，感冒是先喉咙痒、鼻子塞，然后喉咙痛、发热，最后热退痊愈。吵架也一样，先激动，然后大脑不经思考地出口争胜负，最后发觉吵赢了也得不到什么，回归理智后争吵就结束了，因为她们来这里的目的不是吵架而是来看病。

既然双方吵架肯定会有这么一个发生——争执——

大吵大闹——趋于平静的过程，那么作为医生，一般情况下不要去干预这个过程，因为大部分情况是医生出面干预了，患者就会吵得更凶（这段话我深有感触，我年轻气盛，几次出面阻止门诊患者吵架，结果都是“火上浇油”，无论我用什么策略组织语言，都无法达到快速平息争吵的结果）。

我们中医治病要遵循疾病本身的规律，你要知道我们并不是真的治好了感冒，而只是把感冒的病邪祛出了人体，并且提高了人体的正气（可以理解为抵抗力），加快了疾病痊愈的过程，不让疾病往更严重的方向发展而已。大家总以为吃药是把疾病“杀死”了，这是西医的理论，因为抗生素是杀死细菌而治好疾病的。而我们中医是仁医，我们对疾病也很仁慈，我们只是把疾病赶出人体内而已。所以你以后如果做医生也千万不好以为我们能“杀死”疾病，我们能做的是顺应疾病的规律而引导疾病“走出”人体而已。

如果你长大后明白了这个道理，你就会知道这种吵架是不用劝的，让它自然结束反而是最佳的“治疗方案”。其实你再仔细想一想，诊室里还有其他3位爷爷也在看病，他们为什么也不起来劝架？

第三，医生看病其实是有“心境”的。因为中医看诊需要考虑的因素要比西医多很多，思维需要高度集中，心态一定要平和，不然很容易出现纰漏。心境这种东西你还太小，不懂，我举个例子给你听。比如你刚上完体育课，跑了1 000米的长跑，刚到终点就让你做数学卷子，你觉得你能考100分吗？看病也一样，如果我站起来劝架，我肯定也要激动，激动后我再给患者看病，看病的质量肯定下降的。

康康，你一定要记住医生的本质是什么。医生的本质是把“病”治好，如果有其他事情影响你治病，那肯定就不要管它，保证医疗质量是第一位的。患者为什么会吵架？是因为等的时间太久。为什么会久？是因为患者太多。为什么患者多？是因为爷爷想办法把每一个患者都用心治疗好，治好的患者多了，自然来看病的人就多。所以爷爷看病从来不“开快车”，你以后也要记住，不能快的千万不要求快，不然“心境”变了，医疗技术就跟着变了。

今年是祖父的100岁诞辰，虽然他已经永远地离开了我，但是他的医术和医心我正在努力地继承。今天我回想起来当时这件小事，发现祖父的一番话对于今日今时的我也一样适用，而且对未来也一样适用。我离祖父的境界还差很多，医之道也是修心之道，希望我总有一日能达到甚至超过祖父的中医境界。

三伏贴的前世今生

曾经在某儿童医院出现孩子进行三伏贴治疗后发生皮肤烫伤的问题，随后网上陆续出现全国多处有相类似的报道，说贴“三伏贴”后，孩子背部发生起水疱、红肿等情况，网上更有文章指责三伏贴的种种不是，文章大概的意思是：三伏贴，没有任何用处，大家不用再去贴了。虽然新闻闹得沸沸扬扬，但是大家真的了解三伏贴吗？真的知道三伏贴的发展历程吗？真的知道问题出在哪里了吗？

身为中医工作者，我觉得我应该来说一句公道话。毕竟西医作者来评论中医技术是会有欠缺的，很难做到公平公正。而我恰恰知道三伏贴是怎么发明的，如何做的科学研究，以及最后运用到临床的全过程。而我的祖父正是这项技术的发明者，如果我选择沉默，那么对于三伏贴的错误定性可能真的会一直流传下去。

三伏贴是哪个医院最早发明并进行临床使用的

三伏贴早在 1955 年就在上海中医学院附属曙光医院

进行临床治疗了，是曙光医院儿科最具有特色的治疗手段之一。而发明这一技术的是我的祖父，上海市首届名中医朱瑞群教授，此项技术曾获得上海市科技进步奖三等奖。随着虞坚尔院长来到上海市中医医院工作，这项技术又完整地在上海市中医医院落地生根并且发扬光大。但需要强调的是，三伏贴这项技术最初是用来治疗小儿哮喘的。

三伏贴的出处在哪里

三伏贴的灵感主要来自清代名医张璐所著的《张氏医通》，原书说哮喘有寒、热之分，即寒哮与热哮。我这里解释一下什么叫寒哮，什么叫热哮。简单来说，哮喘发作时患者怕冷，痰少白稀的是寒哮；而哮喘发作时面红，口苦，要喝冷水，咳出的痰液黏稠、色黄的是热哮。《张氏医通》记载，寒哮患者用艾灸的方法在肺俞等背部穴位治疗效果不佳，而用白芥子外敷于这些穴位往往有效。我的祖父受此记载的启发，最初将书中原方原剂量进行了临床研究。当初将治疗寒哮的敷贴方称为②号方。

值得注意的是，原书中记载白芥子这一味中药用的是“生白芥子”，因为“生白芥子”对皮肤是有刺激性的，《张氏医通》中就有相关的明确记载，但是原文是如此记载的：“涂后麻瞀疼痛，切勿便去，候三炷香足，方可去之。”这句话翻译成现代语言就是说涂上药会引起皮肤疼痛，但是需要1个半小时才能把药拿掉。上海市中医医院和曙光医院临床所用的配方，药物的炮制方法，配方的比例、剂量，都有严格的规定。但是如果没有按照规定做，那是可能出现不良反应的。

那么热性哮喘呢？热性哮喘是不能用②号方治疗的，因为寒热性质不同，治疗方药肯定不同。所以根据②号方的原理，又制订了⑤号方，专门用来治疗热性哮喘。因⑤号方中没有白芥子，所以一般不会发生皮肤不良反应的情况。

三伏贴的相关临床研究

关于②号方和⑤号方的相关临床研究，多篇论文在1982—1985年已经发表于《上海中医药杂志》《浙江中医药杂志》等。论文中一共统计了1 128例临床病例，最后根据科学方法统计得出了用三伏贴治疗小儿哮喘有效的结论。

现在的西医医疗技术和经济条件相较于20世纪六七十年代都有了很大的提高，而在那个缺医少药的时代，小儿哮喘的控制率远远没有现在那么高，很多患有哮喘的孩子可能一辈子都要受到哮喘的困扰，运用中医的方法，以比较轻的经济负担达到可能治愈的目的，对于当时来说是很了不起的。

我客观地解释了三伏贴的由来，和治疗小儿寒性、热性哮喘的情况。至于社会上各种“三伏贴”保健项目所宣传的效果和保健作用，与本文无关。技术本身无错，运用的人才是主体，为何不讨论使用的人，而指责技术本身呢？

朱氏乌梅膏

乌梅，夏季良药

说起夏季传统饮品，酸梅汤肯定有一席之地，它是历史悠久的饮料。而酸梅汤的主要材料就是乌梅。但为何在夏季要用乌梅这一味药材，可能大家并不了解，这其实与乌梅的药性有关。

乌梅能除热。乌梅最早记载于《神农本草经》，书中曰："乌梅，下气，除热烦满，安心"，乌梅有清解暑热的疗效。

乌梅能生津止渴。望梅止渴是妇孺皆知的历史典故，话说当年曹操行军一直没有找到水源，军队士兵口渴得发慌，此时曹操大喊："前面有一片梅林，可以解渴。"听闻此言，军队士兵口中都分泌出了唾液，靠着这个方法军队赶到前方找到了水源。因此乌梅能解渴自古有之。夏季最易口渴，所以乌梅的生津作用适合夏季养生。

乌梅能收敛肺气，固肠止泻。乌梅味酸涩，酸涩能止咳、止泻，因此如果肺虚经常干咳的人，以及到了夏天一吃生冷就容易腹泻的人，乌梅是一味非常对症的药材。

朱氏乌梅膏

乌梅可以做成酸梅汤，这个大家都知道，乌梅、陈皮、山楂、甘草，加冰糖即可。不过酸梅汤不能长久保存，而且容易变质，如果需要较长时间饮用就显得不那么方便。所以朱氏内科就制作乌梅膏来代替酸梅汤解暑的传统。

膏剂本身便于保存，而且不容易变质。再者，经过传统工艺制作的膏剂对于药性的保存和增强有优势。当然膏剂也有缺点，那就是费时费力，制作工艺复杂而且相当花时间。

我简单介绍一下朱氏内科乌梅膏的配方和制法。

乌梅膏的配方和制法

不同于酸梅汤的药物组成，乌梅膏在原有基础上对药味有增加，除了乌梅、陈皮、山楂、甘草外，还要增加茯苓、薄荷、桂花等药材。

首先将所有药材用清水洗净，用水充分浸泡 4 个小时，水量需要较多，因为做膏的话煎煮时间较长。

先用大火煎煮 30 分钟，后改小火煎煮 30 分钟，然后将药汁滤出，此为第一煎，放在边上备用。

然后再放水加入药中，先用大火煎煮 30 分钟，后改小火煎煮30分钟，然后将药汁滤出，此为第二煎，放在边上备用。

最后再放水加入药中，先用大火煎煮30分钟，后改小火煎煮30分钟，然后将药汁滤出，此为第三煎，放在边上备用。

将三煎药合并在一起，放到煤气上中火慢煮，并且不断搅拌，搅拌的目的是防止药汁沾底煮糊。当药汁变得比较稠厚的时候将煤气改为最小火。此时就到了收膏的时候，非专业的人在这一步是很难掌握的，收膏非常有讲究，需要将药汁浓缩到最稠厚，但又不能煮糊，这其实只有1分钟左右的时间差。有一个比较直观的判断标准，就是收膏成功的药汁是能挂在勺子上悬挂落下呈旗状，中医称“挂旗”。

所谓的“挂旗”即膏从勺子上流出，在半空形成一个倒放的三角形，就好像一面小旗子挂在勺子上。

收膏成功的乌梅膏兑入适量蜂蜜等，装入容器中放置至冷却，随后放入冰箱冷藏。

待到喝时，用干净的小勺取出适量乌梅膏用水兑开即可，这样在夏天食用就方便了。

乌梅膏的制作最关键的是最后收膏，这是中医传统的制作工艺，普通人可能需要尝试几次才能领会到“挂旗”。

养生需要顺应天时，而方法最为重要，一人一方是中医的最大特色，传统工艺虽然费时费力，但效果确实非常好。有兴趣的朋友可以尝试自己做一下，体会一下传统中医的乐趣。

乌梅膏除了可以解暑之外还可以治疗息肉，比如肠息肉，有抗过敏的作用，比如过敏性鼻炎。当然如果需要兼顾这类情况，那乌梅膏的配方还需要针对性地调整一下。

朱氏疤痕膏

中医门诊实录

“朱医生，我肚子上的刀疤越来越大了。我去西医看过，他们说没有很好的办法，现在已经这么多年了，手术的疤痕还在慢慢增大，关键还很痒，有时候还痛，实在太难受了。朱医生你有什么好办法吗？”患者问。

“朱医生，我这个疤已经所有的办法都用过了，我连放疗都去做过了，但还是不行，又痛又痒，还没法用手挠。朱医生你有什么办法吗？”另一个患者问。

手术伤口一般人都能顺利地愈合，但有一部分人却会出现疤痕增生的情况，而且在手术后的若干年之后疤痕还会增生，的确会影响到患者的生活质量。但目前的医疗技术对于这一类情况能采取的手段很少，大部分患者没有得到有效的控制。那么中医学是否有更好的方法呢？

疤痕与中医

对于疤痕的治疗实际上并不是现代人独有的问题，古人也有，那么在古代我们祖先是用什么方法来治疗疤痕的呢?

根据唐代《备急千金要方》的记载，对于疤痕有 10 个药方，同时代的《外台秘要》则记载更多，有 17 个药方。之后，历朝历代医书中也有关于治疗疤痕的记载，如宋代的《太平圣惠方》，但可惜的是其中药方的药材在今时今日很多已经失传，一部分已经从临床用药中消失，甚至有些药材究竟是何物也已经无从考证。但有一点是可以肯定的，就是古人能治疗疤痕。

朱氏疤痕膏

我在整理家传医学心法的时候发现了一个治疗疤痕的药方，用药与唐宋不尽相同，但好在药材现代都有，猜想可能是清末民国时代的药方，但不管如何，能用来解决临床上的问题就行。

虽然这个药方的药材并不难找，但缺点是制作起来非常费时费力，有好几道独特的工序需要手工完成，无法进行大规模的量产，所以产量很低。我前一阵子制作了一料朱氏疤痕膏用于非遗日的义诊，分发给有需要的患者进行试用。令人感到高兴的是，大部分患者的疤痕得到了改善，有一位患者还特地再来找我又要了2罐，她说她的疤痕不痒了，也有些萎缩了，因为试过了市面上所有的祛疤痕产品，还是这个朱氏疤痕膏最有效。于是乎这位患者拿走了我仅存的最后2罐药膏。

因为我从事中医肿瘤专业，大部分患者都经历过手术，手术疤痕增生也非少数，所以如果朱氏疤痕膏真的能解决这部分患者问题的话，我觉得有必要让更多的人来进行体验。

目前朱氏疤痕膏已经在临床使用了一段时间，效果很不错，不过有一点大家需要注意，就是疤痕膏的起效比较缓慢，需要患者有恒心，有些疤痕需要使用1～2个月后才会有很明显的效果。

乳腺癌的手臂水肿怎么办

中医门诊实录

“朱医生，我现在两个手臂粗细不一了，夏天我都没法穿短袖，难看死了。”

“朱医生，我右手臂已经比左手臂粗 2 倍了，皮肤都是紧绷的，西医也看不好，你有办法吗？”

“朱医生，我开刀这边的手现在感觉很涨，但粗细没有很明显的变化，你能治疗吗？”

这些都是门诊上乳腺癌患者经常会反应的一些情况，这一类问题其实都是手术之后引起的乳腺癌继发性淋巴结水肿造成的，这个病如果一旦出现，治疗起来是非常麻烦的。因为目前没有很好的能一劳永逸解决问题的办法。那究竟是怎么会引起这样的情况呢？

乳腺癌的手臂水肿

乳腺癌术后的手臂水肿首先肯定与手术有关，这是手术后的一个后遗症，虽然西医学很发达，但对于为什么会造成水肿，西医学还没有做出一个明确的解释，也就是病因按照西医的理论还不能完全解释清楚。正因为疾病的机制不能明确，所以在治疗上效果就不理想。并且对于出现象皮肿（肿得非常厉害）的患者，西医基本就不治疗了，因为以目前的技术很难改善这一类患者的症状。西医可能对手臂水肿的患者是有选择性的，对于部分可以改善的患者西医进行治疗，而效果不佳的那部分患者就不能得到有效的治疗了。

面对这种情况，在结合了朱氏内科家传医术与现代医疗技术后，我制定了一套完整的水肿治疗方法。在临床上帮助了众多已经“无解”“没救了”的患者，一部分象皮肿的患者能完全改善到病前状态，还有一部分患者能改善到不影响日常生活的程度。

但是从我医生的角度上来说，我觉得这一技术还有进一步发展的空间，能进一步增加疗效和有效率，所以在此我向广大乳腺癌病友提出请求，希望大家能协助我做进一步的科学研究。

乳腺癌关节疼痛怎么办

中医门诊实录

“朱医生，我总是头晕，嘴里很苦，动不动就一阵潮热出汗，晚上睡觉也出汗，浑身不舒服，但具体怎么不舒服我也说不上来。”患者问。

“朱医生，我早晨起来手指发胀，活动不灵活，要动一动才能好转，但是到医院里检查，查不出毛病，医生说不是风湿病，也不是关节炎。你说这个和吃内分泌药有关系吗？”患者问。

“朱医生，自从我吃了内分泌药后，浑身骨头、肌肉酸痛，而且位置还不固定，折磨人呀！朱医生，这个内分泌药可以不吃吗？”患者问。

“朱医生，我的手指现在出现一个问题，总是弯曲着，不能自己伸直，一定要另一个手去帮忙扳直才行。这种情况是吃内分泌药后才出现的，请问一下，我可以不吃这个内分泌药吗？”患者问。

这是门诊常见的患者主诉，通常在服用内分泌药后1～2个月就会出现，我的回答通常只有一个，继续坚持服用内分泌药，不能停药。

为什么内分泌药不能停

乳腺癌分为雌激素受体阳性型和雌激素受体阴性型，而雌激素受体阳性型的乳腺癌患者在手术后会经历长期口服内分泌药物治疗的过程，这个过程长达5年，甚至更久。

为什么要服用内分泌药呢？那是因为内分泌药可以降低约50%的乳腺癌复发概率。打个比方，如果100个人中有10个乳腺癌患者会复发，通过服用内分泌药，可以变为100个人中仅有5个复发。

为什么内分泌药需要服用5～10年呢？因为雌激素受体阳性型乳腺癌的复发有不同于其他恶性肿瘤的特点，除了术后3年内会出现复发外，其在手术后7～8年会出现第二个复发高峰，所以为了应对这种情况，内分泌治疗有一个漫长的疗程。我门诊有一部分患者就是因为不重视，擅自提前停止内分泌治疗，导致在术后10年都会出现复发转移的情况。

总之，内分泌治疗不能停，无论你是服用他莫昔芬、托瑞米芬，还是服用来曲唑、阿那曲唑、依西美坦。

不能停药那该怎么办

药不能停！但困扰着广大乳腺癌病患的问题是内分泌药物的副作用怎么办？以来曲唑、阿那曲唑或者依西美坦为例（以下简称 AI），服用 1～2 个月即会出现骨质疏松，因此 AI 是与钙片同时服用的。但就算提前补钙，仍不能完全解除 AI 带来的各种副作用。

根据科学统计，AI 主要的副作用发生率很高，比如潮热为 35.7%，而关节疼痛发生率为 35.6%，骨质疏松后导致的骨折发生率为 10.2%。这些副作用会一直伴随着患者至少经历 5 年的时间跨度。

患者面临着两难的境地，吃药吧，副作用受不了。不吃药吧，乳腺癌要复发。

朱氏内科疗法改善副作用

我经过多年的研究，将家传朱氏内科疗法与现代研究相结合，针对绝经后雌激素受体阳性乳腺癌患者内分泌治疗的副作用，做了大量的研究工作。通过多年的研究，总结出了切实有效的治疗方法，并且成功申报上海市科学技术委员会的科研项目获得资助。

朱氏内科代代传承

朱氏内科起源于 1907 年的上海，首代名医朱少坡曾任神州医药总会会长、上海中医大学校长、《医界春秋》杂志社社长。第二代朱瑞群为首届上海市名中医，1955年首创冬病夏治三伏贴预防及治疗小儿哮喘。第三代朱为康现任上海市中医医院肿瘤五科主任。

疏肝益肾方是由朱氏内科家传方改良而成，对于骨质疏松有很明确的疗效。

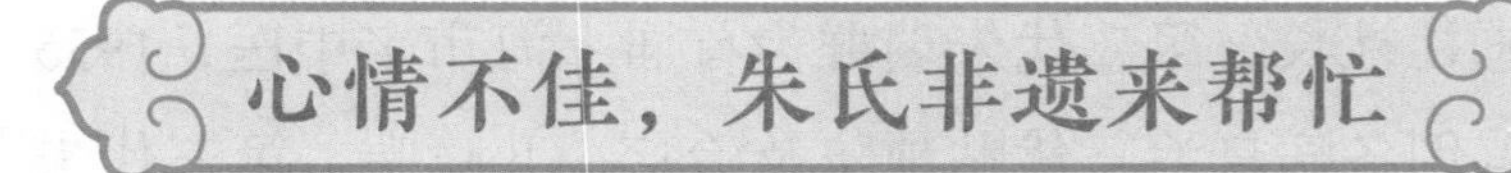

心情不佳，朱氏非遗来帮忙

中医门诊实录

“朱医生，我最近心情不好，你说是不是和季节有关？”患者问。

“的确与季节有关，春天属木，木属肝，肝气不舒畅，情绪就容易不好。”我说。

“那么朱医生你有什么好办法吗？”患者问。

“调节情绪中医是有办法的，”我说，“而且除了喝中药，我还有疗效更好的方法。”

“真的吗？那太好了！”患者说。

春季、木与土

春季是万物复苏的季节，大家熟悉的一年四季，对应中医是五行，一年的五行顺序是“木火土金水”，而春季对应的就是“木”。在中医的理论中，木代表着肝，而肝又对人体的情绪有着举足轻重的作用，比如我们常说的“这个人肝火很旺，脾气很不好”“气死我了，气得我肝疼”，这些都是肝气不舒畅造成的情绪问题在日常生活中的体现。

肝是木，而脾胃是土，木能克土，这是五行的基本内容，我用一个例子来解释一下木克土的概念。土地的沙漠化，我们应对的办法是植树，因为树木能留住土壤。但如果木气太旺盛，会造成土气过于亏虚，这如同一块土地上栽种过多的树木，土壤就会不堪重负，变得愈加贫瘠。

所以木克土有两层意义，一来木气可以克制土气，同时过于旺盛的木气会造成土气的亏虚。

木与土，肝与脾

木气的特性是生长、升发及舒畅，这与春季植物发出新芽、茁壮成长的自然生长规律相吻合，人的心情也是如此，舒畅是愉悦，不能抒发是郁郁寡欢，所以当人们在春季不能与大自然同步的话，心情就容易出现问题。

治疗心情不佳其实就是舒畅肝气的郁结，肝气理顺了，心情自然就舒畅了，所以用中药来疏肝理气成为调节情绪的一个主要方法。但仅仅疏肝是效果不佳的，这是因为治疗肝气需要考虑到土气。木克土，这是一对既矛盾又统一的关系，旺盛的木气造成了土气的亏虚，当你把木气旺盛的问题解决了，但土气亏虚的情况却没有得到改善，时间一久，土气亏虚又会再一次诱发肝气不舒畅。

因此，明白中医医理的医生会在疏肝的同时健脾，这样才符合中医的五行理论，同时也能取得更好的临床效果。这一个观点非朱氏发明，而是记载于中医最早的经典《金匮要略》中，原文曰："问曰：上工治未病，何也？师曰：夫治未病者，见肝之病，知肝传脾，当先实脾，四季脾旺不受邪，即勿补之。中工不晓相传，见肝之病，不解实脾，惟治肝也。"优秀的医生懂得治疗肝病需要兼顾到脾气不足，如果一味只知道见肝治肝，这是把中医的整体观抛到了九霄云外。

朱氏非遗疏肝健脾疗法

中医门诊实录

“朱医生，我心情不好呀，对什么事情都没有兴趣，你说该怎么办？”患者问。

“朱医生，我每天晚上一闭上眼睛所有的念头就都涌上来了，像走马灯一样，一转起来停也停不住，接下来就睡不着了。”患者问。

“朱医生，我知道我不应该生气，但是遇到事情了怎么也压不住这个火，一定要发出来，你说怎么办才好？”患者问。

这些都是我门诊经常遇到的患者对话，这一类患者有个共同的特点就是肝气郁结不舒畅，情绪容易激动，或者性格内向，内心戏很多。临床上一般一搭脉便知，很容易诊断，但容易诊断不代表容易治疗，因为疾病在身体物理层面是易于判断和治疗的，但一旦与情绪心理纠缠在一起，那就不是这么简单的问题了。

降火、疏肝与健脾

心主神明是中医一个重要的观点，与西医学所认为心脏仅仅是一个泵血的器官不同，中医认为人体全身的功能都受到心的指挥，这就好比对于一辆赛车，发动机是最重要的，心脏就是人体的发动机。如果心思过重，思虑太多，心脏就会超负荷运作，就好似发动机超载工作，过热后就会爆缸。

心五行属火，肝五行属木，木能生火，因此中医认为心火过旺会反过来影响到肝气。就像一堆篝火，如果火头大小正合适，那烤鱼烤肉或围坐篝火欢歌笑语是一件非常惬意的事情，这就如同心与肝的功能处于一个平衡的状态。但如果火焰太旺，柴火很快就会被烧完，烤鱼烤肉也会烤焦，篝火也很快就会熄灭，更别提篝火晚会了，这是心火过旺把肝木过度焚烧的结果。因此治疗情绪类的疾病，需要兼顾到疏肝木和降心火，因为情绪问题的根本出在“心”上。

如果火焰正常，木柴不足，这也会造成异常的结果，虽然火焰不会把食物烤焦，但篝火很快会熄灭，转换到人身体上就会表现为情绪低落。那肝木不足该如何补救呢？树木是扎根在泥土中的，大地孕育万物，因此补土可以生木，土地肥沃，树木才能参天。脾胃属土，这也是中医历来重视脾胃的原因，脾胃为后天之本，一日三餐规律饮食并且少食生冷可养脾胃。因此情绪问题虽然是心出状况，但治疗时还需要协调肝气的疏泄，同时要兼顾到脾土的温补。

总的来说，情绪问题无论虚实，都需要在心、肝、脾三脏上做调理。治病不能顾头不顾尾，只看表面凸显的问题而忽略问题的本质。

内服药物的局限

情绪问题看不见摸不着，也不能通过传统的检测方法进行检测，因此历来都是临床比较令人头痛的问题。在我的门诊中，肿瘤患者的情绪问题最为突出，因为对于癌症的恐惧，对放化疗的焦虑，是否会肿瘤复发的不安感，这些会在很长一段时间里影响着患者的情绪，对其生活质量有着很大的影响。就目前来说，单单通过口服药物的治疗，有很大一部分患者是无法得到有效缓解的，那中医如何解决这个问题呢？

朱氏内科非遗素有传承多年的内外合治疗法，通俗来说就是不单单依靠吃药，而是运用外治法与内治法结合达到治愈疾病的目的。以情绪易怒、肝气郁结的患者为例，只喝汤药效果很慢，加上朱氏疏肝健脾的疗法，起效就很快，而且患者的自我感觉会比较明显，这样更有利于临床治疗。

内外合治解决情绪问题

情绪问题是现代人的大问题，朱氏非遗的内外合治法可适应时代发展要求，解决临床的实际问题。

朱氏疏肝健脾法是目前上海市中医医院肿瘤五科临床上运用比较理想的中医外治法，虽然其疗效值得肯定，但也受到一些客观条件的限制，那就是需要患者每周到医院来 2～3 次，让中医护士做相应的操作治疗，这对于部分患者来说可能有些困难，但我觉得如果患者真的有情绪方面的治疗需求，那这些困难还是值得克服的，毕竟心情好身体才能好，身体好才会有更好的生活。

朱氏非遗与香方

中医门诊实录

“什么东西这么香呀？”一位朋友来到我的办公室说。

“哦，是我的驱虫香囊。”我说。

“咦？你这个香囊的味道怎么和其他的不一样？还挺好闻的。”朋友说。

“这个香囊其实已经在我办公桌下面放了 2 年了，刚开始我发现办公室里有些虫子，所以我做了一些香囊来驱虫，没想到一忙就忘记了，前几天整理东西的时候又翻出来了。”我说。

“放了 2 年还有香味？这怎么可能？香囊不是放一阵子就没有味道了吗？”朋友追问。

“哈哈，这个香囊我当时就随手放到桌子底下，随手扎了一下也没密封，拿出来的时候香味和两年前一样我也是没想到。我当时是按照家传的方法做的，香味竟然能保持这么久，我也想来研究一下。”我说。

“这个倒是挺稀奇的，你好好研究！”朋友鼓励道。

2 年前的香囊

我回想了一下，原本 2 年前办公室里总有一些不知名的小虫子飞来飞去，我不堪其扰，又不想喷杀虫剂，当时我正好在整理曾祖父的笔记，申报非遗，发现曾祖父记有几款香方，其中有一个香方就是用来驱虫的，因此按照古法调配制作后放置于办公室中，但是因为担心驱虫效果不佳，所以做了很多份。之后我就拿了一袋放在办公桌上，小虫也就没有再出现，我也就没再关心余下的香囊。没想到近日打开还是药香依旧，看来中国的传统技艺还是有很强的生命力的。

用香治病自古有之，古时候这样的典故还不少。汉代的时候汉恒帝有一位大臣有口臭，于是汉恒帝赏赐他鸡舌香让他含服化解口气，大臣闻见鸡舌香的香味异于常物，因此怀疑皇帝用此物来赐死，所以回家后与家人含泪诀别。家人见到鸡舌香哄堂大笑，有人便含入口中演示给大臣看，解释这是芳香口气的鸡舌香，这时大臣才恍然大悟。鸡舌香就是我们今天所用的母丁香，母丁香气味相较于中药丁香气味略淡，因此古时经常用来含服，祛除口腔异味。

改善化疗呕吐的香方

运用中药材的芳香药性来养生治病的例子在古代不胜枚举，我们再拿汉代来举例，西汉的未央宫中皇后所居住的殿名称为“椒房殿”，为何称“椒房殿”？这是因为这座殿的墙壁是用花椒和泥堆砌而成，因花椒为纯阳之物，又芳香多子，所以借其药性和植物形态来寓意皇后能多产皇嗣。这里顺带提一句，古人早就知道温性适宜生育，宫寒难以怀孕，因此用椒房作为居所调理身体。而当今的现代人却是以露脐少穿、无冰不欢作为生活习惯，两者的差别可谓天壤云泥。

朱氏家传有一香方可以醒脾开胃止呕，我联想到肿瘤患者在放化疗期间会出现恶心呕吐的副作用，虽然可以用强力的中枢性止吐药来应对，但总的来说患者的不良反应还是非常巨大。因此，如果有一个香方可以在不增加患者身体负担的情况下改善呕吐的副作用，对肿瘤患者来说应该是一个不错的选择。

药香文化的传承与发展

中国自古以来一直有佩香、焚香、以药香治病的传统，早在《诗经》中已经有运用郁金加入酒中，以让酒呈金黄色并产生特殊芬芳气味的记载，而香囊在《礼记》

中就有记载，古时因为用五彩丝线连接香囊以求平安，因此当时称为“香缨”。随着中国文化的发展，药香愈发体现出更多的用途，直到清代宫廷中仍有诸多药香用药的记载，如金丝点翠香囊等。将药香文化进行传承和发展也是朱氏非遗的责任之一。